北京大学预防医学核心教材
普通高等教育本科规划教材

供公共卫生与预防医学类及相关专业用

卫生微生物学教程

主　　审　庄　辉

主　　编　崔富强

副 主 编　谢幼华　范雄林

编　　委　（按姓名汉语拼音排序）

崔富强　北京大学
范雄林　华中科技大学
韩　俭　兰州大学
李冬青　武汉大学
卢庆彬　北京大学
瞿　涤　复旦大学
石春薇　华中科技大学
王国庆　四川大学
王晓霞　兰州大学
谢幼华　复旦大学
曾沛斌　四川大学
朱　帆　武汉大学

北京大学医学出版社

WEISHENG WEISHENGWUXUE JIAOCHENG

图书在版编目（CIP）数据

卫生微生物学教程 / 崔富强主编．—北京：北京大学医学出版社，2020.6

ISBN 978-7-5659-2199-5

Ⅰ．①卫… Ⅱ．①崔… Ⅲ．①卫生微生物学 - 医学院校 - 教材 Ⅳ．① R117

中国版本图书馆 CIP 数据核字（2020）第 083308 号

卫生微生物学教程

主　　编：崔富强

出版发行：北京大学医学出版社

地　　址：（100083）北京市海淀区学院路 38 号　北京大学医学部院内

电　　话：发行部 010-82802230；图书邮购 010-82802495

网　　址：http: //www.pumpress.com.cn

E-mail：booksale@bjmu.edu.cn

印　　刷：北京溢漾印刷有限公司

经　　销：新华书店

责任编辑：靳　奕　　**责任校对**：靳新强　　**责任印制**：李　啸

开　　本：850 mm × 1168 mm　1/16　　**印张**：12.75　　**字数**：360 千字

版　　次：2020 年 6 月第 1 版　2020 年 6 月第 1 次印刷

书　　号：ISBN 978-7-5659-2199-5

定　　价：32.00 元

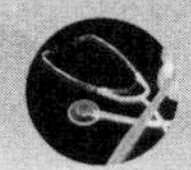

北京大学医学教材预防医学系列教材编审委员会

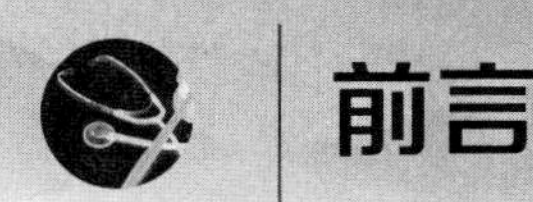

前言

微生物广泛存在于自然界中，种类繁多、数量庞大。绝大多数微生物对人类、动物和植物是有益的，仅少数种类微生物具有致病性，可引起人类、动物或植物的病害，我们将这类微生物统称为病原微生物。人类和病原微生物做斗争的历史要追溯到感染性疾病出现时，之后人类不断地更新对原有病原微生物的认识和发现新的病原微生物，并研究控制病原微生物的技术和方法。实际上，我们在日常生活中会面临许多病原微生物的威胁，有些可能还会造成疾病的暴发或流行，甚至会造成疾病大流行。

卫生微生物学（sanitary microbiology）的主要研究对象是与人类健康相关的微生物。学习和研究卫生微生物的生命活动规律、与环境相互作用的规律、在生态环境中种群的分布和演替规律、常见疾病和微生物的关系，以及检测卫生微生物的技术与方法，可为发现、识别、确证这些卫生微生物及其与人群健康的关系，制定微生物感染所致疾病的防控策略奠定基础。

历史证明，疾病的三级预防策略是人类预防和控制疾病的重要措施。如要做好疾病的三级预防，需要有专业的人员实施好这些策略。因此，培养熟悉卫生微生物学的专业人才很重要，特别是公共卫生专业的学生和从事高等院校公共卫生专业教学、科研的人员，以及疾病预防控制机构的人员。尽管介绍卫生微生物的书籍已有很多，但它们均不能满足预防医学专业人才培训和教学的需求。因此，北京大学公共卫生学院专家联合复旦大学、华中科技大学、四川大学、武汉大学、兰州大学的相关领域专家共同编写了本教材。编写组专家从预防医学的专业视角出发，以实用为目的编写本教材，希望做到内容紧密联系实际、突出专业重点、简明扼要、不与其他专业教材重复。本教材共分六章，分别系统地介绍卫生微生物的概念、分类及主要特征，微生物与疾病的关系，常见的微生物所致疾病，微生物的检测技术，消毒与灭菌方法，生物安全与微生物耐药性等问题。

本教材可供高等院校预防医学、卫生检验、临床医学专业的学生，从事相关学科教学、科研工作的人员，疾病预防控制机构的专业人员学习和参考。

鉴于编者水平有限，错误或不足在所难免，恳请读者给予批评指正，我们将于再版时予以修正和补充。

编者

2020 年 3 月

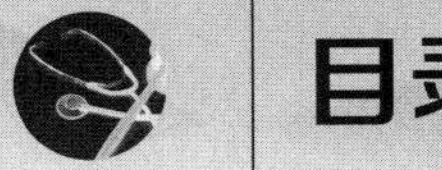

目录

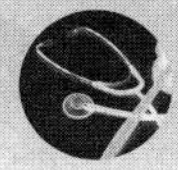

第一章　卫生微生物学基础

卫生微生物学（sanitary microbiology）的主要研究对象是与人类健康相关的微生物，即卫生微生物。卫生微生物学通过学习和研究卫生微生物的生命活动规律、与环境相互作用规律、在生态环境中种群的分布和演替规律以及卫生微生物的检测技术与方法，为制定卫生微生物感染所致疾病的防控策略奠定基础。

第一节　卫生微生物学概念

微生物在环境中广泛存在，与人类健康息息相关。卫生微生物学是预防医学的组成部分，它依据卫生学、病原学、流行病学及生态学的原则，针对人群和环境制定合理的措施，控制病原微生物的传播，保护有益的微生物生态环境。卫生微生物学是制定合理的公共卫生政策、应对突发公共卫生事件、促进人类健康和保护环境等的基础。

一、卫生微生物

卫生微生物主要指环境中存在的与人类健康相关的微生物。广义的卫生微生物是指环境中存在的所有影响人类健康的微生物，包括已知的或未知的、对人体健康有利的或有害的、与人类直接或间接接触的微生物。狭义的卫生微生物是指环境中存在的对人类健康具有不利影响的微生物，其中包括引起人类和动物疾病的病原微生物，即医学微生物和兽医微生物。

研究并认识环境因素与卫生微生物的相互作用及其与人类健康的关系，可为控制病原微生物和保护环境提供依据。

二、卫生微生物学

卫生微生物学主要研究卫生微生物与人类健康直接或间接相关的生境和生态，包括微生物的生命活动规律、微生物与环境相互作用的规律、在生态环境中种群的分布和演替规律；研究卫生微生物的检测技术与方法；研究卫生微生物及其随环境变化对人类健康的影响；研究应对病原微生物的防控策略与措施。

卫生微生物学的研究侧重群体层面，常采用定性或定量的检测方法，建立模型和检测指标等来研究卫生微生物对群体的影响，进而通过制定标准及提出干预措施等，为防控病原微生物感染提供依据。

（一）卫生微生物学的主要研究内容

1．卫生微生物的生命活动规律　主要研究卫生微生物的生物学特性（生态、形态、生理和遗传等），以便对卫生微生物进行检验、分离、鉴定和防控或利用。

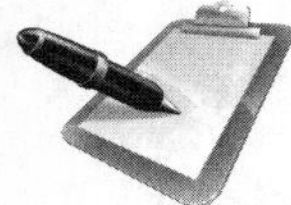

2．卫生微生物与环境的相互作用　主要研究与人类健康直接或间接相关的卫生微生物的生境和生态，在环境中微生物种群的分布和演替规律。重点关注生态因子（宿主及其状态、群落构成等）和理化因素（温度、水、有机物质和无机物质、酸碱度、光照等）对微生物的影响、微生物对环境的适应性及其对环境的影响。

3．卫生微生物对人类健康的影响　一方面，卫生微生物中的病原微生物感染可引起人类或动物的疾病，影响人类的健康、生活和生存质量。在群体水平上研究病原微生物对人类健康的危害或不利影响是卫生微生物学研究的侧重点。

另一方面，人类与微生物存在着互利共生的关系。微生物在地球上碳、氮、硫、磷等无机元素及能量的转换和利用中发挥重要作用。人出生后与周围环境密切接触，微生物快速定植于体表和与外界相通的腔道表面（口腔、鼻咽部、肠道、尿路生殖道等），不同部位定植的微生物种类及数量不同。健康人体内定植的绝大多数微生物包括细菌、真菌等对人体无害或有利、形成相互制约作用的、处于生态平衡的正常微生物群，常称为正常菌群（normal flora）。正常菌群的组成是动态的，受环境、宿主习惯和行为、疾病和药物治疗等因素影响。菌群失调与众多疾病相关。研究体内外有益于正常菌群的生态环境也是卫生微生物学的研究内容。

4．应对病原微生物的防控策略　根据卫生微生物影响人类健康、生产、生活和社会变迁的规律，研究卫生微生物的检测和鉴定技术与方法，提出应对病原微生物引起的人或动物疾病的防控策略和措施，并通过营造有益的微生物生态环境，为人类健康、经济活动和社会发展提供保障。

（二）卫生微生物学研究的方法学特点

卫生微生物学遵循预防医学的理念，其主要特色是在群体和环境的宏观层面研究微观的微生物活动规律。

1．卫生微生物样本的采集及处理　卫生微生物学检测的结果是后续流行病学调查分析或卫生学评价的基础。因此，卫生微生物样本的采集至关重要，必须关注样本的代表性，并尽量减少人为影响。样本包括临床样本、质检样本和环境样本。应结合流行病学知识和拟采用的统计学方法确定抽样的方案，提前计算出合理的样本量并注意采集的随机化。在采集样本时，必须严格执行无菌操作，避免污染，并对采集的标本做好标记。采集病原微生物样本时，操作人员应注意个人防护。

由于卫生微生物学检测样本来源复杂，来自于环境如空气、土壤和水等，或卫生监测物品如食品、药品和生活用品等。样本中所含待检测的微生物丰度低，因此，样本一般需要加工处理，如研磨、过滤、混匀、浓缩或稀释、复苏菌或增菌等。处理样本时，应避免引入对待检测的微生物具有灭活或促进增殖作用的物质，必要时需加入中和剂，以抵消相应物质的干扰。

2．卫生微生物的检测指标　卫生微生物的检测指标包括对特定微生物种类的定性检测，以及对微生物学指标的定量检测。在进行卫生微生物的检测时，采集的样本往往含有多种微生物，或带有待检微生物之外的其他微生物。可通过定量检测选定的指示微生物（如菌落总数、大肠菌群数等）反映样本的卫生学状况。指示微生物是指在常规卫生监测中，用以指示样品卫生状况及安全性的（非致病）微生物。

3．卫生微生物检测方法的标准化和卫生行政执法　卫生微生物的检测不同于临床微生物的检测，前者面对的是人群（非患者）和环境，检测结果是疾病防控的依据。疾病防控是政府公共服务的职能之一，通过行政执法体现。为了保证法律法规的严肃性和公正性，卫生微生物的检测方法必须标准化和规范化，且实施具有强制性。在实际工作中，实验人员必须严格遵循标准操作规程（standard operation procedure，SOP）进行检测，不得随意更改实验步骤和流程。

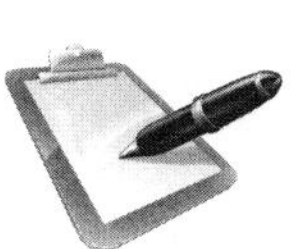

(三) 卫生微生物学的作用

卫生微生物学在疾病防控中发挥了重要的作用，有效地控制了部分历史悠久的感染性疾病。已在全球范围内消灭了天花，脊髓灰质炎也即将被消灭，麻疹、风疹、肝炎等病毒性疾病也列入了世界卫生组织的传染病消除计划。近年，新发或再发传染病如埃博拉出血热、严重急性呼吸综合征、中东呼吸综合征、人感染高致病性禽流感和新型冠状病毒肺炎等不断出现，提醒我们感染性疾病的防控仍不可轻视。卫生微生物学也在保障人类社会生活和保护环境等方面发挥了不可或缺的作用。

1．在感染性疾病防控中的作用　利用卫生微生物学实时监测和研究季节和气候的变化、自然疫源地环境的改变、动物的迁徙、人群的流动等对病原微生物的传播和扩散的影响，以及海关出入境检疫情况等，及时对相关病原微生物的传播进行预测和预警，并为应对感染性疾病及其所致的突发公共卫生事件提供依据。掌握病原微生物、机会致病微生物等所致疾病的特点和规律，以达到在人群中对感染性疾病的早期发现和及时控制。

2．在标准制定和行业规范服务中的作用　研究食品、药品、医疗卫生用品、水产品，以及公共场所、生产经营场所、医疗卫生机构等环境中微生物的种群分布及相互作用，为保证生活用品和医疗卫生用品、公共场所和生产经营场所等的卫生质量和安全性的卫生微生物标准和行业技术规范提供科学依据。

3．在生产和产业开发中的作用　通过卫生微生物学的研究，将有益微生物用于酿造、制药、食品和保健品等产业，研发人类社会需要的产品。

4．在应对生物安全、生物危害及生物恐怖袭击中的作用

第二节　微生物概述

一、微生物的分类及特征

根据有无细胞结构以及细胞核和细胞器的分化程度，微生物基本可分成三大类：①原核细胞型微生物（prokaryotic microbe），细胞内无细胞核，仅有原始核（拟核），无核膜和核仁，核糖体为70S，无内质网、高尔基体等细胞器。这类微生物众多，包括细菌、放线菌、支原体、衣原体、立克次体、螺旋体和古细菌等。②真核细胞型微生物（eukaryotic microbe），如真菌。细胞内有明显的细胞核，有核膜、核仁和染色体，细胞器完整，核糖体为80S，可进行有丝分裂。③非细胞型微生物（noncellular microbe），如病毒，是最小的一类微生物，无细胞结构，只能在活细胞内增殖。

(一) 细菌的主要特征及分类

1．细菌的主要生物学特征　细菌（bacteria）为原核细胞型微生物，其主要特征包括：①具有含有肽聚糖的细胞壁（除支原体外）；②核糖体为70S，由50S和30S两个亚基组成；③无细胞核，染色质无核膜包围，为拟核；④无其他细胞器（如内质网、高尔基体等）。根据上述特征，放线菌（actinomycetes）、支原体（mycoplasma）、衣原体（chlamydia）、立克次体（rickettsia）、螺旋体（spirochete）和古细菌（archaebacteria）等微生物均可归类于泛指的细菌范畴（表1-1）。环境和人体肠道中都存在古细菌。尚无证据证明古细菌对人体健康有不利影响。

细菌的上述特征是抗生素作用的靶标，如青霉素、万古霉素等抑制细胞壁合成（但对支原体无效），红霉素或链霉素等结合50S或30S核糖体亚基抑制细菌的蛋白质合成。它们均可用于细菌感染的治疗。

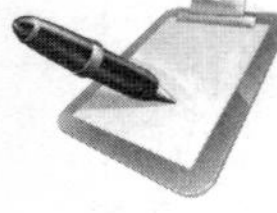

表1-1　细菌的主要分类和特征

特征	细菌	螺旋体	支原体	衣原体	立克次体
大小（μm）	0.5 ~ 3.0	6 ~ 20	0.2 ~ 0.3	0.2 ~ 0.4	0.3 ~ 0.5
细胞壁	有	有	无	有	有
细胞壁组成	革兰氏阳性菌为肽聚糖，革兰氏阴性菌为外膜＋肽聚糖	外膜、肽聚糖		类似革兰氏阴性菌	含共同抗原（变形杆菌抗原）
繁殖	二分裂法，某些为兼性胞内寄生	二分裂法	二分裂法	二分裂法，专性胞内寄生	二分裂法，专性胞内寄生
过滤性	无	无	有	有	有
抗生素敏感性	细胞壁合成抑制剂、蛋白质合成抑制剂、DNA合成抑制剂、磺胺类	细胞壁合成抑制剂、蛋白质合成抑制剂等	常用蛋白质合成抑制剂（如红霉素等），对细胞壁合成抑制剂不敏感	常用蛋白质合成抑制剂（如红霉素等）	常用蛋白质合成抑制剂（如红霉素等）；对磺胺不敏感，磺胺有促进立克次体生长的作用

2. 细菌分类　细菌的分类等级与其他细胞型生物相同，也按照界（kingdom）、门（division）、纲（class）、目（order）、科（family）、属（genus）和种（species）的分级制度分级。在卫生细菌学中常用属和种。种是细菌分类的基本单位。生物学性状基本相同的细菌群体构成一个菌种，性状相近、关系密切的若干菌种组成一个菌属。同一菌种的细菌如在某些方面有些差异，可进一步再分，差异较明显的称亚种（subspecies，subsp）或变种（variety，var）；差异小的则为型（type），如噬菌体型（phage type）、细菌素型（Bacteriocin type）、血清型（serotype/serovar）和生物型（biotype/biovar）。不同来源的同一菌种称为菌株（strain）。具有某种细菌典型特征的菌株，称为该菌的代表菌株即标准菌株（standard strain）。

3. 医学相关细菌的分类　国际上细菌分类体系中影响较大是美国 *Bergey's Manuals of Systematic Bacteriology*（《伯杰氏系统细菌学手册》）和 *Bergey's Manuals of Determinative Bacteriology*《伯杰细菌鉴定手册》。第 9 版《伯杰细菌鉴定手册》根据有无细胞壁、革兰氏染色性质将细菌分为 4 大类，根据细菌形态、有无芽孢、需氧还是厌氧生长等，将细菌列为 1 ~ 35 群（group），下有 550 多个属。已命名的细菌有 2 500 多个种。第 2 版《伯杰氏系统细菌学手册》根据细菌的 rRNA、DNA 及蛋白质序列将其进行分类：第一册为古细菌、蓝绿细菌、光合作用菌和具分枝的菌属，第二册为变形菌门，第三册为 GC 值低的革兰氏阳性菌，第四册为 GC 值高的革兰氏阳性菌，第五册为浮霉菌门（*Planctomycetes*）、螺旋体门（*Spirochaetes*）、纤维杆菌门（*Fibrobacters*）、拟杆菌属（*Bacteroides*）和梭杆菌门（*Fusobacteria*）。

细菌的命名是指在分类基础上，给予每种细菌一个科学名称，用于生产实践、临床实践和科学研究工作中的交流。细菌的科学命名采用拉丁双名法，每个菌名由两个拉丁单词组成。前一单词为属名，用名词，首字母大写；后一单词为种名，用形容词，用小写；全名均用斜体表示。中文菌的命名次序与拉丁文相反，种名在前，属名在后。例如 *Staphylococcus aureus* 为金黄色葡萄球菌，*Klesbsiella pneumoniae* 为肺炎克雷伯菌。细菌的拉丁属名可简写，由第一个字母加上一点表示，例如 *Streptococcus pneumoniae*（肺炎链球菌）的简写是 *S. pneumoniae*。应注意的是，在文章中第一次出现细菌名称时，不能简写，以便检索，在第二次出现时可用简

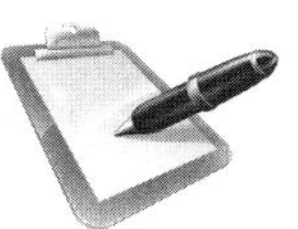

写。有些常见细菌也有俗名，如 tubercle bacillus（结核杆菌），其拉丁文命名及其中文译名是 *Mycobecterium tuberculosis*（结核分枝杆菌）。如泛指某一属细菌，不特指其中某个菌种，则可在属名后加 sp.，如 *Streptococcus sp.* 表示链球菌属细菌。根据命名法规定，新细菌的命名应在 *International Journal of Systematic Bacteriology*（《国际系统细菌学杂志》，IJSB）发表后，经国际细菌命名裁定委员会公布，菌名批准目录刊登后正式应用。

（二）病毒的主要特征及分类

1．病毒的主要生物学特征　在自然界中病毒（virus）分布广泛，几乎所有细胞型生物都有各自的病毒。病毒的感染可引起宿主病变，但很多情况下，病毒可与宿主共存。空气、土壤、水、食品、体液、血液等均可作为病毒传播的媒介。

病毒的主要特征包括：①病毒粒子的直径通常为纳米级，人感染病毒一般处于 20 ~ 300 nm 之间，有些巨型病毒（如感染原生生物的 mimivirus）的直径可超过 400 nm；②无细胞结构和细胞器，因此抗生素无抗病毒作用；③病毒粒子拥有由病毒蛋白组成的衣壳（capsid），内含病毒的核酸基因组，合称为核衣壳。螺旋对称和二十面体对称为最基本的衣壳结构，核酸类型为 DNA 或 RNA。仅由核衣壳组成的病毒称为裸病毒（naked virus），在核衣壳外还包裹着脂膜的病毒称为有包膜病毒（enveloped virus）；④病毒只在感染的活细胞内增殖（复制）。与细胞型微生物不同，病毒的增殖采用从头合成策略，新合成的结构蛋白（衣壳蛋白、包膜蛋白等）和基因组装配后形成子代病毒粒子。

除了病毒，还有一类比病毒更为简单，不具有完整的病毒粒子结构，仅具有某种核酸，或仅具有蛋白质的亚病毒（subvirus），如类病毒、拟病毒和朊粒。类病毒（viroid）是一类裸露的单链闭合环状 RNA 分子，无蛋白质外壳，对各种理化因子、热、紫外光和电离辐射不敏感，主要感染植物。拟病毒（virusoid）又称为卫星病毒（satellite），一般仅由裸露的环状单链 RNA 或 DNA 所组成，主要侵染植物病毒。被侵染的植物病毒被称为辅助病毒，拟病毒的复制依赖于辅助病毒。朊粒（prion），仅含有具有侵染性的疏水的蛋白质分子。朊粒可引起致命的哺乳动物中枢神经系统的海绵状脑病，如人的克 - 雅病、库鲁病、家族性致死性失眠症和动物的羊瘙痒病、牛海绵状脑病（疯牛病）等。

2．病毒的分类　根据宿主的不同，病毒可分为动物病毒、植物病毒、细菌病毒（噬菌体）等。

国际病毒分类委员会（International Committee on Taxonomy of Viruses，ICTV）采用的分级分类法将所有的病毒归入不同的目（order）、科（family）、亚科（subfamily）、属（genus）和种（species）。分类的依据是基于病毒的主要性状，包括病毒粒子的结构（衣壳是否为对称性、是否存在包膜）、核酸类型（DNA 或 RNA、单链或双链、环型或线型、是否分节段等）、生物学性质（增殖模式、宿主、传播途径、致病性等）等。随着测序技术的发展，特别是高通量测序技术的普遍使用，新病毒的分类更多地依据基于基因组序列信息比对基础上的系统发生分析。

另一种常用的分类法为 Baltimore 分类法，该分类法将病毒分为 7 类，依据的是病毒基因的转录，分为双链 DNA 病毒、单链 DNA 病毒、双链 RNA 病毒、单股正链 RNA 病毒、单股负链 RNA 病毒、逆转录病毒和不完全双链逆转录 DNA 病毒。

病毒的种的命名没有如细菌一般严谨的规则，多用宿主、疾病、发现地点命名。常见的与人类疾病相关的重要病毒如表 1-2 所示。

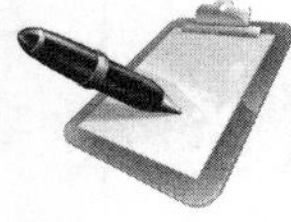

表1-2　常见的与人类疾病相关的重要病毒

Baltimore 病毒分类	病毒科（ICTV分级分类法）	致病病毒	主要疾病
双链 DNA 病毒	疱疹病毒（*Hepesviridae*）	单纯疱疹病毒 1 型和 2 型	皮肤、口腔、生殖器等部位的疱疹
		水痘 - 带状疱疹病毒	水痘、带状疱疹
		EB 病毒	传染性单核细胞增多症、Burkitt 淋巴瘤、鼻咽癌
		人巨细胞病毒	儿童畸形，在免疫低下状态下可诱发多种疾病
		卡波西肉瘤病毒	卡波西肉瘤（AIDS 患者高发）
	腺病毒科（*Adenoviridae*）	腺病毒	普通感冒、急性胃肠炎、结膜炎等
	痘病毒科（*Poxviridae*）	天花病毒	天花（已消灭）
	乳头状瘤病毒科（*Papillomaviridae*）	人乳头状瘤病毒	高致病性亚型诱发宫颈癌，低致病性亚型引起疣
单链 DNA 病毒	细小病毒科（*Parvoviridae*）	人类细小病毒 B19	传染性红斑
双链 RNA 病毒	呼肠孤病毒科（*Reoviridae*）	轮状病毒	急性胃肠炎
单股正链 RNA 病毒	小 RNA 病毒科（*Picornaviridae*）	脊髓灰质炎病毒	脊髓灰质炎
		肠道病毒 71 型、柯萨奇病毒、埃可病毒	手足口病
		甲型肝炎病毒	甲型肝炎
		鼻病毒	普通感冒
	星状病毒科（*Astroviridae*）	人星状病毒	急性胃肠炎
	杯状病毒科（*Caliciviridae*）	人诺如病毒	急性胃肠炎
	披膜病毒科（*Togaviridae*）	风疹病毒	风疹
单股正链 RNA 病毒	黄病毒科（*Flaviviridae*）	丙型肝炎病毒	丙型肝炎、肝纤维化、肝硬化、肝癌
		乙型脑炎病毒	乙型脑炎
		登革病毒	登革热
		黄热病毒	黄热病
		寨卡病毒	小头畸形
	冠状病毒科（*Coronaviridae*）	人冠状病毒	普通感冒
		SARS 病毒（SARS-CoV）	严重急性呼吸综合征
		新型冠状病毒（SARS-CoV-2）	新型冠状病毒肺炎（COVID-19）
		MERS 冠状病毒	中东呼吸综合征
	戊型肝炎病毒科（*Hepeviridae*）	戊型肝炎病毒	戊型肝炎
	正黏病毒科（*Orthomyxoviridae*）	甲型和乙型流行性感冒病毒	流行性感冒
	副黏病毒科（*Paramyxoviridae*）	麻疹病毒	麻疹、急性脑炎、亚急性硬化性全脑炎
		腮腺炎病毒	腮腺炎
		呼吸道合胞病毒	细支气管炎、肺炎
		人类副流感病毒	肺炎、支气管炎和细支气管炎
	丝状病毒科（*Filoviridae*）	埃博拉病毒	埃博拉出血热

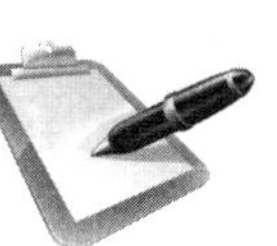

续表

Baltimore病毒分类	病毒科（ICTV分级分类法）	致病病毒	主要疾病
单股正链RNA病毒	汉坦病毒科（*Hantaviridae*）	汉坦病毒	肾综合征出血热、汉坦病毒肺综合征
	弹状病毒科（*Rhabdoviridae*）	狂犬病毒	狂犬病
逆转录病毒	逆转录病毒科（*Retroviridae*）	人类免疫缺陷病毒1型	获得性免疫缺陷综合征（AIDS）
		人类T细胞白血病病毒	白血病、热带痉挛性轻截瘫
不完全双链逆转录DNA病毒	嗜肝DNA病毒科（*Hepadnaviridae*）	乙型肝炎病毒	乙型肝炎、肝纤维化、肝硬化、肝癌

（三）真菌的主要生物学特征及分类

真菌（fungus）是真核细胞型微生物，具有核膜、核仁和完整的细胞器，核糖体为80S（原核细胞型微生物与真核细胞型微生物的区别见表1-3）。真菌在生物界的位置尚未统一，多数学者认为真菌应归属真菌界，分为黏菌和真菌两个门。它种类繁多，包含1万余个属，10万余种。与医学相关的真菌主要分布在真菌门的4个亚门：接合菌亚门、子囊菌亚门、半知菌亚门和担子菌亚门（表1-4）。真菌以腐生或寄生的方式生存，无光合作用，有有性和无性繁殖方式。

真菌又可分为单细胞真菌和多细胞真菌。酵母菌属于单细胞真菌，而霉菌和蕈菌属于多细胞真菌。真菌分布广泛，形态多样，大小不一，小的与细菌大小相似，如酵母菌；大的肉眼可见，如蘑菇。

绝大多数真菌对人类有益，如可酿酒、发酵、食用等，能引起人类疾病的真菌较少。与医学有关的真菌超过400种。由致病性真菌和机会致病性真菌所引起的疾病统称为真菌病（mycoses）。根据感染部位不同，可把真菌感染分为浅部真菌感染和深部真菌感染，前者多与致病性真菌有关，后者多与机会致病性真菌有关。真菌还可引起超敏反应性疾病，真菌毒素与食物中毒和肿瘤的关系也十分密切。真菌细胞膜含有麦角甾醇和酵母甾醇，是抗真菌药物如氟康唑、酮康唑等唑类药物的作用靶位。它对抑制肽聚糖合成的药物如青霉素和头孢菌素，以及作用于细菌70S核糖体的抗生素不敏感。近年来，抗真菌药物的滥用，以及糖皮质激素、免疫抑制剂和化疗药物的频繁使用导致真菌病的发病率增高（尤其是机会致病性真菌感染），并出现真菌耐药现象。

表1-3　原核细胞型微生物与真核细胞型微生物的比较

区别点	原核细胞型微生物	真核细胞型微生物
细胞核	无细胞核，DNA位于胞质中	有细胞核，有核膜和核仁；DNA与蛋白质形成染色体
分裂方式	二分裂	有丝分裂或减数分裂
细胞壁	肽聚糖	几丁质（甲壳质）
细胞膜	常缺乏固醇	常有固醇（含麦角甾醇和酵母甾醇）
细胞器	唯一细胞器为核糖体	有多个细胞器，如内质网和高尔基体
核糖体	70S（由50S和30S两个亚基组成）	80S（由60S和40S两个亚基组成）
呼吸代谢	质膜或间体	线粒体
抗生素靶点	肽聚糖合成、核糖体蛋白翻译	细胞膜（麦角甾醇和酵母甾醇）

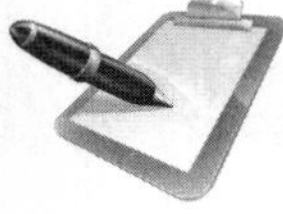

表1-4 与医学相关的真菌亚门包含的菌种及其特性和致病性

真菌分类（亚门）	真菌种	特性	致病性
接合菌亚门（Zygomycotina）	毛霉属、根霉属、须霉属、犁头霉属	绝大多数为无隔、多核的菌丝体	机会致病性真菌
子囊菌亚门（Ascmycotina）	酵母菌属、毛癣菌属、芽生菌属、组织胞浆菌属、小孢子菌属	有子囊和子囊孢子	机会致病性真菌或致病性真菌
半知菌亚门*（Deuteromycotina）	青霉属、曲霉属和白念珠菌属	不了解生活史，未发现有性繁殖阶段，因此命名“半知”	机会致病性真菌或致病性真菌
担子菌亚门（Basidiomycotina）	隐球菌属 木耳、香菇和灵芝等	有担子和担孢子	机会致病性真菌 食用真菌

* 在分类学上位置不明的一种临时分类。

二、微生物的特点和作用

（一）微生物的特点

自然界中普遍存在的微生物具有以下共性：

1．分布广，种类多 微生物在自然界分布广泛，在地球上几乎无所不在、无孔不入。高空、深海、地深层均有微生物，近100℃的热泉、–250℃的极寒环境也有微生物的存在，人体的皮肤、口腔、肠胃道等都有许多微生物定居。为适应不同环境，微生物呈现出代谢和生化类型的多样性（可以固氮、次级代谢、生物转化、分解污染物、抵抗极端环境，以及有多样的产能方式等），从而形成了能适应不同环境、能利用和转化各种物质（含人造污染物）的不同微生物种类，成为巨大的微生物资源。

2．体积小，表面积大 微生物体积小，一般以微米（μm）或纳米（nm）来进行度量。体积小的微生物具有较大的与环境交流的表面积，有利于吸收营养物质、排泄代谢废物，以及与外界因素交流。

3．吸收多，转换快 微生物的代谢能力强，如大肠杆菌每小时消耗的糖是其细胞重量的2 000倍，而发酵乳糖的细菌在1小时内则可分解其细胞重量1 000 ~ 10 000倍的乳糖。大量吸收营养并转换大量代谢产物的能力，使微生物在自然界和人类生产实践中发挥微型“活的化工厂”的作用。

4．生长旺，繁殖快 微生物具有极快的生长和繁殖速度，例如细菌一般每20分钟繁殖一代。微生物的这种特性在发酵工业中具有重要的实践意义。在生物学研究中，微生物的“生长旺，繁殖快”的特性可缩短研究周期，因此微生物可作为生命科学研究的模式生物。但由于营养、空间和代谢产物等条件的限制，微生物以几何级数方式分裂只能维持数小时，如在液体培养中，细菌细胞的密度仅为10^8 ~ 10^9个/毫升。

5．适应强，易变异 微生物具有很强的适应性及灵活的代谢调节机制。某些微生物种类对极端环境有很强的适应力，如具有抵抗热、寒、干燥、酸、碱、高盐、高压、辐射、有毒物质等不利因素的能力。微生物的个体一般为单细胞、简单多细胞或非细胞，由于具有繁殖快、数量多以及与外界环境直接接触等特点，即使其自然变异率不高（10^{-10} ~ 10^{-5}），但在短时间内也可产生大量的变异子代。利用这一点，通过诱导和筛选变异可使微生物产生人类所需要的代谢产物。例如1943年时，青霉素产生菌——产黄青霉在每毫升发酵液中只分泌约20单位的青霉素，通过世界各国微生物遗传育种工作者的不懈努力，该菌产量变异逐渐累积，其发酵

水平每毫升已超过5万单位，甚至接近10万单位。另外，微生物变异也可对人类不利，例如微生物通过变异产生耐药的微生物，甲型流感病毒不同亚型发生重配造成流感的世界大流行等。

（二）微生物的作用

微生物与人类的关系源远流长，自然界中绝大多数微生物对人和动植物的生存是有益的或是必需的。在工业方面，微生物被应用于食品、饮料的发酵和酿造，抗生素、有机酸和酶制剂等的生产；在农业生产方面，微生物的应用也十分广泛，包括以菌治害虫、以菌治植物疾病、以菌治草的生物防治技术，以菌增肥效和以菌促生长（如赤霉菌产生赤霉素等）的微生物增产技术，以菌作饲（饵）料，以菌为药物（药用真菌）和以菌为菜（食用菌）的微生物蛋白质制备技术和食用菌生产技术，以及以菌产沼气等生物能源技术等。以微生物技术为基础的生物工程又名生物技术（biotechnology），包括遗传工程、细胞工程、微生物工程、酶工程和生物反应器工程等的兴起，极大地推动了传统生物产业的升级换代，促进了社会和经济的发展。生物技术广泛应用于生命科学研究和医疗卫生行业，例如分子生物学实验中常用的限制性内切酶、DNA聚合酶、逆转录酶和DNA连接酶等多来源于细菌，以及会利用微生物作为载体表达相关的目的基因，用于生化药物、疫苗、抗体、干扰素、胰岛素、激素等的研发和生产。此外，微生物还可作为环境监测的重要指示生物，在环保等领域发挥着不可替代的作用。

只有少数微生物对人类或动植物具有致病性，可引起人类及动植物的疾病，称为病原微生物。还有些微生物（正常菌群）在正常情况下不致病，但在特定的情况下可引发疾病，如正常菌群发生易位时、临床大量应用抗生素使菌群失调时，或机体免疫低下时，称为机会致病微生物。

（三）微生物在自然界的分布

微生物是自然界中分布最广的生物，陆地、水域、空气、动植物及人体，甚至许多极端环境中都有微生物存在。在外环境中，病原微生物可污染水、空气、土壤、食品、药品和化妆品等，导致食品、工业产品、农副产品和生活用品的霉烂、腐蚀及变质，造成传染性疾病和非传染性疾病。微生物是碳、氮、硫和磷等多种元素在自然界中循环的重要参与者，在农业、工业、制药业、污水生物性处理和环境净化等方面微生物也被广泛利用。

1. 土壤中的微生物 土壤具备了微生物生长繁殖及生命活动所需要的营养物质、水分、空气、渗透压和酸碱度等条件，为微生物生存提供了稳定的生态环境，是微生物生存与繁殖的理想场所，也是微生物最稳定的生境。土壤中微生物种类多，数量大。它是人类最丰富的“菌种资源库”，为其他自然环境（如空气和水）中微生物的主要来源。土壤微生物的主要种类有细菌、放线菌、真菌、藻类和原生动物等类群，其中细菌占土壤微生物总量的70% ~ 90%。在适宜的土壤环境中，微生物代谢旺盛，繁殖迅速。由于农药、肥料、除草剂或消毒剂的使用，或过度开发，可导致土壤中有机物种类和含量、温度、湿度、动植物等发生较大变化，进而造成土壤微生物菌群的变化以及微生物状态的改变（形成抗逆结构，如荚膜、芽孢、真菌孢子等）。土壤中的病毒可吸附于颗粒内而延长存活时间，如脊髓灰质炎病毒在污水灌溉的土壤中冬季可存活96天，夏季可存活11天，灌溉停止后23天仍可在该土壤种植的蔬菜的叶面上检出。沙壤土对污水中病毒的滤除率可达99.9%。pH增高也可使吸附的病毒释放出来。

病原微生物（细菌、病毒、真菌）可经人或动物排泄物或尸体污染土壤，可在土壤中生长的农作物或其他植物上存活一定时间，并污染水源。通过直接接触污染的土壤、农作物或其他植物可导致病原微生物的传播。

2. 水中的微生物 水是一种良好的溶剂，水中溶解或悬浮着多种无机物和有机物，能供

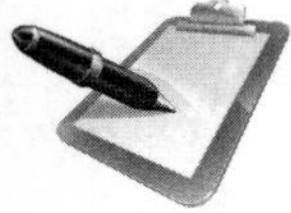

给微生物营养而使其生长繁殖。地球上的各种水体是微生物栖息的第二大天然场所，也是微生物的重要生境。水体中的微生物主要来源于土壤、空气、动植物尸体、人和动物的排泄物、工业及生活污水。水环境中存在的细菌主要为革兰氏阴性细菌，如弧菌、假单胞菌、黄杆菌等，均具有附着生长及相互聚合形成细菌生物被膜（bacterial biofilm）的特性。在水环境中，微生物可吸附在悬浮固体物上，也可沉积于底泥中而达到高度蓄积。当水环境发生较大改变时，可以破坏水体微生物的生态环境，导致微生物过度生长或死亡。

水中的病原微生物一般来源于外界污染，特别是人或动物的排泄物污染，亦可来自土壤。人类通过接触或摄入被污染的水而感染病原微生物，引发多种传染性疾病，特别是肠道传染病。通过水传播的病原微生物主要有沙门菌属、志贺菌属、霍乱弧菌，以及通过胃肠道感染的病毒（如肠道病毒、人诺如病毒、轮状病毒）等。因此，生活用水及饮水的卫生学检查和监督在相关疾病的防控中至关重要。

3．空气中的微生物 空气中无微生物生长繁殖所必需的营养物质、水分和其他条件，相反，日光中的紫外线还具有杀菌作用。因此，空气不是微生物生长与繁殖的适宜场所。各种气象因素使空气生境处于不稳定状态，这也不利于微生物的生存，但土壤，水体，腐烂的人、动植物和有机物上的微生物，可被气流带到空气中，随空气流动而传播。在空气中存在较多的、存活时间较长的是真菌、放线菌的孢子及细菌芽孢。空气中的微生物与动植物病害的传播、发酵工业的污染，以及工农业产品的霉烂腐蚀、变质都有很大的关系。

空气中微生物的分布随环境条件及微生物的抵抗力不同而呈现不同的分布规律。不同环境（畜舍、公共场所、医院、宿舍，城市、海洋、高山、森林）的空气中微生物分布差异很大，温度和湿度也影响空气中微生物的种类和数量。空气中的污染物不仅为微生物提供附着载体，也可由于造成雾霾而阻挡阳光紫外线的照射而有利于微生物的存活。空气中微生物的数量取决于尘埃的总量。空气中的微生物以气溶胶形式存在，气溶胶粒子可以包括尘埃、飞沫、飞沫核，飞沫核上的微生物由于受到黏液等有机物保护，存活时间更长，对疾病的传播具有更大的意义。人或动物的活动可播散微生物。通过空气传播的病原微生物主要有细菌（如结核分枝杆菌、溶血性链球菌、百日咳鲍特菌、脑膜炎奈瑟菌、嗜肺军团菌等）、病毒［如流行性感冒病毒（流感病毒）、新型冠状病毒腮腺炎病毒、麻疹病毒、天花病毒、水痘带状疱疹病毒、风疹病毒和腺病毒等］，以及真菌（如曲霉等）。

4．农产品中的微生物 各种农产品中均有微生物生存，粮食尤为突出。粮食和饲料中的微生物以曲霉属、青霉属和镰孢（霉）属真菌的一些种为主，其中以曲霉危害最大，青霉次之。有些真菌可产生致癌性真菌毒素，其中以部分黄曲霉菌株产生的黄曲霉毒素最为常见。黄曲霉毒素是一种强烈的致肝癌毒物，对热稳定（300℃时才能被破坏），对人、家畜、家禽的健康危害极大。

5．食品中的微生物 食品原料及其加工、包装、运输和贮藏等过程中，经常被细菌、真菌（酵母菌）及病毒等（包括病原微生物）污染。食品中含有丰富的营养物质，有利于微生物的大量繁殖。在适宜的温度、湿度条件下，微生物迅速繁殖或产生毒素，引起食物中毒或其他严重传染性疾病的发生。

食品微生物（food microorganisms）是与食品有关的微生物的总称，包括食品生产使用的微生物（醋酸杆菌、酵母菌等）、造成食品变质的微生物（真菌、细菌等）及食源性病原微生物（大肠埃希菌、肉毒梭菌、甲型和戊型肝炎病毒、人诺如病毒、轮状病毒、星状病毒、肠道病毒等）。许多食源性病毒传播与食用贝类有关，一方面是由于贝类生存场所常为被污染的港湾，贝类两腮具有过滤、浓缩病毒的作用；另一方面是由于它们的食用方式常为生食或半熟制品。致病性食源性病原微生物的来源与污染途径主要包括土壤、水、空气、人和动物，以及食品生产环境和食品用具。食用污染食品引起的疾病包括细菌性和病毒性肠道传染病、人兽共患

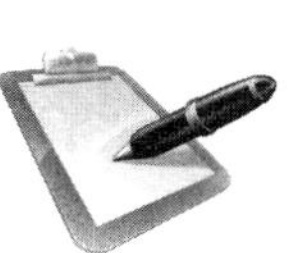

病、寄生虫病及食物中毒。不同食品所含营养物质（蛋白质、糖类）不同，因此微生物的种类（与其所含代谢酶及分解途径有关）及食品变质的特征有所不同，因此食品卫生质量评价指标要求多且严格。

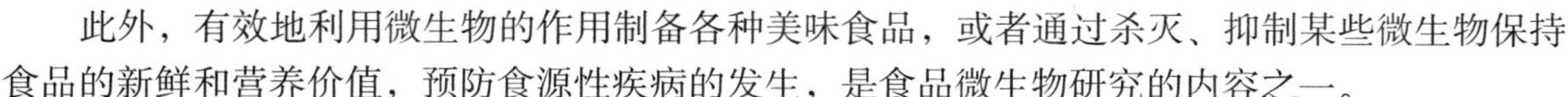

此外，有效地利用微生物的作用制备各种美味食品，或者通过杀灭、抑制某些微生物保持食品的新鲜和营养价值，预防食源性疾病的发生，是食品微生物研究的内容之一。

6．人体及动物体中的微生物　人体及动物中存在着大量的微生物。人或动物自母体出生后与周围环境密切接触，微生物快速定居于机体体表或与外界相通的腔道表面（口腔、鼻咽部、肠道、泌尿生殖道等），不同部位所定居的微生物种类及数量不同。

7．极端环境中的微生物　在自然界的极端环境中，如高温、低温、高酸、高碱、高盐、高压或高辐射强度等环境中生活的微生物，称为极端环境微生物或极端微生物，具有特殊的生物学特性和功能。例如广泛分布在草堆、厩肥、温泉、煤堆、火山地、地热区土壤及海底火山附近等处的嗜热菌，具有代谢快、酶促反应温度高、世代时间短等特点，在发酵工业、城市和农业废物处理等方面具有特殊的作用。嗜热菌的耐高温 DNA 聚合酶为 PCR 技术的广泛应用提供了基础，但其良好抗热性也造成了食品保存的困难。适应低温环境中的嗜冷菌，可导致低温保藏食品变质。

三、微生物生态学

（一）微生物生态学的内涵

1．微生物生态学与微生态学　微生物生态学（microbial ecology）是研究微生物与其生存环境（生物和非生物）、微生物群体之间相互关系、相互作用规律的一门学科，是微生物学和生态学发展过程中形成的交叉学科，为生态学的一个分支学科。微生物生态学研究的微生物种类及环境繁多，包括存在于空气、土壤、水等地球和宇宙环境中的微生物，存在于食品、化妆品、医院、公共场所等人类日常接触的生活环境或物品环境中的微生物，以及存在于人类或动物体内的微生物。微生物生存的空间分为生物环境（biotic environment）和非生物环境（abiotic environment）。生物环境是指研究对象以外的其他生物的作用和影响，如营养竞争、空间竞争和互利共生等形成的环境。非生物环境是指构成微生物生存场所的物理和化学因素，如温度、水分、光线及酸碱度等。

1977 年德国学者 Volker Rush 提出了微生态学概念。微生态学（microecology）是研究正常微生物群的结构、功能及其与宿主之间相互依赖和相互制约关系的科学，是生命科学的分支。相对于微生物生态学，微生态学的研究侧重于微生物群与具有生命特征的宿主的关系，可视为微生物生态学的一个细分领域。我国康白教授将微生态学定义分为 3 个层面，诠释了微生态学与生命科学的关系：①学科层面，主要定位于细胞、分子、原子水平。通常所说的微生态学，一般是指细胞和分子水平的微生态学；②生理学层面，将人体的诸多生理结构和功能指标与人体的正常微生物群相联系，提出正常菌群、免疫及营养在遗传因素的影响下形成的微生态学三角是构成微生态理论研究的核心；③医学层面，在微生态学中将其称为生态医学，主张治疗医学、预防医学、保健医学协调发展，其中预防保健成为生态医学研究的重要内容及目标。

2．微生物生态学的研究内容　微生物是生态系统的重要组成部分，直接或间接地参与所有的生态过程，在生态系统物质循环、能量转换，以及人类环境与健康中起着重要作用。微生物与环境间有着极为密切的关系，微生物的生命活动依赖于环境，同时也影响着环境。研究微生物与环境之间的关系，了解它们在自然界中的分布，可为人类开发微生物资源提供理论依据，使人类科学利用微生物来改造自然和保护自然。微生物之间、微生物与其他生物之间也存在着相互依存、相互制约的关系。研究这些关系，使人类能更好地利用微生物，消除环境污

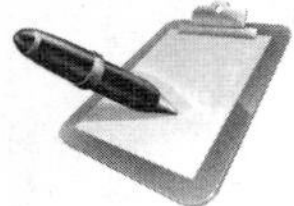

染、修复和保护环境、防治人和动植物疾病。研究致病微生物的生存条件、致病因素及与其他生物和环境之间的关系，可为及时、有效地预防和控制相关疾病提供科学依据。

生物多样性的分布及群落间平衡的维持是生态学研究的核心问题，体现了生态系统应对环境条件变化的能力。微生物群落多样性极高。微生物群落及其多样性如何随环境条件变化而表现出一定的分布特征、是什么机制驱动和维护着这些分布特征，是微生物生态学关注的主题。微生物生态学借助了生态学研究的传统方法和现代分子生物学技术，获得精确的微生物参数及环境参数，建立模型，进行机制研究，揭示微生物群落在正常生态和生态失调下的构成、变化和生态平衡的规律。通过了解微生物与周围环境的相互作用、微生物群落分布和多样性特征及其与生态系统稳定性间的关系，探索微生物在生态系统中的地位和作用，并用以预测生物圈如何调节和应对未来环境条件的变化。

因微生物个体微小、种类繁多、分布广泛，且在研究手段及分析方法上尚存在一定的局限性，微生物生态学的研究总体上落后于动植物的生态学研究，但进展迅速。

微生物生态学的主要研究内容包括：①在自然环境中的微生物种类、数量分布、增殖速度及活力随着不同的环境条件变化而发生变化的规律；②在自然界中微生物群体结构的稳定性及可修饰性，微生物与其生存环境之间、微生物与其他各种生物之间的相互关系、作用和演变规律等；③在正常自然环境中，微生物代谢活动对自然界的影响，环境条件的变化对这些代谢活动的影响；④在极端自然环境中的微生物种类及其作用，这类微生物在极端环境中的生命机制；⑤环境污染对微生物的影响以及微生物对污染物的净化作用；⑥微生物产生的生态友好物质；⑦微生物的生态模型。

3．微生态理论与疾病　微生态理论为现代医学开辟了认识疾病、防控疾病的新思路和新途径，推动医学思想革命的进程。从微生态的理论分析，微生态失衡是导致微生物引起人体疾病的原因。任何因素打破了微生物之间以及微生物与其宿主环境之间相互适应、相互依赖、相互制约的平衡，即可引起疾病。微生态理论将疾病的发生归结于病原 - 宿主 - 环境的生态失调及其影响因素，如社会、心理等因素的作用。引入微生态理论与方法，立足于正常微生物群与人体的相互关系，将微生物与宿主环境相结合，既重视微生物的致病性或机会致病性，又关注宿主自身的免疫功能及应答状态；既注意病原微生物对人体的不利影响，又考虑正常微生物群的有益作用，从而全面地认识微生物与发病的关系，加强对疾病本质的认识。

生命现象在本质上是生物体的内部环境、生物体与外环境之间的协调的平衡和稳定的过程和状态。正常微生物群是维持这一平衡的重要因素，也是机体生命活动不可分割的一部分。正常微生物群和病原微生物之间的对立统一关系形成人体微生态的平衡状态。目前，在医学研究领域，微生物生态学研究已进入消化系统、呼吸系统、泌尿生殖系统、血液系统、免疫缺陷等疾病机制及治疗等层面，特别是近年来关于恶性肿瘤、糖尿病、心脑血管疾病与微生物生态关系的研究成为热点。基因高通量测序和生物信息学等技术的广泛应用，推动了微生物生态学理念和研究方法在医学研究中的运用。

因此，在防治微生物感染性疾病中应考虑微生物生态的影响，在疾病的治疗中不仅需要抑制病原微生物，还应考虑维持、补充或促进正常菌群的繁殖，使机体内微生物群由失调恢复到平衡。从多因论的角度认识疾病发生的原因是预防疾病的基本思路和出发点。在微生物感染性疾病的防治工作中，在寻找病原微生物并加以控制的同时，不可忽视其他影响因素的作用。尤其是在对某些病原微生物尚无有效办法控制时，综合性防治措施的实施显得更加重要。

（二）微生物种群之间的相互作用

特定的微生物种群在特定的生存环境中生长、繁殖，并在进化过程中形成了微生物种间、微生物与环境互利的生态体系，无论是种群或群落都必须对所生活的环境充分适应才能保持一

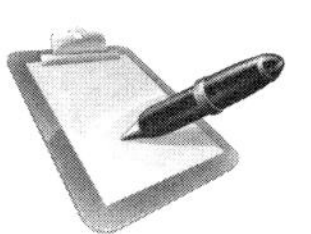

个生态系统稳定，即维持生态平衡。在特定的生态系统中，不同生物群落相继更替，各种微生物在环境中经过生存竞争，或适应，或死亡，或发生变异。微生物生长代谢的产物影响着环境，环境的变化反过来也影响着微生物种群，这可能打破原来的生态平衡，导致微生物生态失调。环境中微生物种群演替现象是经常发生的，其本质是不断发生的生态平衡失调和新的生态平衡建立的过程。

在自然界各种生态系统中，微生物很少以纯种方式存在，常与其他微生物、动植物混杂生活在某种环境中（生态系统）。生态系统中的生物群落之间相互作用（有利、不利或无影响）保持生态平衡。微生物种群间的联系可以是直接的，也可以是间接的，个体之间可以相互接触，也可以互相隔离，相互作用模式见表1-5。不同种类的微生物与其他生物出现在一个限定的空间，可以相互依赖、相互排斥或互无影响，呈现复杂的关系。

表1-5　生态系统中微生物种群之间的相互作用模式

微生物种群间相互作用模式		相互作用结果*		作用特点
		种群甲	种群乙	
共生（中立）	symbiosis（neutralism）	无	无	互无影响
偏利互生	commensalism	+	无	仅对一方有利
互利互生	mutualism	+	+	对双方有利，群体间关系密切，不可被其他种群替代
互惠互生（协作）	synergism	+	+	对双方有利，相互关系不密切，可独立存在
竞争	competition	–	–	相互抑制
拮抗（偏害共栖）	amensalism	无	–	对一方不利，对另外一方无害也无利
寄生	parasitism	+	–	寄生于一方，并对其有害
捕食	predation	+	–	捕捉、吞食一方

* 相互作用结果的描述以种群甲为主导。+ 表示有利，– 表示有害，0 表示无利也无害。

研究微生物种之间的相互关系，往往关注的是两种微生物的相互作用，但在自然界的生态系统中经常是多种微生物共存，其相互作用及其带来的后续效应也呈多样性。例如，有甲、乙、丙、丁四种微生物共同生活在一起时，甲产生有机酸可抑制乙，但为需要有机酸作为碳源的丙和丁提供了营养，因此甲与乙为拮抗关系，而甲与丙和丁为偏利互生，丙与丁为竞争关系。那么乙与丙、乙与丁又存在什么样的关系？在此生态系统中谁占据优势？由此可见，在上述假设的简单生态系统中，微生物种之间的关系已经十分复杂，因此，解析自然界微生物生态系统中的微生物种群相互作用及其对生态系统的影响是非常具有挑战性的研究。

（三）微生物与人的相互关系

人从来到世界的那刻起，就不再是一个孤独的生命体，各种微生物伴随着人体。随着机体的成长，定植在体内和体表的微生物种群随之产生变化。体内和体表的正常微生物种群的平衡及其变化与机体的生命活动和免疫功能密切相关。

人出生后微生物很快在不同部位定植，逐渐在体表和与外界相通的腔道形成正常微生物群。微生物以一定的种类和数量比例存在于机体的特定部位，参与机体的生命活动，与宿主细胞进行物质、能量和基因的交流，在宿主的生长发育、消化吸收、生物拮抗及免疫等方面发挥着不可替代的生理功能，共同维持着宿主的生命过程。

一般情况下，正常微生物群之间互相制约且与人体环境保持平衡状态。正常微生物群与机

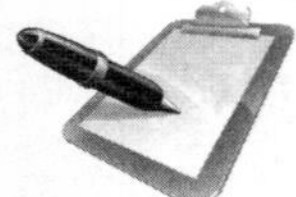

体的相互作用一般表现为互生关系。

正常微生物群在一定条件下保持相对的生态平衡。一旦，人体内正常微生物群生态失衡，对于疾病的发展和转变起着重要的作用和影响。

由于人类的无序开发和对生态环境的破坏，环境和气候的改变导致动物迁徙、人类活动范围的扩展等因素，导致新发和再发传染病对人类健康及社会造成严重的威胁。至今，许多重要病原微生物所致的持续性感染、耐药性病原微生物感染、不明原因感染等传染病仍然是卫生领域中的重点和难点问题。这类疾病不仅对人类健康造成严重危害，也给社会经济带来极大损失。一方面，我们应加强对重要病原微生物所致疾病的认识、增强对新发和传统传染病的预防和控制；另一方面，我们要根据微生物生态学的理念，重视、维护正常微生物群的生态平衡，这也是预防和治疗病原微生物感染性疾病的原则。

第三节　微生物的繁殖与变异

一、微生物的生长与繁殖

（一）细菌生长所需要的条件和生长曲线

细菌为了其生长繁殖，必须从环境中获取各种营养物质。细菌生长繁殖所需的营养物质按其所提供的元素可分为碳源、氮源、水、无机盐和生长因子，在体外进行细菌人工培养时必须提供。细菌生长繁殖的基本条件包括充足的营养物质、合适的酸碱度、适宜的温度和必要的气体环境。

1．细菌生长所需的营养物质

（1）碳源、氮源和水：大多数病原菌以有机碳源为能量来源，以有机氮源（如蛋白胨和各种氨基酸）为原料合成蛋白质、核酸及其他含氮物质。水是菌细胞重要的组成成分，参与细菌的新陈代谢及物质的吸收、渗透、分泌和排泄等。

（2）无机盐：无机盐可调节细胞渗透压、氢离子浓度、氧化还原电位等，并维持酶的活性或作为某些细菌的能源，如磷参与蛋白质、核酸、辅酶及高能磷酸键等的合成，硫参与含硫氨基酸的合成，钾、钠、钙、镁等可调节细胞渗透压或作为酶辅基，铁离子与细菌的致病作用密切相关。

（3）生长因子：是指细菌本身不能合成，而其生长时不可缺少的微量有机物质，包括维生素、芳香族氨基酸、嘌呤、嘧啶等。少数细菌生长还需要特殊生长因子，如流感嗜血杆菌需X、V因子才能生长，X因子的性质与氧化高铁血红素相同，是细菌呼吸酶的辅基；V因子即辅酶Ⅰ或辅酶Ⅱ，均与菌细胞的呼吸有关。

细菌吸收营养物质主要依赖于细胞膜的功能。营养物质透过细菌细胞壁和细胞膜的主要方式包括被动扩散、促进扩散、主动运输和基团转位。主动运输是细菌吸收营养物质的主要方式，在通透酶（permease）参与下，可逆浓度梯度转运。各种细菌所含的酶系统不同，合成和分解的能力不同，因此对营养物质的需求也有所不同。根据细菌营养要求和能量来源的不同可将其分成两大类：①自养菌（autotroph），以无机物为碳源或氮源，合成菌体所需的复杂有机物质。自养菌均为非病原菌。②异养菌（heterotrophic bacteria），以有机物质作为营养来源，多数利用糖类作为碳源，利用蛋白质、蛋白胨、氨基酸作为氮源。异养菌又分腐生菌和寄生菌。腐生菌（saprophyte）以无生命的有机物质（如动物尸体、腐败食品等）作为营养物质；寄生菌（parasite）寄生于活体内，从宿主的有机物质中获得营养。所有病原菌都为异养菌，大部分是寄生菌。

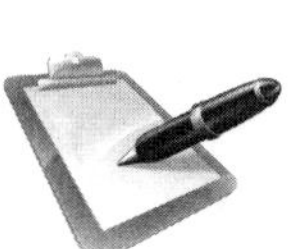

2．细菌生长所需的条件　由于不同种细菌具有的代谢酶系统不同，因此对环境的适应性以及人工培养的需求也有差异。主要的细菌生长条件包括以下3点：

（1）酸碱度：不同细菌生长所需的环境pH不同。大多数病原菌生长最适宜的酸碱度为pH 7.2 ～ 7.6，个别细菌需要在偏酸或偏碱的条件下生长。由于许多细菌在代谢过程中发酵糖类产酸，不利于细菌生长，因此，在培养基中应适当加入缓冲物质。

（2）温度：细菌生长的最适温度因菌种而异，多数病原菌为嗜温菌，在15 ～ 40℃范围内均能生长，最适生长温度与人的体温相同，为37℃。按对温度要求的不同可将细菌分为嗜冷菌、嗜温菌和嗜热菌。

（3）气体：大多数细菌病原菌需要氧气。根据对氧气需求的不同，细菌可分为4类：①专性需氧菌（obligate aerobe），必须在有氧环境中生长，因其具有完整的呼吸酶系统，可将分子氧作为受氢体（如结核杆菌、铜绿假单胞菌等）。②微需氧菌（microaerophilic bacterium），适于在氧浓度较低的环境中生长，最适氧浓度条件为5% ～ 6%，氧浓度＞10%对其有抑制作用（如幽门螺杆菌、空肠弯曲菌等）。③兼性厌氧菌（facultative anaerobe），在有氧或无氧环境均能生长，但有氧条件下生长较好，大多数病原菌属此类型。④专性厌氧菌（obligate anaerobe），缺乏完善的呼吸酶系统，只能在低氧分压或在无氧环境中进行发酵。专性厌氧菌缺乏分解有毒氧自由基的酶，如过氧化氢酶、过氧化物酶和超氧化物歧化酶，以及细胞色素及细胞色素氧化酶等（如破伤风梭菌、产气荚膜梭菌）。此外，少数病原菌在培养时需要额外补充CO_2，如脑膜炎奈瑟菌等。

3．细菌的繁殖方式和生长曲线

（1）细菌的繁殖方式：细菌以二分裂法（binary fission）方式进行无性繁殖。细菌生长到一定时期后，在菌体中间形成横隔，一个菌细胞分裂成两个子细胞。在适宜条件下，多数细菌繁殖速度很快，分裂一次仅需20 ～ 30分钟；少数细菌（如结核杆菌）速度较慢，需18 ～ 20小时分裂一次。事实上，因营养物质的消耗，毒性代谢产物的积聚等原因，细菌不可能始终保持这样的繁殖速度。一段时间后细菌繁殖速度减慢，死亡速度加快。

（2）细菌生长曲线：将一定数量细菌接种于适宜的液体培养基中，定时取样检查菌数，以培养时间为横坐标，培养液中细菌数的对数为纵坐标，可绘制出一条曲线，称为细菌的生长曲线（growth curve）。细菌的生长曲线反映细菌群体的生长繁殖过程，呈现规律性，可分为迟缓期、对数生长期、稳定期及衰亡期4个时期：①迟缓期（lag phase），为细菌适应环境的阶段，此期细菌体积增大，代谢活跃，菌数不增加。②对数生长期（logarithmic phase or exponential phase），细菌生长迅速，菌数以几何级数增长，速率恒定。此期细菌的形态、染色性、生理活性等典型，对环境因素敏感，药敏试验或细菌生物学性状研究等多采用此期细菌。③稳定期（stationary phase），细菌生长速率逐渐下降、死亡率渐增，细菌增殖数与死亡数趋于平衡，活菌数保持相对稳定。因营养物质消耗，毒性代谢产物积聚，pH、氧化还原电位改变等因素的影响，细菌难以继续高速繁殖，部分细菌死亡。此期细菌可表现形态和生理特点的改变。由于代谢产物大量积聚，故提取抗生素、外毒素等细菌代谢产物多选用此期细菌。④衰亡期（decline phase），细菌死亡数大于增殖数，活菌数急剧减少。细菌发生变形、肿胀、自溶等衰退表现，故陈旧培养的细菌较难鉴定。细菌的生长曲线虽然仅反映细菌在体外人工培养条件下生长的动态变化，但对研究细菌生理学及医疗工作、生产实践等均有重要的指导意义。

（3）细菌生物被膜（bacterial biofilm）：相对单细胞的浮游菌（planktonic bacteria）状态而言，生物被膜是微生物的另外一种生活方式——附着状态（即生物被膜状态）。目前微生物生物被膜的基本定义为微生物（细菌或真菌）黏附于有生命或无生命物体（医疗置入物）的表面、细胞间相互黏附和集聚、增殖成微菌落并分泌胞外多聚物（基质），微生物在基质中得以生存和繁殖。在微生物生物被膜中可见一种或多种微生物，且微生物的生长状态呈异质性。一旦形成生

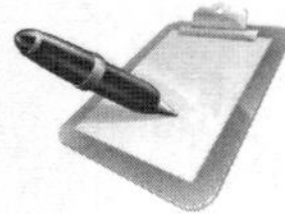

物被膜，微生物对外界理化因素（如消毒剂和抗生素等）的抵抗力明显增强，有利于微生物在外环境中的存活。

（二）病毒的增殖

1．病毒在宿主细胞内复制 病毒的增殖又称为复制。不同于细胞形态的微生物，病毒是完全的细胞寄生物，只能在活细胞内增殖，因此，宿主细胞的易感性和生长状态直接影响病毒的增殖。

2．病毒的复制周期 从病毒进入靶细胞到子代病毒增殖并从靶细胞释放，这一过程称为病毒的复制周期（或生命周期）。病毒复制周期一般包括吸附、穿入、脱壳、生物合成、装配和释放等阶段。

病毒吸附靶细胞是病毒感染的起始步骤，病毒通过其表面的病毒蛋白结合靶细胞表面的受体识别并结合细胞。与受体结合后，有包膜病毒通过内吞或与细胞膜融合的方式穿入细胞，无包膜病毒（裸病毒）主要通过内吞而穿入细胞。随后，病毒基因组脱离核衣壳的过程称为脱壳。病毒生物合成包括病毒基因的表达和病毒基因组的复制。新合成的病毒结构蛋白包裹新复制的病毒基因组形成核衣壳，有包膜病毒进一步在核衣壳外包上含病毒糖蛋白的包膜。有些病毒的子代病毒的释放会造成宿主细胞的死亡，而有些病毒的子代病毒的释放对细胞没有或仅有微小的影响。

（三）真菌的生长与繁殖

1．真菌的生长条件 真菌对营养要求不高，需要较高的湿度和氧气，常用沙保培养基（Sabouraud medium）培养，该培养基含有 2% ～ 4% 葡萄糖或麦芽糖、1% 蛋白胨和 2% 琼脂。不同的真菌对糖的要求不同，有的真菌生长还需要酵母浸膏，同样的真菌在不同的培养基上形成的菌落形态差别较大，故在真菌鉴定时常以沙保培养基上形成的菌落形态为准。多数病原真菌的生长速度比较慢，有的需要 1 ～ 4 周才可见典型的菌落形态，所以在分离培养真菌时需加入抗生素以抑制细菌的生长。如需要观察真菌自然状态下的形态和结构，则应做真菌小培养。培养真菌的最适 pH 值为 4.0 ～ 6.0，生长温度为 22 ～ 28℃，但某些深部感染真菌最适生长温度 37℃，还有部分真菌在 0℃以下也可生长（可引起冷藏物品的腐败）。

2．真菌的繁殖方式 分为无性繁殖和有性繁殖，无性繁殖是真菌的主要繁殖方式。真菌的无性繁殖过程包括：①芽生（budding），指真菌细胞或菌丝某个部位出芽形成子代个体，逐渐长大后与母细胞脱离，产生新的个体，如酵母菌的繁殖方式；②裂殖（binary fission），指真菌细胞分裂，直接形成子细胞，仅少数双态真菌在宿主体内以此方式繁殖；③隔殖（septa），指真菌分生孢子梗的某一段形成隔膜，细胞质浓缩后形成一个新的孢子，产生的孢子可再独立繁殖；④菌丝断裂，指真菌菌丝某些部位断裂成许多小片段，每一片段在适宜的环境条件下均可形成新的菌丝体。

二、微生物的变异

微生物具有体积小、繁殖快、适应性强的特点，能生长和繁殖的环境条件范围极大。微生物的体积虽小但与环境接触的表面积大，且其代谢快，很容易受环境的影响，同时，微生物的活动又能改变其所处的环境。面对不友好的环境（如温度、pH、渗透压等不适宜），微生物通过变异或基因表达的调控，可以很快地适应环境以利于其存活和繁殖。微生物的变异可分为两类，遗传变异（genetic variation）与表型变异（phenotypic variation）。遗传变异可以传给子代，而表型变异则不能遗传给子代。微生物结构简单，一旦基因发生变异，表型很快显现，且生长繁殖迅速（如许多细菌在条件合适的情况下，可 20 分钟分裂一次），在短期内即可见其生物特

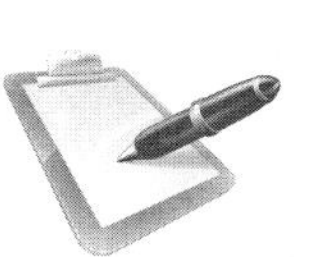

性改变。

微生物的遗传变异可由其基因突变、基因重组或水平基因转移所致。

（一）微生物遗传变异的机制

微生物突变可以是自发的（突变频率低），亦可通过理化因子诱发（突变频率高）。基因突变是指 DNA 碱基对的置换、插入或缺失所致的基因结构的变化，可分点突变、多点突变、插入或缺失突变。碱基置换后可以出现沉默突变、错义突变和无义突变。插入或缺失突变可导致移码突变。多点突变见于染色体重排、倒位（inversion）、重复（duplication）或缺失。

1．突变

1）自发突变：微生物在生长繁殖过程中，可自然发生突变，细胞编码的错配修复酶可减少突变发生的概率，细菌的自发突变率为 10^{-10} ～ 10^{-6}。病毒复制中的自发突变率为 10^{-8} ～ 10^{-5}；RNA 病毒的自发突变率显著高于 DNA 病毒，主要是因为 RNA 病毒的聚合酶（RNA 依赖的 RNA 聚合酶）没有纠错能力。在感染的宿主体内选择压力作用下，病毒复制产生许多突变株，称之为准种（quasispecies）。

2）人工诱导突变：基因突变可经人工诱导产生。诱导的突变发生率比自发突变率高 10 ～ 1 000 倍。许多理化因子如 X 射线、紫外线、电离辐射、亚硝酸盐、烷化剂及吖啶橙染料等都具有诱变活性，直接损伤 DNA 分子，激活保真度低的 SOS 修复系统，导致突变率升高。对动物有致癌作用的化学因子或被动物组织转化的代谢产物如丝裂霉素、黄曲霉素 B1 等，对细菌都有诱变作用。细菌诱变试验可作为检测环境因子对人类致癌作用的筛选方法（见 Ames 试验）。

3）突变与选择：微生物的突变是自发的、随机的，突变是细菌或病毒在接触抗生素或抗病毒药物之前已经发生，抗生素或抗病毒药物仅起筛选抗性突变株的作用。

2．基因重组和水平基因转移　水平基因转移与基因重组是微生物发生遗传变异，形成微生物多样性的重要原因之一。重组有两种方式：同源重组和非同源重组。同源重组发生在具有共同起源（common ancestry）的基因之间，细菌 *rec* 基因编码的重组酶催化序列相同或相近的供体和受体 DNA 片段之间的重组。非同源重组不需要 DNA 片段间同源，在位点专一重组酶的作用下，发生缺失的 DNA 或插入 DNA 与插入位点两侧的 DNA 重新联结。例如转座子或原噬菌体基因组的插入，均依靠自身编码的位点专一重组酶，完成与宿主菌染色体之间的重组。

由于病毒复制的特性，病毒的重组常发生在病毒复制阶段，主要是由病毒的聚合酶在复制模板间的跳跃造成。

DNA 片段可以从一种生物转递至另一生物，整合至染色体，改变其遗传信息的组成，这类基因转移的方式称之为水平基因转移（horizontal gene transfer，HGT），或侧向基因转移（lateral gene transfer，LGT）。可发生在亲缘、远缘，甚至无亲缘关系的生物之间。水平基因转移打破了亲缘关系的界限，可使物种获得更多遗传多样性。

根据 DNA 片段的来源及交换方式等不同，细菌的基因转移和重组分为转化、接合、转导等方式（表 1-6），可导致耐药基因、毒力因子、代谢相关等基因的水平转移。

（1）转化（transformation）：受体菌直接摄取供体菌的 DNA 片段，重组后受体菌获得新遗传性状的过程称为转化。DNA 片段进入细胞内与受体菌的染色体发生同源重组后，可稳定遗传。如果与受体菌未发生同源重组，摄入的 DNA 片段则发生降解。影响转化的因素有：①供、受体菌基因的亲缘关系；②受体菌的生理状态，在转化过程中只有生理状态处于感受态的受体菌才能摄入转化因子；③环境因素，如 Ca^{2+}、Mg^{2+} 等可维持 DNA 的稳定性，促进转化作用。例如用低渗的氯化钙溶液处理生长期的大肠埃希菌，可促进其对外源性 DNA 的摄取。

（2）接合（conjugation）：细菌间通过性菌毛连接沟通，将遗传物质从供体菌转给受体菌，受体菌接受外源基因后发生重组，产生新的遗传性状的过程称为接合。可通过接合方式转移的

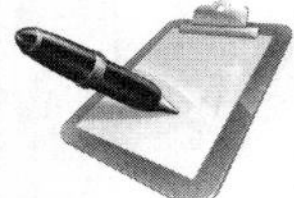

质粒称为接合性质粒，如F质粒（致育质粒，fertility plasmid）、R质粒（耐药传递质粒）等。通过接合可以转移的主要基因包括毒力相关基因、代谢性基因、耐药基因等。细菌接合过程复杂，如F质粒接合转移为多基因参与。F质粒编码性菌毛，带有F质粒的细菌可以产生性菌毛者为F^+，不产生性菌毛者为F^-。F质粒可游离在细胞质中，亦可整合到细菌的染色体上。整合的F质粒可引发宿主菌染色体基因发生高频转移，称为高频重组（high frequency recombinant，Hfr）株。R质粒由耐药性转移因子（resistance transfer factor，RTF）和耐药决定子（resistance determinant，r-det）组成。RTF的功能与F质粒相似，编码性菌毛，决定质粒的复制、接合和转移。r-det携带耐药基因，它可带有多个不同耐药基因的转座子，携带耐氯霉素、氨苄西林（氨苄青霉素）、磺胺、卡那霉素、博来霉素和链霉素等耐药基因，从而使细菌呈现多重耐药。

表1-6　细菌水平基因转移的方式

基因转移方式	DNA传递过程	转移DNA的特性
转化（transformation）	细菌（感受态）直接摄入DNA片段	具有同源性DNA片段
接合（conjugation）	DNA通过性菌毛从F+细菌传递给F–细菌	染色体（部分）或质粒
转导（transduction）		
普遍性转导（general transduction）	DNA片段通过毒性噬菌体或温和噬菌体传递	任何DNA片段
局限性转导（restricted transduction）	DNA片段通过温和噬菌体传递	原噬菌体两侧的DNA片段
溶原性转换（lysogenic conversion）	DNA片段通过温和噬菌体传递	温和噬菌体基因组所携带的某些基因

（3）转导（transduction）：经噬菌体介导，将供体菌的DNA片段传递给受体菌，重组后使受体菌获得供体菌的部分遗传性状。转导可分为普遍性转导和局限性转导。普遍性转导是在噬菌体装配过程中，因装配错误，误将宿主（供体菌）染色体片段或质粒包装入噬菌体内，产生一个转导噬菌体（transducing phage），通过感染其他菌细胞时，便将供体菌DNA转入受体菌。包装的DNA片段是随机的，故称为普遍性转导。毒性噬菌体和温和噬菌体均可介导普遍性转导。局限性转导是由温和噬菌体介导。噬菌体DNA整合在细菌染色体上形成原噬菌体，原噬菌体从宿主菌染色体上脱离时发生偏差，脱落的原噬菌体带有宿主菌染色体基因，经复制，装配成转导噬菌体，再感染受体菌时，可将供体菌基因带入受体菌。由于被转导的基因只限于原噬菌体整合部位的两侧基因，故称局限性转导。因噬菌体有宿主特异性，故转导现象仅发生在同种细菌之间。溶原性转换也是局限性转导的一种形式。温和噬菌体感染宿主菌后，以原噬菌体形式与细菌基因组整合，使宿主菌成为溶源性细菌。溶源性细菌即获得由噬菌体基因编码的某些性状。例如β-棒状杆菌噬菌体携带白喉毒素基因*tox*，白喉杆菌无毒株被β-棒状杆菌噬菌体感染后成为溶源性细菌，便可获得产生白喉毒素的能力。若β-棒状杆菌噬菌体消除，白喉杆菌的产毒能力随之消失。细菌的外毒素基因多由噬菌体基因组携带。

3．重配　重配发生于含有分节段RNA基因组的病毒（如甲型流感病毒含有8节段RNA）。重配指两株病毒感染同一细胞后，来自这两株病毒的复制产生的新的各RNA节段发生重新组合，被包装进入子代病毒核衣壳。发生重配的甲型流感病毒传染人类可能引起全球范围大流性（pandemic）的流感。

（二）研究微生物遗传变异的意义

微生物的突变和环境的选择导致了微生物的多样性及其对环境的适应性。了解微生物突变，有助于理解微生物生态、诊断感染性疾病和进行疫苗研发及防控。

1．微生物变异与疾病诊断 由于变异可导致微生物表型及生物学特性的改变，失去原有的典型特性，造成利用微生物传统技术和分子诊断技术诊断病原体的困难。此外，也可利用所了解的微生物突变规律，利用 PCR 和测序等方法进行微生物基因突变的检测。

2．流行病学研究中的应用 将分子生物学的分析方法应用于分子流行病学调查，追踪传染源或相关基因的转移和播散，具有独特的优势。核酸分析方法包括脉冲场凝胶电泳（pulsed-field gel electrophoresis，PFGE）、质粒谱分析、PCR 产物限制性片段长度多态性（restriction fragment length polymorphism，RFLP）分析、多位点序列分型（multilocus sequence typing，MLST）、核酸序列分析等，有助于确定感染流行菌株或基因的来源，或调查医院内耐药质粒在不同细菌中的播散情况等。

3．微生物的耐药变异与控制 由于微生物的耐药性变异及耐药基因的水平传递，加上临床使用抗生素的筛选作用，耐药菌不断增加，且出现耐多种抗菌药物的菌株。为了提高抗菌药物的疗效，防止耐药菌株的扩散，常用药物敏感试验选择敏感抗生素，以指导抗菌药物的选择和合理使用。临床上通过耐药监测，以减少耐药性变异和防止耐药菌扩散。类似地，监测病毒耐药株的传播和演化，对于抗病毒药物的正确使用、获得预期的治疗效果十分重要。

4．微生物毒力变异与疾病控制 微生物的变异包括毒力的增强或减弱。在细菌和病毒鉴定时，也应考虑毒力或毒力因子表达等检测。通过筛选毒力减弱而免疫原性保留的菌株，来制备疫苗，用于感染性疾病的预防，如卡介苗（Bacillus Calmette Güerin，BCG）和麻疹减毒活疫苗，分别用于预防结核病和麻疹。在微生物基因组不断解密的情况下，通过比较基因组学分析，将可使微生物进行定点突变，靶向性地降低微生物的毒力而保留其免疫原性，且可回避毒力的回复突变，研制更为理想的有效疫苗。

5．微生物生态的研究 通过研究微生物的突变规律及其对环境的适应性，来了解微生物生态动态变化的规律，更好地为人类健康和经济活动服务。

6．微生物的诱导突变 为了使微生物更好地为人类服务，可以人为地对微生物进行诱导突变并通过提供相应的选择条件，筛选到对人类有益的变异株，用于生产微生物制品，或改善污染环境等。

小 结

通过本章学习，应掌握卫生微生物的分类及主要特征、卫生微生物的分布及传播途径、微生物变异（自然突变与基因的水平转移）、微生物的主要生长条件和培养方法；了解卫生微生物学的主要研究内容、卫生微生物检测的原则、卫生微生物对人类健康的影响，以及微生物生态学的概念。

（谢幼华 瞿 涤 编写，王国庆 曾沛斌 审校）

思考题

1．简述卫生微生物学的主要研究内容。

2．简述微生物 - 微生物、微生物 - 环境、微生物 - 人类的相互作用对微生物演变和微生物生态的影响。

3．简述生态系统中微生物种群之间的相互作用模式。

4．简述微生物变异（自然突变与基因的水平转移）的主要形式和对其研究的意义。

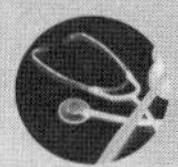

第二章 微生物与疾病

微生物广泛存在于自然界中，且种类繁多、数量庞大。绝大多数微生物对人类、动物和植物是有益的。仅少数微生物为病原微生物。有些微生物定居于健康人体的体表或与外界相通的腔道黏膜表面，通常情况下对人体有利，但在特定条件下可导致疾病，称为机会致病微生物（又称条件致病微生物）。

第一节 微生物概述

微生物不仅存在于自然界，还存在于人类、动物和植物的体表，以及与外界相通的人类和动物的呼吸道、消化道等腔道黏膜表面。这些微生物中，绝大多数对人类和动植物是有益的，而且有些还是必需的。

例如，自然环境中的微生物，参与氮、碳和硫等元素的循环，对维持人类、动物和植物的生命活动是必需的。在食品、制药、皮革、纺织、石油、化工、冶金、采矿和新能源等工业领域，制造农药、肥料、饲料和环保制剂等农业领域，处理污水、降解有机物等环境保护领域，以及生命科学和基因工程等领域，微生物均得到广泛的应用，显著推动了人类社会的发展和进步。

一、正常菌群与机会致病微生物

自然环境中的微生物，与人类健康和疾病的关系尤其密切。特别是，在人体的体表以及与外界相通腔道，如鼻咽部和上呼吸道、口腔及消化道、前尿道和外生殖器等的黏膜表面，存在着大量的微生物。通常将正常定居在健康人体的体表和与外界相通的腔道表面的微生物，称为人体的正常菌群（normal flora）或正常微生物群（normal microbiota）。寄生在人体特定部位的正常菌群中的微生物的种类和数量是相对恒定的。寄生部位的不同，正常菌群中的微生物的种类和数量有显著差异；在生长发育的不同阶段（如婴幼儿、青壮年和老年人），或者在某些疾病状态下，同一部位的正常菌群也可有显著变化。

（一）正常菌群的生理作用

1．生物拮抗作用 正常菌群寄生在健康人体特定部位的皮肤、黏膜表面，其数量庞大，可形成生物屏障。通过营养竞争、产生对病原体有毒的代谢产物如乳酸、细菌素和 H_2O_2 等，阻止病原体黏附在皮肤、黏膜的表面，抵抗病原体的感染、抑制其在侵入部位的生长繁殖。

2．代谢和营养作用 寄生在人体各部位的正常菌群，以寄生在肠道的肠道菌群的数量最为庞大，重量约 1kg。人体摄入的营养物质，在肠道菌群的作用下可被初步代谢，利于人体的消化和吸收。肠道菌群中的大肠埃希菌能合成 B 族维生素和维生素 K 等，双歧杆菌和乳杆菌

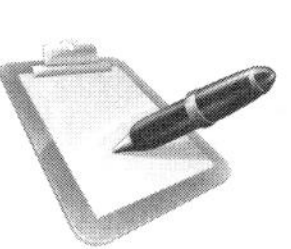

可合成烟酸和叶酸，这些合成产物均可作为营养物质，供人体生长发育。

3．免疫作用　正常菌群与宿主的免疫功能密切相关。一方面，正常菌群可促进宿主免疫器官发育、刺激免疫系统成熟以及调节免疫应答产生；另一方面，正常菌群诱导宿主产生的免疫反应，对具有共同抗原组分的病原体可起到一定程度的抑制或杀灭作用，如双歧杆菌诱导肠道黏膜产生的 sIgA，可阻止与其具有共同抗原的病原体对宿主肠黏膜上皮细胞的黏附和定植。

4．抗衰老作用　肠道正常菌群的构成，在人群的不同年龄阶段有显著差异，与人体的发育、衰老等有关。例如双歧杆菌、乳杆菌和肠球菌等肠道正常菌群可产生超氧化物歧化酶，催化宿主体内自由基歧化反应，消除自由基毒性，保护人体细胞免受活性氧类的损伤，具有抗衰老作用。

5．抵抗慢性非感染性疾病的作用　肠道正常菌群可分解食物中的糖分，产酸、产气，维持肠道的正常蠕动，有利于各种毒素、潜在致癌物的排出。双歧杆菌可将食物中的胆固醇转变为胆甾烷和粪甾烷，促进胆固醇从粪便排出，减少吸收。最新的科学研究揭示了肠道菌群的结构与人体功能的失常，与肿瘤、肥胖、便秘、腹泻、炎症性肠病、老年期痴呆、孤独症和抑郁障碍等多种疾病的发生和发展相关。

（二）机会致病微生物

寄生在健康人体的正常菌群，在特定情况下可导致疾病，这类微生物称为条件致病微生物（conditional pathogenic microbes）或机会致病微生物（opportunistic pathogenic microbes），是构成病原体（pathogen）的重要类型之一。由于正常菌群寄生在人体，它们所导致的感染，称为内源性感染（endogenous infection）。

二、病原微生物

自然界中有少数的微生物具有致病性，能引起人类、动物或植物的病害，这些微生物统称为病原微生物（pathogenic microbes），也是构成病原体（pathogen）的重要类型之一。例如，禽流感病毒引起禽流感，炭疽芽孢杆菌导致牛炭疽，猪肺炎支原体引起猪支原体肺炎（猪气喘病）；水稻黄单胞菌引起水稻白叶枯病，镰刀菌属真菌引起小麦赤霉病，大豆花叶病毒导致大豆病毒病。更重要的是，目前已知可导致人类疾病的病原微生物有 500 余种，有细菌、放线菌、支原体、衣原体、立克次体、螺旋体、真菌和病毒等。例如伤寒沙门菌可导致伤寒，志贺菌属可导致痢疾，结核分枝杆菌可引起肺结核，破伤风梭菌引起破伤风，麻疹病毒引起麻疹，脊髓灰质炎病毒导致脊髓灰质炎，肝炎病毒导致病毒性肝炎，人类免疫缺陷病毒导致 AIDS 等。

病原微生物存在于自然环境中，可经特定的传播途径导致人类感染和疾病，这种导致疾病的方式称为外源性感染（exogenous infection），所致疾病的类型，多数为感染性疾病或传染病。此外，少数病原微生物还与肿瘤、自身免疫病、超敏反应性疾病、不孕不育及出生缺陷等有关。

传染病是感染性疾病的一种特殊类型。传染病流行的基本条件可用传染源、传播途径和易感人群这三个环节概括。3 个环节中，若切断任何一个环节，传染病的流行即告终止。同时，传染病的流行过程还受自然因素和社会因素的影响。

（一）传染病流行的基本条件

1．传染源　多指体内有病原体生存、繁殖并能将病原体排出体外的人和动物。常见的传染源有以下 4 种。

（1）患者：是传染病最重要的传染源。在疾病的潜伏期一直到恢复期内都有大量病原体从患者体内排出体外，经一种或多种途径，导致易感人群感染。对罹患传染病的患者应做到及

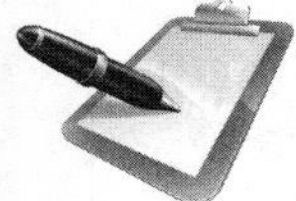

时发现、早期诊断并采取适宜的防控措施，这对控制传染病的流行具有重要意义。

（2）携带者（carrier）：病原体在显性或隐性感染后并未立即消失，而是在宿主体内继续留存一定时间，与宿主免疫力处于相对平衡状态，这类宿主称为携带者（carrier）。常表现为携带有某种病原体但不产生临床症状，罹患某些传染病（如伤寒和白喉等）的患者，在疾病恢复后仍在一段时间内继续排菌。因此，携带者也是重要的传染源。及时检出携带者并进行治疗或隔离是非常必要的。

（3）动物传染源：自然界中存在一类疾病，在脊椎动物与人类之间自然传播，且由共同的病原体引起，流行病学上也有关联，统称为人兽共患病（zoonosis）。这类疾病的病原体常以家畜、禽类、犬类、鼠类以及某些野生动物为储存宿主，人类通过直接或间接接触病畜及其污染物，或食用未加工成熟的肉奶制品，或被吸血节肢动物如蚊、蜱、蠓、白蛉、虱和螨叮咬等多种途径引起感染。吸血节肢动物常作为传播媒介和储存宿主。常见的人兽共患病包括牛海绵状脑病、高致病性禽流感、狂犬病、炭疽病、布鲁氏菌病、钩端螺旋体病、乙型脑炎、Q 热、牛结核和出血热等。携带病原体的野生动物或传播媒介所寄生和孳生的环境，称为自然疫源地，所导致的疾病也称为自然疫源性疾病。

（4）环境传染贮源（reservoir）：某些特殊环境或场所也可以作为病原体的传播媒介和贮源，导致感染发生。例如医院是患者集中的场所，也是病原体易高度聚集和孳生的场所，病原体可通过污染医院内的空气、医疗设备、物品、食品和水、甚至医务人员的手等，直接或间接导致易感人群的感染。空调系统或供水系统遭受污染，也容易导致疾病传播。例如嗜肺军团菌，常存在于水和土壤中，当该菌污染供水系统、空调或雾化设备时，可经呼吸道吸入，引起以肺炎为主的全身性疾病，即军团菌病，亦可呈小范围的暴发流行。

2．传播途径 具有一定毒力及足够数量的病原体，若侵入易感者体内的途径或部位不适宜，仍然不能引起感染。例如伤寒沙门菌必须经口摄入引起感染；破伤风梭菌的芽孢需经深部创伤，在厌氧环境中发芽，释放毒素入血而致病；流行性乙型脑炎（乙脑）病毒通过库蚊在动物 - 蚊 - 动物中形成自然循环，常由带毒的带喙库蚊叮咬人类，引起人类乙脑的发生。这些均表明传播途径在病原体致病性中的重要作用。

流行病学上，常将病原体的传播途径分为水平传播和垂直传播。其中，病原体在人群中不同个体之间的传播，称为水平传播。孕妇在孕产期发生感染，病原体可通过胎盘、产道或围产期哺乳等方式感染子代，称为垂直传播。常见的传播途径有以下几种。

（1）呼吸道：病原体存在于患者、携带者的痰液或唾液等分泌物中，形成飞沫核。易感者经呼吸道吸入引起感染，如结核分枝杆菌、嗜肺军团菌、流感病毒、麻疹病毒和腮腺炎病毒等。某些真菌也可经呼吸道引起感染，还可导致呼吸道的超敏反应，引起支气管哮喘及过敏性鼻炎。如吸入含真菌孢子的霉草灰尘，可引起以呼吸困难、咳嗽、发热和发绀为特征的综合征，统称为农民肺。

（2）消化道：包括粪 - 口途径和口 - 口途径。某些病原体经粪便或经唾液排出，污染食品和饮用水等，易感人群经口摄入被病原体污染的食品、饮用水等导致感染。这些病原体一般对理化因素都具有较强抵抗力，能够抵抗胃酸和胆汁作用，或在外界有一定的存活能力。如可引起烈性传染病——霍乱的霍乱弧菌，引起细菌性食物中毒的沙门菌，引起胃炎、消化性溃疡的幽门螺杆菌，引起急性黄疸性肝炎的甲肝病毒和戊肝病毒，引起急性胃肠炎的轮状病毒和诺如病毒等。某些病原体在增殖过程中还可以产生毒素，污染农作物、食物或饲料，人类食入可引起急、慢性中毒，甚至致癌（如已证明黄曲霉产生的黄曲霉毒素，与肝癌的发生有关）。

（3）血液：某些病原体在注射、输注血液或血制品、受到机械损伤（如手术和器官移植）等特定条件下可直接进入血循环感染机体，如人类免疫缺陷（HIV）、乙型肝炎病毒（HBV）和丙型肝炎病毒（HCV）等。梅毒螺旋体也可经血液传播，输入梅毒螺旋体污染的血液或血

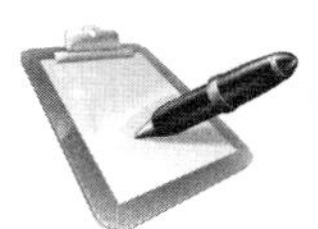

制品，可引起输血后梅毒。由朊粒引起的克罗伊茨费尔特 - 雅各布病（简称克 - 雅病），即人类传染性海绵状脑病，患者的某些组织或器官中，尤其是神经、淋巴组织中含有朊粒，可通过污染医疗器械经血液传播。

（4）破损皮肤和黏膜：皮肤和黏膜的损伤、烧伤、动物咬伤和昆虫叮咬等可导致病原体入侵。泥土、人和动物粪便中可有破伤风梭菌、产气荚膜梭菌的芽孢，当芽孢侵入深部伤口会发芽繁殖，产生毒素致病；患病动物咬伤可引起人类感染狂犬病病毒，如未进行有效的预防措施处理，一旦发病，病死率接近 100%；吸血节肢动物常可通过叮咬或机械性传递病原体而传播疾病，如鼠蚤传播鼠疫耶尔森菌引起鼠疫，虱传播立克次体引起流行性或地方性斑疹伤寒，蚊、蜱等可传播莱姆病、脑炎和出血热等。

（5）性传播：主要通过人类自身的性行为方式传播的疾病，称为性传播疾病（sexually transmitted diseases，STD）。引起 STD 的病原体有细菌、病毒、支原体、衣原体和螺旋体等多种，严重的 STD 会危害人类健康和生命。常见的 STD 包括梅毒螺旋体引起的梅毒、淋病奈瑟菌所致的淋病、HIV 导致的 AIDS、HPV 引起的尖锐湿疣等。

（6）垂直传播：垂直传播导致的感染，也称为垂直感染。垂直感染可致死胎、流产、早产、先天畸形，或子代感染。子代也可没有任何症状或成为携带者。可垂直传播的病原体有淋病奈瑟菌、梅毒螺旋体、沙眼衣原体、HBV、HCV、HIV、人巨细胞病毒（HCMV）、风疹病毒和单纯疱疹病毒 2 型等多种病原体。其中，梅毒螺旋体、HCMV、风疹病毒和单纯疱疹病毒 2 型等可引起胎儿畸形；经产道分娩的新生儿可感染淋病奈瑟菌，导致淋球菌性结膜炎，俗称“脓漏眼”；新生儿可经产道、吸吮母乳发生 HCMV 围产期感染，导致间质性肺炎、肝脾大或发生黄疸。

对一种特定的病原体而言，主要可经一种或多种途径传播；不同种类的病原体，也可经同一传播途径传播。例如，结核分枝杆菌和炭疽芽孢杆菌，可经呼吸道、消化道或皮肤创伤等途径感染。但是，针对特定的病原体，其传播途径是相对固定的，这对我们防控其所致的传染病较为有利。与单一途径传播的病原体相比，多途径传播的病原体的传染性更强，防控也更为困难。

3．易感人群　易感者是指对特定病原体缺乏足够抵抗力的个体。由易感者构成的群体称为易感人群。病原体在易感人群中传播和流行是病原体在种群水平的致病性的体现。同时，易感人群对特定病原体的免疫力，决定了病原体能否流行。如 6 个月至 2 岁的儿童因血脑屏障发育不完善，是脑膜炎奈瑟菌感染导致的流行性脑脊髓膜炎（流脑）的易感人群，对儿童注射流脑多糖菌苗，是对易感人群进行特异性预防的有效措施，可有效降低流脑的发病率。因此，通过疫苗免疫接种保护易感人群，是传染病预防控制中的重要环节，也是控制病原体在种群水平的致病性的重要措施。

（二）影响传染病流行的因素

感染的发生和发展，除取决于病原体的致病性和宿主的易感性和免疫力外，环境因素和社会因素也可通过作用于它们，影响感染的发生、发展和结局。

1．环境因素　环境因素包括气候、季节、温度、湿度和地理条件等诸多方面。例如季节不同，流行的传染病种类就不同：冬季易发生病毒性传染病，一方面低温有利于病毒在自然环境中存活；另一方面，门窗经常关闭、空气流通少、室内活动较多，室内的易感人群更容易互相传播。夏季气温高，利于虫媒等节肢动物的孳生，增加病原体的传播概率。有些传染病具有明显的地方性和季节性，如由吸血节肢动物传播的疾病，由于节肢动物的分布、消长和活动与自然环境和季节密切相关。对此类疾病进行地域性和时间性监测具有重要意义。该类疾病既要警惕跨地域传播，也要留意随着全球气候改变，季节性流行特征也可能改变。在原始森林地区

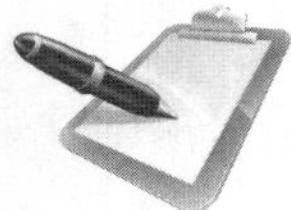

或未开垦地带存在着野生动物或吸血节肢动物间流行的人兽共患病，人类一旦进入这些自然疫源地，就有可能被感染，甚至造成疾病人群中流行。环境污染和环境破坏造成生态环境恶化，媒介昆虫和动物宿主的栖息习性可能发生改变，也可能导致传染病的蔓延和传播。

2．社会因素 社会因素包括人类的一切活动，如人们的卫生习惯和卫生条件、生活条件和居住环境、医疗卫生状况、人口流动情况、风俗习惯、宗教信仰和社会秩序情况等。贫穷、营养不良、居住环境拥挤、卫生条件恶劣、缺乏安全的饮水和食物、战争、动乱和难民潮等导致的恶劣的生活条件和卫生条件，与疾病发生与传播密切相关。全球旅游业的急剧发展、航运速度的不断提升，也使传染病更容易全球蔓延。如 SARS 病毒（SARS-CoV）感染引起的严重急性呼吸综合征（SARS），为一种急性呼吸道传染病。它于 2002 年末首发于我国，随后迅速扩散至东南亚乃至全球，直至 2003 年中期疫情才被逐渐消除。抗生素和杀虫剂的滥用，使病原体和传播媒介耐药性日益增强。例如蚊媒对杀虫剂的普遍抗药，严重影响了灭蚊效果，与疟疾、登革热和黄热病等的流行有关。此外，宗教活动与一些风俗习惯也可促进疾病的传播。例如在人类历史上多次引起世界性流行的烈性传染病——霍乱，其疫情即与宗教朝圣活动密切相关；近几十年来在西非引起暴发流行的埃博拉病毒，其流行和扩散也与非洲流行地区的某些国家当地的殡葬习俗和食用带毒的蝙蝠等有关；导致人和动物传染性海绵状脑病的病原体朊粒的传播，则与某些国家和地区农牧业饲养管理或风俗有关。

近年来新发传染病的流行，再发传染病的死灰复燃，是诸多自然因素和社会因素共同作用所致。因此，保护环境、对环境因素进行卫生学检查和监督、开展社会因素与疾病关系的调查和研究，对控制传染病的流行具有积极意义。

三、卫生微生物

与人类生活和工作密切相关的各种生境中，如医院、药品和生物制品的生产车间、托幼机构、学校、电影院和餐饮行业等公共场所，水源、食品和日常生活用品等，均存在数量不等、种类不一的微生物。卫生微生物学所指的环境，包括空气、土壤、水、食品、药品和生活卫生用品等非生物物理环境，以及生物体内、外的生物环境。存在于这些环境中的对人类致病的或不致病的微生物，因其与人类直接接触或间接接触，都可能对人类健康造成影响，主要侧重在以下几个方面。

（一）病原微生物所致的感染性疾病

存在于自然环境中的病原微生物，可通过污染空气、水源、食物，或通过媒介——节肢动物等途径导致人类罹患感染性疾病，包括传染病和非传染性感染性疾病。例如，鼠疫耶尔森菌引起的鼠疫，被称作“中世纪的世界病”，通过鼠蚤叮咬，由鼠群传播至人群，之后进一步在人群造成广泛流行，曾造成 3 次世界性大流行；霍乱弧菌引起的霍乱，被称为“19 世纪的世界病”，通过污染水源和食物，曾造成 7 次世界性大流行；天花和麻疹等传染病也曾给人类带来巨大灾难。近年来，不断发现新现病原体及其导致的新发传染病，如 HIV 引起的 AIDS、SARS 病毒引起的严重急性呼吸综合征、SARS-CoV-2 引起的 COVID-19（Corona Virns Disease 2019，2019 冠状病毒病）埃博拉病毒引起的埃博拉出血热、禽流感病毒引起的人高致病性禽流感、MERS 冠状病毒引起的中东呼吸综合征、寨卡病毒引起的寨卡热、猪链球菌引起的人类猪链球菌病、新型布尼亚病毒引起的发热伴血小板减少综合征、立克次体引起的人嗜粒细胞无形体病、伯氏疏螺旋体引起的莱姆病等。人类对自然环境的改造以及社会因素，加剧了新现病原体的出现和新发传染病的产生，对人类的健康造成了持久的威胁。因此，监测自然环境中的病原体，尤其是可能引起流行的病原体，对预防传染病至关重要。

（二）粮油食品的微生物污染

粮油原料及其制成品因富含碳水化合物和蛋白质等营养物质，是微生物的良好生长环境，如保存条件不当，易滋生细菌和真菌等微生物，造成粮油变质、腐败和霉烂。水果、蔬菜、肉类和蛋类等食材在自然条件下就存在多种微生物，如它们大量繁殖，也可导致食材腐烂；肉类和蛋白质食品表面可能有沙门菌，如不经正确清洗和烹饪，易造成沙门菌食物中毒。肉毒梭菌以芽孢形式广泛分布于自然界，如污染腌肉、腊肉、猪肉及制作不良的罐头食品中，它们可在食品中产生大量肉毒毒素，食用后即引起神经型食物中毒。

（三）工业产品的微生物污染

工业上常用的原材料如棉、麻、毛和丝绸等，以及工业制成品如纺织品、生活卫生用品、化妆品，以及药品等，在生产过程中可能受到真菌孢子、真菌毒素或细菌繁殖体、芽孢或细菌毒素等的污染，或在温暖、潮湿的环境下受到微生物的侵蚀，在接触或使用时可导致感染、过敏和中毒等。

（四）特殊环境中的微生物

随着人类生产生活方式的改变，实验室、医院和公共场所等多种特殊环境中的微生物也可造成人类感染。与微生物实验室有关的感染被称为微生物实验室获得性感染，包括实验室工作人员和来访人员的感染，实验室意外泄露导致的环境污染和社区人群感染。例如住院患者在医院内获得的感染，包括其在住院期间发生的感染及在医院内获得、出院后发生的感染都是医院感染。近年来，发生在公共场所的感染逐渐受到重视，如腺病毒 3、7 和 14 型常在夏季污染游泳池里的水，造成咽结膜热的流行。由于交通方式的发展快速，输入性病例的监测也应受到重视，应加强入境人员的筛查等国境卫生检疫，做到病例早发现、早隔离，这可有效降低续发病例的出现和疾病的传播。

在自然界的极端环境中，如高温、低温、高盐、强酸、强碱或高辐射强度等环境中生存的微生物，统称为极端环境微生物。目前并未发现极端环境微生物对人和动物健康和疾病有明显作用。应多对它们展开研究，以服务于人类生产、生活、医疗卫生保健和科学研究等。

第二节 微生物的致病条件

病原体侵入宿主体内，在生长繁殖的过程中释放出毒性产物并与宿主细胞之间发生相互作用，以及病原体通过与机体相互作用引起免疫病理、免疫逃避和免疫抑制等机制，导致宿主细胞、组织器官，甚至机体出现病理变化的过程，称为感染（infection）。能够引起宿主感染的微生物，包括机会致病微生物和病原微生物，统称为病原体（pathogen）；而不能造成宿主感染的微生物称为非病原微生物或非病原体（nonpathogen）。

一、机会致病微生物的致病条件

机会致病微生物引起感染常见的条件有以下几点：

1．正常菌群的寄居部位改变 例如大肠埃希菌从原定居的肠道进入尿路可引发尿道炎或肾盂肾炎，或手术时通过切口进入腹腔、血流，可致腹膜炎、菌血症和脓毒症。

2．宿主免疫功能低下 应用大剂量皮质激素、抗肿瘤药物或放射治疗，以及处于 AIDS 晚期等，可造成患者的免疫功能降低，从而使一些正常菌群在原定居部位引起局部感染，甚至全身性感染，严重者可因脓毒症而死亡。

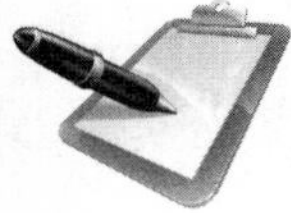

3．菌群失调（dysbacteriosis） 在应用抗生素治疗感染性疾病的过程中，宿主某部位正常菌群中各菌种间的比例发生较大幅度变化，超出正常范围的状态，称为菌群失调。严重的菌群失调导致宿主产生一系列临床症状，称为菌群失调症。严重的菌群失调常导致二重感染或重叠感染（superinfection），原因多为长期或大量应用抗菌药物后，大多数正常菌群被抑制或杀灭，而原处于少数、劣势的菌群或外来耐药菌趁机大量繁殖而致病。引起二重感染的常见菌有金黄色葡萄球菌（金葡萄）、白念珠菌和部分革兰氏阴性杆菌。临床表现有伪膜性肠炎、鹅口疮、肺炎、尿路感染或脓毒症等。

无芽孢厌氧菌除上述这些条件，还特别需要寄生在厌氧环境中；或在兼性厌氧菌或专性需氧菌混合感染的情况下，易导致感染。

二、病原微生物的致病条件

病原微生物的致病条件，取决于病原微生物的致病性与宿主的免疫力的平衡状态。病原微生物导致宿主感染致病的能力，称为病原微生物的致病性（pathogenicity）。病原微生物的致病性主要体现在两个方面：一是病原微生物对人体个体的致病性，表现为个体的感染或患病，取决于病原微生物的毒力、侵入数量、侵入途径和个体的免疫力。一般病原微生物毒力愈强，引起感染所需的病原微生物的数量愈小；反之则愈大。例如毒力强大的鼠疫耶尔森菌，在无特异性免疫力的机体中，几个细菌侵入就可发生感染；而毒力弱的沙门菌，常需数亿个菌摄入才引起急性胃肠炎。此外，具有一定的毒力及数量足够的病原微生物，还需经适宜的传播途径侵入易感机体，才可能建立感染。二是病原微生物对群体的致病性，表现为病原微生物在种群中的传播和流行，取决于种群对病原微生物的易感性和是否具有免疫力。

不同种类微生物的生物学特性不同，构成致病性的物质基础也有差异，常用毒力来表示病原微生物致病性的强弱程度。如构成细菌致病性的物质基础主要包括侵袭力（invasiveness）、毒素（toxin）、超抗原，以及细菌引起的免疫抑制、免疫逃避和免疫病理作用等方面。病毒作为非细胞型微生物，其感染的致病机制主要包括病毒对宿主细胞的直接作用和病毒感染引起的免疫逃避、免疫抑制和免疫病理作用。真菌的致病性则与真菌的侵袭力、真菌毒素和感染引起的免疫病理等有关系。

（一）细菌的致病性

1．侵袭力 病原菌突破宿主皮肤、黏膜屏障，进入机体并在体内黏附、定植、繁殖扩散、逃避宿主免疫杀伤的能力，称为侵袭力（invasiveness）。细菌的侵袭力包括与黏附、定植和侵袭性相关的物质，主要有黏附素、荚膜、侵袭素、侵袭性酶类和细菌生物被膜等。

（1）黏附素（adhesin）：病原菌突破了宿主的皮肤黏膜屏障后，要黏附并定植在宿主黏膜上皮细胞表面，才能在局部生长繁殖，并致病。细菌的黏附作用需要两个基本条件，即黏附素和宿主细胞表面的黏附素受体。黏附素是一类细菌表面与黏附相关的蛋白质，根据其来源可分为菌毛黏附素［如大肠埃希菌的菌毛黏附素（又称定居因子，colonization factor）］和非菌毛黏附素两大类。非菌毛黏附素来自于细菌表面的其他组分，如革兰氏阴性菌外膜蛋白（outer membrane protein，OMP）和革兰氏阳性菌的脂磷壁酸（LTA）。鼠疫耶尔森菌的外膜蛋白、A群链球菌细胞壁的LTA-M蛋白质复合物及其F蛋白均为非菌毛黏附素。

不同的黏附素与宿主细胞表面的黏附素受体能发生特异性的结合，这种配体与受体相结合的方式在细菌的黏附过程中最为多见。黏附素受体多为靶细胞表面的糖类或糖蛋白。例如大肠埃希菌Ⅰ型菌毛黏附素与肠黏膜上皮细胞的D-甘露糖受体结合。

细菌的黏附作用与其致病性密切相关。例如从临床标本分离出的肠产毒性大肠埃希菌大多数具有菌毛，大肠埃希菌通过P菌毛黏附到泌尿系统上皮细胞后，可引起肾盂肾炎；A群链球

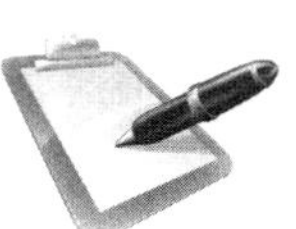

菌可借 LTA 黏附于鼻咽部黏膜细胞，引起上呼吸道感染。临床试验还证实，如果志愿者口服肠产毒性大肠埃希菌的无菌毛菌株，不会发生腹泻。

（2）荚膜：荚膜具有抗宿主吞噬细胞和抵抗体液中杀菌物质的作用，有利于病原菌在宿主体内大量繁殖和扩散。荚膜在细菌的免疫逃逸现象中起着重要的作用，避免了细菌被宿主的免疫防御机制杀灭。例如将无荚膜的肺炎链球菌注射至小鼠腹腔，细菌易被小鼠吞噬细胞吞噬、杀灭；但接种有荚膜的菌株，细菌则会在小鼠体内大量繁殖，小鼠常于注射后 24 h 内死亡。此外，伤寒沙门菌的 Vi 抗原、肠埃希菌的 K 抗原等位于细胞壁外层的结构，通称为微荚膜，其功能与荚膜相同。

（3）侵袭性物质

1）侵袭素：除少数定植的细菌在表面引起局部感染外，大部分细菌会侵入细胞内并扩散到其他的细胞、组织或全身而引起侵袭性感染。细菌的这一侵袭力受其侵袭基因（invasive gene，*inv*）所控制，由 *inv* 基因编码产生的蛋白质称为侵袭素（invasin），它能介导这些细菌侵入邻近的细胞。具有侵袭能力的病原菌常见的有伤寒沙门菌、志贺菌属和肠侵袭性大肠埃希菌等。目前已知肠侵袭性大肠埃希菌和痢疾志贺菌的侵袭基因存在于 140 MDa 大质粒中。福氏志贺菌的侵袭基因则可通过编码产生 Ipa、Ipb 和 Ipc 等侵袭素，促进该菌向邻近细胞扩散。

2）侵袭性酶类：许多细菌可释放侵袭性胞外酶，有利于病原菌的抗吞噬作用并向周围组织扩散。例如凝固酶阳性葡萄球菌的凝固酶，能使血浆中的液态纤维蛋白原变成固态的纤维蛋白包绕在细菌表面，有利于抵抗宿主吞噬细胞的吞噬作用和体液中杀菌物质的杀伤作用。A 群链球菌产生的透明质酸酶可分解细胞间质透明质酸，利于细菌及其毒素扩散。淋病奈瑟菌、脑膜炎奈瑟菌、肺炎链球菌和流感嗜血杆菌等，可产生分解 IgA 的蛋白酶（IgA proteinase），破坏黏膜部位 sIgA 的特异性防御功能。此外，某些病原菌被吞噬细胞摄入后，可产生一些酶类物质抵抗杀灭作用，如葡萄球菌能产生过氧化氢酶，抵抗中性粒细胞的髓过氧化物酶系统的杀菌作用，它还有利于细菌随吞噬细胞的趋化而在组织中播散。

（4）细菌生物被膜（bacterial biofilm）：是细菌附着在有生命或无生命的材料表面后，由细菌及其所分泌的胞外多聚物（主要是胞外多糖）共同组成的呈膜状的细菌群体。细菌生物被膜是细菌在生长过程中，为了适应周围环境而形成的一种保护性生存方式。与单个或混悬的游走细胞相比，由组成生物被膜的菌所分泌的胞外多聚物而形成的屏障，不仅利于细菌附着在某些支持物表面，而且阻挡了抗生素的渗入和机体免疫系统的杀伤作用。此外，生物被膜内的细菌之间还容易发生信号传递、耐药基因和毒力基因的捕获及转移。

当细菌黏附在黏膜上皮细胞以及人体内植入的各种人工医疗材料上时，如人工心脏瓣膜、气管插管、人工关节等表面，都易形成生物被膜。生物被膜释放出的浮游菌还可扩散到其他部位引起感染。铜绿假单胞菌和表皮葡萄球菌等是引起感染的常见机会致病菌，极易形成生物被膜。如在 80% ～ 90% 肺囊性纤维化患者的肺组织中，可检测出含铜绿假单胞菌的生物被膜。生物被膜能对多种化学结构完全不同的抗菌药物产生耐药，细菌容易形成多重耐药性。感染了细菌生物被膜的组织和污染了细菌生物被膜的生物材料，即使应用高浓度抗菌药物也难奏效。

2．毒素 细菌毒素（bacterial toxin）按其来源、性质和作用特点的不同，可分为外毒素（exotoxin）和内毒素（endotoxin）两种。

（1）外毒素：主要是由革兰氏阳性菌和少数革兰氏阴性菌合成及分泌的毒性蛋白质。大多数外毒素是在细菌细胞内合成后分泌至细胞外；也有的外毒素存在于菌体内，待细菌细胞破坏后才释放出来。革兰氏阳性菌中的破伤风梭菌、肉毒梭菌、白喉棒状杆菌、产气荚膜梭菌、A 群链球菌、金黄色葡萄球菌，以及革兰阴性菌中的痢疾志贺菌、霍乱弧菌、肠产毒性大肠埃希菌、铜绿假单胞菌和鼠疫耶尔森菌等，均能产生外毒素。

多数外毒素为 A-B 型分子结构，即由 A 和 B 两种蛋白亚单位通过二硫键连接组成。A 亚

单位是外毒素活性部分，决定其毒性效应。B 亚单位无毒，但能与宿主靶细胞表面的特异性受体结合，介导 A 亚单位进入靶细胞。A 或 B 亚单位独立存在时对宿主细胞无致病作用，因此外毒素分子结构的完整性是致病的必要条件。

A-B 结构毒素的编码基因的位置，随病原菌的种类不同而异。鲍特菌腺苷酸环化酶毒素、百日咳毒素和铜绿假单胞菌外毒素 A 等的编码基因位于细菌的染色体上，破伤风痉挛毒素、炭疽毒素和大肠埃希菌不耐热肠毒素（LT）等的基因位于质粒上，霍乱肠毒素、肉毒毒素、大肠埃希菌志贺样毒素、白喉毒素和链球菌致热外毒素的基因位于原噬菌体上，经溶原性转换获得。

外毒素具有以下显著的特性：外毒素的化学性质大多数是蛋白质。绝大多数外毒素不耐热，如白喉毒素在 58 ～ 60℃ 经 1 ～ 2 h 可被破坏破伤风外毒素在 60℃ 经 20 min 可被破坏；葡萄球菌肠毒素则例外，能耐受 100℃ 30 min。外毒素毒性作用强，对组织器官有高度选择性。例如肉毒梭菌外毒素的毒性比氰化钾强 1 万倍，是目前已知的最剧毒毒物，1 mg 毒素纯品能杀死 2 亿只小鼠。许多外毒素对组织器官有选择性，通过与特定靶组织器官的受体结合后引起特殊的病变。例如肉毒毒素能阻断胆碱能神经末梢释放乙酰胆碱，使眼肌和咽肌等麻痹，引起眼睑下垂、复视、斜视和吞咽困难等，严重者可因呼吸肌麻痹而死亡；白喉毒素对周围神经末梢、心肌细胞等有亲和性，通过抑制靶细胞蛋白质的合成而导致周围神经麻痹和心肌炎等。外毒素的抗原性强。A-B 结构外毒素的保护性抗原在 B 亚单位，可用人工化学方法脱去毒性（除去 A 亚单位活性），保留其抗原性（B 亚单位结构不变）。采用 0.4% 甲醛液脱去外毒素毒性而保留其免疫原性的生物制品，称为类毒素（toxoid）。类毒素注入机体后，可刺激机体产生具有中和外毒素作用的抗毒素抗体，故可用类毒素进行人工主动免疫预防相应疾病。

根据外毒素对宿主细胞的亲和性及作用靶点等，又可分为神经毒素（neurotoxin）、细胞毒素（cytotoxin）和肠毒素（enterotoxin）三大类。

1）神经毒素：主要作用于神经组织，引起神经传导功能紊乱，包括破伤风痉挛毒素引起破伤风、肉毒梭菌产生的肉毒毒素引起食物中毒等。神经毒素的种类不多，但毒性作用强烈，致死率高。

2）细胞毒素：能直接损伤宿主细胞，包括抑制蛋白质合成、破坏细胞膜等。例如白喉毒素催化 ADP- 核糖基团到 eEF-2 上，从而抑制细胞蛋白质合成。破坏细胞膜的毒素较多，如 A 群链球菌的溶血素 O 和金黄色葡萄球菌的 α 溶血素等可溶解红细胞，产气荚膜梭菌的 α 毒素可溶解组织细胞等，因此，这些毒素亦称为膜损伤毒素（membrane-disrupting toxins）。细胞毒素破坏细胞膜的作用机制是在细胞膜上形成孔结构，导致细胞死亡。依据作用机制，可进一步分为两种类型。一类是成孔毒素（pore-forming toxins），以多个毒素分子单体形式插入细胞膜，形成孔道，使膜电位和细胞内外渗透压改变，小分子物质漏出、水分子进入，导致细胞破解；另一类是磷脂酶类，许多革兰氏阳性菌和部分革兰氏阴性菌可产生磷脂酶类，分解宿主细胞膜的卵磷脂，破坏细胞膜的完整性，使细胞坏死。因为卵磷脂普遍存在于宿主细胞膜，因此这类毒素的作用无选择性。

3）肠毒素：指作用于肠上皮细胞、引起肠道功能紊乱的毒素，如霍乱肠毒素、肠产毒性大肠埃希菌 LT 和耐热肠毒素（ST）等肠毒素。

（2）内毒素：是革兰氏阴性菌细胞壁中的脂多糖（lipopolysaccharide，LPS）组分，其分子结构由特异性多糖、非特异性核心多糖和脂质 A 三部分组成。内毒素只有在细菌死亡裂解后才被释放出来。螺旋体、衣原体、支原体和立克次体亦有类似的 LPS，具有内毒素样活性。内毒素的主要特点有：存在于革兰氏阴性菌的细胞壁，化学成分是 LPS；对理化因素稳定，加热 160℃ 2 ～ 4 h 或用强酸、强碱、强氧化剂处理并煮沸 30 min 才被灭活，这一性质具有重要的临床实践意义，如内毒素污染了注射液和药品，会引起临床不良后果；毒性作用相对较弱，

且对组织无选择性。各种革兰氏阴性菌产生的内毒素的毒性作用大致相同，其原因可能是其主要毒性组分脂质 A 结构在不同革兰氏阴性菌中虽有差异，但较为相似。内毒素不能用甲醛液脱毒而成为类毒素。

内毒素的主要生物学作用有以下几点：

1）发热反应：极微量（1 ~ 5 ng/kg）内毒素注射入人体就能引起体温上升。内毒素作用于巨噬细胞、血管内皮细胞等，使之产生 IL-1、IL-6 和 TNF-α 等具有内源性致热原（endogenous pyrogen）的细胞因子。这些细胞因子作用于机体下丘脑体温调节中枢致体温升高。

2）白细胞反应：当内毒素进入血液后，血液循环中的中性粒细胞数骤减，这与中性粒细胞移动并黏附至组织毛细血管壁有关。数小时后，由 LPS 诱导产生的中性粒细胞释放因子（neutrophil releasing factor）刺激骨髓释放中性粒细胞进入血液，使其数量在外周血中显著增加。但伤寒沙门菌的内毒素是例外，它始终使血液循环中的白细胞数减少，机制尚不清楚。

3）内毒素血症与内毒素休克：当血液中有革兰氏阴性细菌大量繁殖（败血症）或有病灶释放内毒素血或输注液体中含有内毒素时，机体会出现内毒素血症（endotoxemia）。内毒素作用于巨噬细胞、中性粒细胞、内皮细胞、血小板、补体系统、凝血系统等，并诱导产生 TNF-α、IL-1、IL-6、IL-8、组胺、5- 羟色胺、前列腺素、激肽等生物活性物质，使小血管功能紊乱而造成微循环障碍，组织器官毛细血管灌注不足、缺氧和酸中毒等。高浓度的内毒素也可激活补体旁路途径，引发高热、低血压，以及活化凝血系统，最后导致弥散性血管内凝血（disseminated intravascular coagulation，DIC）。严重时可以出现以微循环衰竭和低血压为特征的内毒素休克，甚至死亡。

3．超抗原　超抗原（superanigen）是一类能以极低剂量，并具有超强能力刺激淋巴细胞增殖，导致过量 T 细胞活化及大量细胞因子产生的抗原。超抗原可以在不同表位同时与 T 细胞受体（TCR）和抗原呈递细胞的 MHC- Ⅱ类分子结合，活化 T 细胞，并释放大量细胞因子，如 IL-1、IL-2、TNF-α 和 IFN-γ 等，导致细胞因子风暴和免疫紊乱而致病。例如，金黄色葡萄球菌的表皮剥脱毒素、肠毒素和毒性休克综合征毒素 -1（TSST-1）、链球菌致热外毒素等，都是超抗原，分别能引起剥脱性皮炎、食物中毒、毒性休克综合征和猩红热等疾病。

4．细菌引起的免疫病理损伤　某些细菌在感染过程中，基于变态反应的机制可引起组织、细胞的免疫病理损伤，导致疾病发生。例如长期或反复的链球菌感染，可通过Ⅲ型变态反应产生免疫复合物沉积于血管基底膜或通过Ⅱ型变态反应介导共同抗原的交叉免疫，导致肾小球肾炎、风湿性关节炎和风湿性心脏病等变态反应性疾病。结核分枝杆菌引起的干酪样坏死等病变，则与Ⅳ型超敏反应密切相关。

（二）病毒的致病性

1．病毒对宿主细胞的直接损伤作用

（1）杀细胞效应（cytocidal effect）：病毒在宿主细胞内复制完毕，细胞裂解死亡，在很短时间内一次释放大量子代病毒，此种情况称为杀细胞感染（cytocidal infection）。主要见于无包膜、杀伤性强的病毒，如脊髓灰质炎病毒、腺病毒等。其作用机制是病毒在增殖过程中，阻断细胞核酸与蛋白质的合成，使细胞新陈代谢功能紊乱，造成细胞病变与死亡。某些病毒的衣壳蛋白具有直接杀伤宿主细胞的作用。在病毒的大量复制过程中，细胞核、细胞膜、内质网和线粒体均可被损伤，导致细胞裂解死亡。在体外实验中，通过细胞培养和接种有杀细胞效应的病毒，经一定时间后，可用显微镜观察到细胞变圆、坏死，从瓶壁脱落等现象，这称为致细胞病变效应（cytopathic effect，CPE）。病毒的杀细胞效应如发生在重要器官，如中枢神经系统，当达到一定程度可引起严重后果，甚至危及生命或造成严重后遗症。

（2）稳定状态感染（steady state infection）：某些病毒进入细胞后能够复制，病毒以出芽

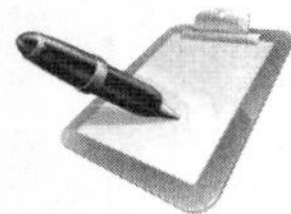

方式释放子代，其过程缓慢，不阻碍细胞的代谢，也不破坏溶酶体膜，可不引起细胞立即裂解和死亡。这常常见于有包膜病毒，如流感病毒、疱疹病毒和某些披膜病毒等，称为稳定状态感染。这种感染可引起宿主细胞融和；或使细胞表面表达了病毒抗原，成为细胞免疫攻击的靶细胞，最终死亡。

(3) 细胞融合：某些病毒能使感染的细胞膜改变，导致感染细胞与邻近的细胞融合。病毒借助于细胞融合，扩散到未受感染的细胞。细胞融合是病毒扩散的方式之一，细胞融合的结果是形成多核巨细胞或合胞体，如麻疹病毒感染形成的多核巨细胞。

(4) 细胞表面出现病毒基因编码的抗原：病毒感染的细胞膜上常出现由病毒基因编码的新抗原。例如流感病毒、副黏病毒在细胞内组装成熟后，以出芽方式释放时，细胞表面会形成血凝素，因此能吸附某些动物的红细胞。部分病毒核酸整合到细胞染色体上，细胞表面也表达病毒特异性新抗原，使宿主细胞成为靶细胞，最终受细胞免疫作用而死亡。

(5) 包涵体形成：某些受病毒感染的细胞内，用普通光学显微镜可看到有与正常细胞结构和着色不同的圆形或椭圆形斑块，称为包涵体（inclusion body）。有的位于胞质内（痘病毒），有的位于胞核中（疱疹病毒），有的两者都有（麻疹病毒）；有的为嗜酸性的，有的为嗜碱性的，因病毒种类而异。因包涵体与不同种类病毒的增殖、存在有关，可用于辅助诊断。例如从可疑狂犬病患者的脑组织切片或涂片中发现细胞内有嗜酸性包涵体，即内氏小体（Negri body），可辅助诊断狂犬病。

(6) 细胞凋亡（apoptosis）：细胞凋亡是一种由基因控制的程序性细胞死亡，属正常的生物学现象。机体细胞受到一些病毒感染后，为了尽可能减少病毒感染造成的损害以及维持宿主正常的生理功能，会启动细胞凋亡。例如 HIV 表面糖蛋白 gp120 与辅助性 T 细胞的 CD4 分子结合后，通过信号传导作用，辅助性 T 细胞启动凋亡基因，逐步使细胞出现鼓泡、核浓缩、染色体降解等变化。在细胞 DNA 降解时可通过凝胶电泳观察到凋亡特征性的阶梯式条带。已证实多种病毒如单纯疱疹病毒、痘病毒、呼肠病毒和丙型肝炎病毒等感染细胞可促进细胞凋亡。被病毒感染的细胞凋亡，会严重影响病毒的复制，并阻止其在宿主体内的播散，部分病毒也会有一些策略来延迟、阻止或拮抗受感染细胞凋亡的发生，以保证病毒蛋白在细胞内的翻译和装配以及完成病毒的复制周期，如 EB 病毒和人类疱疹病毒 8 型等。

(7) 基因整合与细胞转化：某些 DNA 病毒和逆转录病毒在感染中可将基因整合于宿主细胞基因组中。逆转录病毒先以 RNA 为模板逆转录合成 cDNA，再以 cDNA 为模板合成双链 DNA，此双链 DNA 全部整合于细胞染色体 DNA 中。某些 DNA 病毒在细胞核内复制时，偶然将部分 DNA 片段随机整合于细胞的染色体 DNA 中。两种整合方式均可导致细胞转化、增殖变快，失去细胞间接触抑制。细胞转化也可由病毒蛋白诱导发生。基因整合或其他机制引起的细胞转化与肿瘤形成密切相关。

2. 病毒对宿主的免疫损伤作用 病毒在感染损伤宿主的过程中，通过与免疫系统相互作用，诱发免疫反应损伤机体是重要的致病机制之一，在病毒感染中较为常见。目前，虽有不少病毒感染的致病作用及发病机制尚不明了，但免疫损伤在病毒感染性疾病中有重要的作用，如持续性病毒感染及与病毒感染有关的自身免疫性疾病。一种病毒感染可能诱发一种发病机制，也可能两种机制并存，还可能存在非特异性免疫机制引起的损伤。常见的免疫损伤机制有以下几种：

(1) 抗体介导的免疫病理作用：病毒的包膜蛋白、衣壳蛋白均为良好的抗原，能刺激机体产生相应抗体，抗体与抗原结合可阻止病毒扩散，导致病毒被清除。然而感染后许多病毒抗原可出现于宿主细胞表面，与抗体结合后，激活补体，导致宿主细胞破坏，这属于Ⅱ型变态反应。

抗体介导损伤的另一机制是抗原抗体复合物引起的Ⅲ型变态反应。病毒抗原与抗体形成的复合物可经常出现于血循环中，沉积在任何部位均可导致损伤。慢性病毒性肝炎患者常出现关

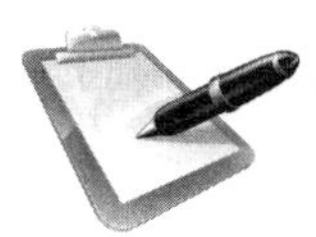

节症状，与免疫复合物沉积于关节滑膜引起关节炎有关。若发生在肺部，可引起细支气管炎和肺炎，如婴儿呼吸道合胞病毒的感染。登革病毒的复合物可沉积于血管壁，激活补体使血管通透性增高，引起出血和休克。

（2）细胞免疫介导的免疫病理作用：特异性细胞免疫是宿主清除胞内病毒的重要机制，细胞毒性 T 淋巴细胞（CTL）在对靶细胞膜上的病毒抗原识别后，进行杀伤，能终止细胞内病毒复制，对感染的恢复起关键作用。但细胞免疫也损伤宿主细胞，造成机体功能紊乱，这可能是病毒致病机制中的一个重要方面，属Ⅳ型变态反应。

（3）促炎性细胞因子的病理作用：INF-γ、TNF-α 和 IL-1 等细胞因子的大量产生将导致细胞因子风暴和免疫功能紊乱，引起休克、DIC 和恶病质等严重病理过程，甚至危及生命。

3．病毒感染的免疫逃避作用　病毒在细胞内寄生，尤其是在机体的免疫细胞，如巨噬细胞、B 细胞和 T 细胞内寄生，还可通过逃避免疫防御、防止免疫激活或阻止免疫应答的发生等方式来逃脱免疫应答。有些病毒形成合胞体让病毒逃避中和抗体的灭活作用，利于病毒在细胞间传播，如呼吸道合胞病毒和麻疹病毒等；有些病毒发生抗原变异，如 HIV 和甲型流感病毒的高频率抗原变异使得宿主免疫应答滞后；有些病毒抗原结构复杂，如柯萨奇病毒和埃可病毒的型别多，抗原多态性导致免疫应答不力。

4．病毒感染的免疫抑制作用　某些病毒如 HIV、麻疹病毒、风疹病毒和巨细胞病毒感染，可抑制免疫功能，甚至导致免疫系统缺陷。有些病毒通过编码抑制固有免疫和适应性免疫的蛋白质或通过编码 miRNA 靶向调节免疫应答，实现免疫抑制。病毒感染所致的免疫抑制，可激活体内潜伏的病毒或促进某些肿瘤的生长，使疾病复杂化，亦可成为病毒持续性感染的原因之一。

（三）真菌的致病性

自然界存在的真菌种类很多，目前已发现的致病性真菌和条件致病性真菌超过百种。其中，同一种疾病可以由不同种类真菌引起；一种真菌也可以引起不同类型的疾病。由真菌引起感染并表现临床症状者称为真菌病（mycoses）。引起真菌病的真菌，有的属于致病性真菌，有的属于机会致病性真菌。

1．真菌感染　除球孢子菌、皮炎芽生菌和组织胞浆菌等少数真菌可引起原发性感染外，真菌引起的感染，特别是深部真菌病，多是在某种诱因使机体免疫功能显著下降时发生。例如深部真菌病常伴有细胞免疫功能的抑制或缺陷。某些真菌如白念珠菌和烟曲霉中可分离出毒素，在致病中有一定作用。真菌的黏附能力、对免疫系统功能的抑制以及细胞壁中的酶类也与致病性有关系。

2．真菌导致的变态反应　真菌可引起变态反应，按性质可分为：感染引起的变态反应，在致病性真菌感染的基础上发生的变态反应，属Ⅳ型变态反应；接触性变态反应，即吸入或食入真菌孢子或菌丝而引起Ⅰ～Ⅳ型变态反应。按部位，可分为：皮肤变态反应，主要表现有过敏性皮炎、湿疹、荨麻疹和瘙痒症等；呼吸道变态反应，最主要的是支气管哮喘和过敏性鼻炎；消化道变态反应，与真菌有一定关系，多由于食物中混入真菌所致。

3．真菌毒素　真菌毒素是真菌在其代谢过程中产生，可污染食物。人类多因食入污染了真菌毒素的食物而引起急性或慢性食物中毒。真菌毒素中毒极易引起肝、肾和神经系统功能障碍及造血功能损伤。另外，有些真菌的毒素与致癌作用有关。已证明黄曲霉所产生的黄曲霉毒素有致癌作用。

三、机体的抗感染免疫

1．抗细菌感染的免疫　不同病原菌侵入机体后，根据病原菌与宿主细胞的关系，可分为

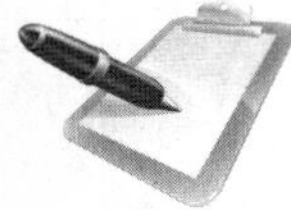

胞外菌（extracellular bacteria）和胞内菌（intracellular bacteria）两类。胞外菌定居在宿主细胞外的组织间隙、血液、淋巴液或组织液等体液中。胞内菌又分兼性（facultative）胞内菌和专性（obligate）胞内菌两类。兼性胞内菌在宿主体内主要寄居在细胞内生长繁殖，也可在体外无活细胞的适宜环境中生存和繁殖。专性胞内菌则不论在宿主体内或体外，都只能在活细胞内生长繁殖。因此，机体抗胞外菌或胞内菌感染的免疫作用机制也各有其特点：

（1）抗胞外菌感染的免疫：大多数病原菌都是胞外菌，如葡萄球菌、链球菌、肺炎链球菌、淋病奈瑟菌、脑膜炎奈瑟菌、霍乱弧菌、白喉棒状杆菌、破伤风梭菌和百日咳鲍特菌等。抗胞外菌感染的主要特点是以体液免疫为主，通过抗体、补体的调理作用发挥杀菌作用和抗毒素对外毒素的中和作用而达到抗胞外菌感染的免疫。

1）吞噬细胞的吞噬作用：胞外菌主要被中性粒细胞吞噬，且容易被杀灭与消化。其杀菌机制主要为通过溶菌酶、乳酸或乳铁蛋白或通过 H_2O_2 和髓过氧化物酶等杀菌。

2）抗体和补体的作用：胞外菌的消除主要依靠特异性抗体的作用。抗体在补体协同作用下，其作用可得到加强。抗体对胞外菌的作用主要表现为：①阻止细菌黏附，黏膜免疫系统分泌的 sIgA 对阻止病原菌的黏附起重要作用。特异性 sIgA 与细菌菌毛等黏附素结合后，阻止黏附素与靶细胞表面相应受体的结合，干扰病原菌在黏膜上皮细胞的定植。②调理吞噬作用，吞噬细胞表面具有抗体 IgG 的 Fc 受体和补体 C3b 受体，抗体和补体可通过调理作用提高吞噬细胞的吞噬杀伤能力。③激活补体溶菌，IgM、IgG 抗体与细菌抗原结合的复合物能激活补体经典途径，通过补体攻膜复合物（MAC）作用于革兰氏阴性菌发挥溶菌作用。④中和细菌外毒素，某些病原菌如白喉棒状杆菌、破伤风梭菌和肉毒梭菌等以外毒素为主要毒力因子，机体针对外毒素产生的抗毒素的主要成分是血液中 IgG 抗体。特异性抗毒素与细菌外毒素结合后可封闭毒素的活性部位（中和作用）。外毒素与抗毒素形成的免疫复合物最终被吞噬细胞吞噬清除。由于外毒素一旦与靶细胞结合便具有不可逆性，因此在紧急预防或治疗时应尽可能早期、足量使用抗毒素。

3）细胞免疫的作用：细胞免疫在某些胞外菌感染的免疫中也起到一定的作用。参与胞外菌免疫应答的 T 细胞主要是 $CD4^+$Th2 细胞。它们除辅助 B 细胞产生抗体外，尚能产生多种细胞因子，引起局部炎症，促进巨噬细胞的吞噬和杀伤，募集和活化中性粒细胞等。

（2）抗胞内菌感染的免疫：对人类致病的兼性胞内菌有结核分枝杆菌、麻风分枝杆菌、伤寒沙门菌、布鲁氏菌、嗜肺军团菌和李斯特菌等。专性胞内菌只能在细胞内生存，如立克次体和衣原体。胞内菌感染的特点除细胞内寄生外，还有因细胞毒性低而常导致慢性感染。病变主要由免疫损伤引起，常有肉芽肿形成并多伴有迟发型超敏反应，即Ⅳ型变态反应。因特异性抗体不能进入细胞内发挥作用，抗胞内菌感染的主要依靠以 T 细胞为主的细胞免疫。

1）吞噬细胞：胞内菌主要被单核巨噬细胞吞噬。但在特异性细胞免疫产生之前，未活化的单核 - 巨噬细胞往往难以杀死吞入的细菌。活化的单核 - 巨噬细胞产生活性氧中间物（ROI）和活性氮中间物（RNI）的能力增强，尤其是大量一氧化氮（NO）的产生，使之能有效杀伤多种胞内菌。中性粒细胞和 NK 细胞也参与了抗胞内菌的免疫。中性粒细胞在感染早期有一定作用。NK 细胞可直接杀伤感染的靶细胞，并可释放 IFN-γ 参与激活细胞免疫应答。

2）细胞免疫：抗胞内菌感染的免疫主要是通过 Th1 细胞和 CTL 细胞来完成。$CD4^+$Th1 细胞可分泌多种细胞因子（IL-2、IFN-γ 和 TNF-α 等），激活并增强巨噬细胞对靶细胞的杀伤能力，引起迟发型超敏反应，从而有利于对胞内菌的清除。CTL 在抗某些胞内菌（如结核分枝杆菌）感染中可直接杀伤靶细胞。CTL 抗胞内菌感染的作用机制主要有通过毒性分子（包括穿孔素、颗粒酶）的介导发挥细胞毒性作用，破坏靶细胞，使病原菌释放，再被抗体等调理后，被巨噬细胞吞噬消灭；颗粒溶素对胞内寄生菌的直接杀灭作用；通过分泌 Th1 型细胞因子，如 IFN-γ 等，活化巨噬细胞，增强其杀伤能力。

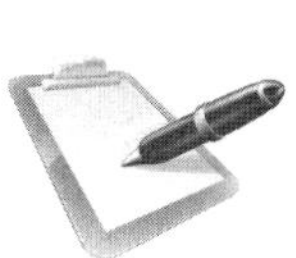

3）局部黏膜免疫：大多数胞内菌经黏膜组织侵入体内，故黏膜表面 sIgA 抗体对胞内菌入侵有保护作用。sIgA 的作用主要是干扰细菌对宿主黏膜上皮细胞的黏附和定植，使细菌不能侵入细胞内。

2．抗病毒感染免疫　由于病毒特殊的生物学特性，且与宿主细胞关系极为密切，抗病毒免疫除具抗菌免疫的共性外，还有其特殊性。

（1）固有免疫：固有免疫是针对病毒感染的第一道防线。体表的屏障作用、体温的调节、干扰素、细胞因子、单核吞噬细胞系统和 NK 细胞等，均针对病毒的进入迅速发生反应，并且激活适应性免疫反应，控制病毒感染，防止临床症状出现。其中，干扰素和 NK 细胞起主要作用。

1）干扰素（Interferon，IFN）：是病毒或其他干扰素诱导剂刺激人或动物细胞所产生的一种糖蛋白，具有抗病毒、抗肿瘤和免疫调节等多种生物学活性。除病毒外，细菌内毒素、人工合成的双链 RNA 等诱生剂也可诱导干扰素的产生。巨噬细胞、淋巴细胞及体细胞均可产生干扰素。干扰素具有广谱抗病毒作用，但只能抑制病毒而无杀灭病毒的作用。干扰素的抗病毒作用有相对的种属特异性，一般在同种细胞中活性最高，对异种细胞无活性。

由人类细胞诱导产生的干扰素，根据其不同的抗原性分为 α、β 和 γ 3 种。α- 干扰素主要由人白细胞产生，β- 干扰素主要由人成纤维细胞产生，α- 干扰素和 β- 干扰素属于Ⅰ型干扰素，抗病毒作用强于免疫调节作用。γ- 干扰素由 T 细胞产生，也称免疫干扰素，属于Ⅱ型干扰素，是重要的细胞因子，其免疫调节作用强于抗病毒作用。IFN-γ 亦称为巨噬细胞活化因子，被定义为 Th1 反应的组分之一。

干扰素发挥作用迅速，在感染的几小时内就能起作用，抗病毒状态可持续 2 ～ 3 天。干扰素合成后很快释放到细胞外，扩散至邻近细胞发挥抗病毒作用。因此干扰素既能中断受感染细胞的病毒感染，又能限制病毒扩散。在感染的起始阶段即体液免疫和细胞免疫发生作用之前，干扰素发挥重要作用。

干扰素不能直接灭活病毒，而是通过诱导细胞合成抗病毒蛋白（antiviral protein，AVP）发挥效应。干扰素的抗病毒作用具有广谱性，这是因为抗病毒蛋白是一种酶类，作用无特异性。理论上讲，干扰素对多数病毒均有一定抑制作用。但近年来，已发现许多病毒形成了较为复杂的机制来拮抗或逃避干扰素的抗病毒作用。

干扰素还具有免疫调节作用，其中 IFN-γ 尤为重要。包括激活巨噬细胞、活化 NK 细胞、促进细胞 MHC 分子的表达、增强淋巴细胞对靶细胞的杀伤等。此外，干扰素还能直接抑制肿瘤细胞的生长，被用于某些癌症的治疗中。但是，干扰素治疗会产生流感样副作用，如寒战、发热和疲劳。

2）NK 细胞：NK 细胞能非特异杀伤受病毒感染的细胞。在感染早期，NK 细胞在抗病毒的适应性免疫尚未建立之前发挥重要的作用。NK 细胞的杀伤过程不受 MHC 限制，不依赖抗体，对靶细胞的杀伤也无特异性。被病毒感染后的细胞膜发生变化，成为 NK 细胞识别的“靶细胞”，但其具体识别机制尚未阐明。NK 细胞可通过多种途径被活化，如膜表面的 CD2、CD3 分子和多种细胞因子，其中 IFN-γ 对 NK 细胞的激活作用尤为重要。NK 细胞的杀伤机制主要是直接与靶细胞接触，通过穿孔素裂解靶细胞。另外，活化的 NK 细胞还可通过释放 TNF-α 或 IFN-γ 等细胞因子发挥抗病毒效应。例如 TNF-α 可改变靶细胞溶酶体的稳定性，导致水解酶释出破坏细胞以及引起细胞凋亡等。

（2）适应性免疫：免疫应答是宿主清除病毒感染或防止再次感染的最好途径，病毒以其毒力及免疫逃避机制危害机体，而机体则以适应性免疫来清除病毒。体液免疫和细胞免疫的抗病毒作用都很重要。一般说来，体液免疫主要是依靠存在于黏膜表面的中和抗体（sIgA）或血流中的中和抗体（IgM 和 IgG），来消除病毒对细胞的感染能力，并有效防止再次感染；而细胞免疫主要是通过 CTL 对靶细胞的杀伤和活化的吞噬细胞对病毒的有效杀灭来起作用，它是

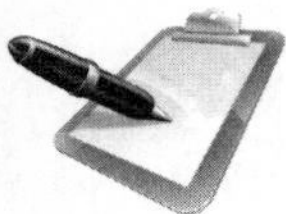

促进机体从初次感染中恢复的主要因素。病毒感染过程中，病毒的各种蛋白质以及少数DNA聚合酶，经过抗原的加工与递呈，可活化T细胞及B细胞，诱导体液及细胞免疫。细胞免疫中的（CTL）能杀伤病毒感染的靶细胞，阻断病毒在细胞内复制，是终止病毒感染的主要免疫机制。活化T细胞所分泌的多种细胞因子如IFN-γ和TNF-α等也对清除病毒有利。

1）体液免疫：抗体可清除细胞外的病毒，并可有效抑制病毒通过病毒血症向靶组织扩散。中和抗体可中和游离的病毒体，对再次入侵的病毒体有预防作用。抗体（包括中和抗体和非中和抗体）也可通过调理作用增强吞噬细胞吞噬、杀灭病毒的能力。

病毒中和抗体（virus neutralizing antibodies）指针对病毒某些表面抗原的抗体，此类抗体能与细胞外游离的病毒结合从而消除病毒对细胞的感染能力。其作用机制主要是直接封闭与细胞受体结合的病毒抗原表位，或改变病毒表面构型，阻止病毒吸附、侵入易感细胞。病毒与中和抗体形成的免疫复合物，可被巨噬细胞吞噬清除。有包膜的病毒与中和抗体结合后，可通过激活补体导致病毒裂解。

红细胞凝集抑制抗体（haemagglutination inhibition antibodies，HIAb）是指表面含有血凝素的病毒，可刺激机体产生抑制血凝现象的抗体。IgM和IgG均有红细胞凝集抑制抗体的活性。部分病毒如乙型脑炎病毒和流感病毒等的红细胞凝集抑制抗体也具有中和抗体的特性。

补体结合抗体（complement fixation antibodies）是由病毒内部抗原或病毒表面非中和抗原所诱发的，不能消除病毒的感染性，但可通过调理作用增强巨噬细胞的吞噬作用。检测补体结合抗体可协助诊断某些病毒性疾病。

2）细胞免疫：感染细胞内病毒的清除，主要依赖于细胞免疫。构成病毒特异性细胞免疫反应的主要效应因素是$CD8^+$ CTL和$CD4^+$Th1细胞。CTL可通过其抗原受体识别病毒感染的靶细胞，通过细胞裂解和细胞凋亡两种机制，直接杀伤靶细胞。在多数病毒感染中，因CTL可杀伤靶细胞达到清除或释放在细胞内复制的病毒体，从而在抗体的配合下清除病毒，被认为是终止病毒感染的主要机制。CTL还可通过分泌多种细胞因子，如IFN-γ和TNF-α等而发挥抗病毒作用。活化的$CD4^+$ Th1细胞释放IFN-γ和TNF-α等多种细胞因子，通过激活巨噬细胞和NK细胞、诱发炎症反应、促进CTL的增殖和分化等在抗病毒感染中起重要作用。

3．抗真菌感染免疫 真菌在自然界分布广泛，但真菌病的发病率较低，说明人体对真菌有较高的非特异性免疫力。在感染过程中，人体也可产生特异性细胞免疫和体液免疫。但一般来说，免疫力不强。

（1）固有免疫

1）皮肤黏膜屏障作用和正常菌群拮抗作用：健康的皮肤黏膜对皮肤癣菌具有一定屏障作用，如皮脂腺分泌的不饱和脂肪酸有杀真菌作用。儿童皮脂腺发育不够完善，故易患头癣；成人掌跖部缺乏皮脂腺，且手、足汗较多，易促进真菌生长，因而手足癣较多见。白念珠菌是机体正常菌群，存在于口腔、肠道和阴道等部位，正常情况下与其他肠道菌构成拮抗关系。但长期应用广谱抗生素导致菌群失调可引起继发性白念珠菌感染。

2）吞噬作用：真菌进入机体后，易被单核巨噬细胞及中性粒细胞吞噬，但它们并不能完全杀灭所吞噬的真菌孢子。有的孢子可能能在细胞内增殖，刺激组织增生，引起细胞浸润形成肉芽肿；有的还可被吞噬细胞带到深部组织器官（如脑或内脏器官）中增殖，引起内部病变。此外，正常体液中的抗菌物质（如IFNγ和TNF-α等细胞因子）在抗真菌感染方面也具有一定作用。

（2）适应性免疫：真菌侵入机体，刺激机体的免疫系统，产生特异性免疫应答。其中以细胞免疫为主，同时可诱发迟发型超敏反应。

1）细胞免疫：真菌性感染与细胞免疫有较密切的关系。很多研究已证实，Th1反应占优势的细胞免疫应答在抗深部真菌（如白念珠菌和新型隐球菌）的感染中起重要作用。$CD4^+$ Th1

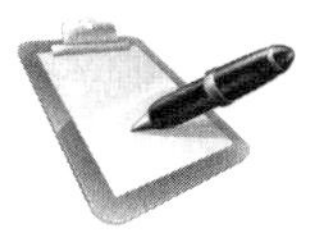

细胞产生 IFN-γ 和 IL-2 等，激活巨噬细胞、上调呼吸爆发作用，增强其对真菌的杀伤力；还可诱发迟发型超敏反应，控制真菌感染的扩散。AIDS、恶性肿瘤或应用免疫抑制剂的患者的 T 细胞功能受到抑制或缺陷，易并发播散性真菌感染，并导致死亡。但细胞免疫对真菌感染者的康复起何作用尚不清楚。真菌感染一般不能形成稳固的病后免疫。

某些真菌性感染后可发生迟发型皮肤超敏反应，如临床常见的癣菌疹。对真菌感染者进行皮肤试验，可用于诊断或流行病学调查。

2）体液免疫：真菌是完全抗原，深部真菌感染可刺激机体产生相应抗体。抗体的抗真菌作用尚有争论。如白念珠菌阴道炎患者的血液及阴道分泌物中，可证明有特异性的 IgG 及 IgA 抗体，但不能抑制阴道中的白念珠菌感染。但也有一些研究证明保护性抗体在抗深部真菌感染中的作用。如抗白念珠菌黏附素抗体，能阻止白念珠菌黏附于宿主细胞。抗新生隐球菌荚膜特异性 IgG 抗体有调理吞噬作用。检测抗体对深部真菌感染的诊断有参考价值。浅部真菌感染诱生抗体的水平很低，并且易出现交叉反应，尚未发现应用价值。

四、感染的发展和结局

病原体的致病性以及宿主抗感染免疫应答能力的强弱，决定了感染的发展和转归。感染的类型分为完全清除、隐性感染、显性感染和成为携带者等不同形式。

（一）完全清除

（二）隐性感染

当机体的抗感染的免疫力较强，或侵入的病原体数量不多、毒力较弱，感染后对机体损害较轻，不出现或出现不明显的临床症状，为隐性感染，或称亚临床感染（subclinical infection）。隐性感染后，机体常可获得足够的特异免疫力，能抗御相同病原体的再次感染。在每次传染病流行中，隐性感染者一般约占人群的 90% 或更多。结核病、白喉、伤寒和疱疹等常有隐性感染。

（三）显性感染

当机体抗感染的免疫力较弱，或侵入的病原体数量较多、毒力较强，使机体的组织细胞受到不同程度的损害，生理功能也发生改变，并出现一系列的临床症状和体征，为显性感染。由于不同个体抗病能力和病原体毒力等存在着差异，按病情缓急不同，显性感染可分为急性感染和慢性感染；按感染的部位不同，可分为局部感染和全身感染。

（四）成为携带者

有时病原体在显性感染或隐性感染后并未立即消失，在体内继续留存一定时间，与机体免疫力处于相对平衡状态，是为带菌或带毒状态，该宿主称为携带者（carrier）。携带者没有临床症状但经常会间歇地排出病原体，是感染性疾病中重要的传染源。

第三节　微生物感染与人群发病

病原体除对机体个体的致病性外，还可能对群体产生致病性，主要体现为病原体可在人群中传播和流行，尤其是传染病的病原体。另外，存在于人体的正常菌群，在免疫力低下的人群中或医院内等特定环境，也可传播和流行。针对病原体的传播途径，常需采取相应的传播阻断措施，即可有效控制其在人群中的流行。

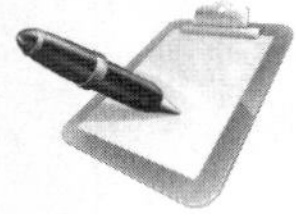

一、机会致病微生物与人群发病

（一）局部或全身性感染

主要是凝固酶阴性葡萄球菌、肠球菌、分枝杆菌、鲍曼不动杆菌和铜绿假单胞菌引起的泌尿系统、呼吸道或置入医疗器械等时导致的感染。

（二）医院感染

引起医院感染的病原体包括医院环境中的病原微生物和患者体内的机会致病微生物。细菌是主要引起医院感染的微生物，占90%以上，以革兰氏阴性杆菌为主。病毒、真菌、衣原体或支原体等也可引起医院感染。从医院感染患者分离的细菌，大多数具有耐药性，部分还是多重耐药菌株，如铜绿假单胞菌、肺炎克雷伯菌和鲍曼不动杆菌等。

（三）慢性非感染性疾病

常因菌群失调所致，与局部感染、肥胖、糖尿病、炎症性肠病、老年期痴呆、孤独症和抑郁等有关。

二、病原微生物与人群发病

（一）经呼吸道传播的病原微生物

经呼吸道传播的病原微生物是指一大类能侵犯呼吸道、引起呼吸道局部病变或仅以呼吸道为侵入门户、主要引起呼吸道以外组织器官病变的病原体，包括病毒、细菌、支原体和衣原体等。经呼吸道传播的病原微生物包括结核分枝杆菌、军团菌属、流感病毒、呼吸道合胞病毒、肺炎支原体、B型流感嗜血杆菌、肺炎衣原体、白喉棒状杆菌、百日咳鲍特菌、水痘-带状疱疹病毒、腮腺炎病毒、麻疹病毒、腺病毒、风疹病毒、副流感病毒、鼻病毒和冠状病毒等。

（二）食源性病原微生物

食源性病原微生物在肠道中增殖，经粪便排出污染环境，再通过各种媒介，如水、食物、器皿或手等经口进入，即粪-口途径传播。这类微生物按所致疾病的临床症状可分为两大类，一类以胃肠道症状为主，另一类主要引起肠道外疾病。前者包括肠致病性大肠埃希菌、沙门菌属、志贺菌属、霍乱弧菌、幽门螺杆菌、空肠弯曲菌、轮状病毒和引起急性胃肠炎的病毒等；后者包括肠道病毒、甲型肝炎病毒和戊型肝炎病毒等。有些微生物还可以引起食物中毒，如金黄色葡萄球菌、肉毒梭菌、副溶血性弧菌、蜡样芽孢杆菌、沙门菌属、产气荚膜梭菌和星状病毒等。

（三）通过虫媒传播的病原微生物

多种吸血节肢动物如蚊、蜱、蠓、白蛉、虱和螨，也是多种疾病的传播媒介和储存宿主。吸血节肢动物可通过叮咬动物而使细菌、螺旋体、立克次体或病毒等病原体在动物与动物间传播，若叮咬人类则可引起感染。通过虫媒传播的病原微生物包括鼠疫耶尔森菌，伯氏疏螺旋体，立克次体，登革病毒、乙型脑炎病毒、黄热病病毒、寨卡病毒等多种黄病毒属病毒，以及发热伴血小板减少综合征病毒等。

（四）经破损皮肤黏膜传播的病原微生物

经破损皮肤黏膜传播的病原微生物包括引起毒素性疾病和化脓性感染的两类微生物。前者

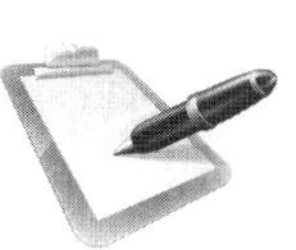

有破伤风梭菌和产气荚膜梭菌等，后者主要有葡萄球菌、链球菌等化脓性球菌。狂犬病毒也可因动物咬伤引起皮肤黏膜破损而导致感染。

（五）医源性病原微生物

多种致病细菌、病毒常经医源性传播引起尿路、呼吸道和胃肠道等感染；HBV、HCV、丁型肝炎病毒（HDV）、庚型肝炎病毒（HGV）、TT 病毒（TTV）、人类免疫缺陷病毒（HIV）、梅毒螺旋体和人巨细胞病毒等可通过输血或血制品途径传播。应对献血人员进行严格的病原体筛查，降低输血传播的危险性。

（六）人兽共患病的病原微生物

人兽共患病的病原微生物种类繁多，常见的有动物源性细菌，如布鲁氏菌属、耶尔森菌属、芽孢杆菌属、柯克斯体属、巴通体属、弗朗西丝菌属和巴斯德菌属等；虫媒病毒如登革病毒、乙型脑炎病毒、黄热病病毒和寨卡病毒等；出血热病毒如汉坦病毒、新疆出血热病毒和埃博拉病毒等；另外还有狂犬病毒、钩端螺旋体、伯氏疏螺旋体和立克次体等。

三、微生物合并感染

微生物的合并感染在临床上也较为常见，尤其是在免疫抑制、免疫缺陷和菌群失调的情况下更易发生。前已述及，某些细菌或病毒的感染，可导致宿主的免疫抑制，甚至免疫缺陷。例如 AIDS 患者，易合并各种微生物感染，如结核分枝杆菌、鸟分枝杆菌、肺孢子虫和白念珠菌等。此外，在器官移植患者和接受放化疗的肿瘤患者或其他因素导致免疫力低下的患者中，也易出现微生物的合并感染。

小　结

通过本章学习，应掌握微生物与人类疾病的关系；掌握正常菌群、机会致病微生物和病原微生物的概念、分布及各自的致病条件；正确区分感染性疾病和传染病的区别与联系；掌握传染病的流行条件和影响因素；掌握卫生微生物的分布、种类及所致疾病类型。

（范雄林　石春薇 编写，朱　帆　李冬青 审校）

思考题

1. 简述传染病流行的基本条件。
2. 简述机会致病微生物和病原微生物各自的致病条件。
3. 简述卫生微生物所致的疾病类型。

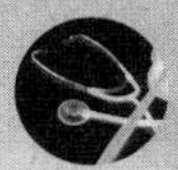

第三章 常见的微生物所致疾病

前章对卫生微生物的致病机制进行了阐述，熟悉了传染源、传播途径和易感人群，以及发病的影响因素。目前证实能感染人体的微生物超过500种，包括病毒、细菌、真菌、支原体、立克次体、支原体和螺旋体等。事实上能引起人类或动物感染的微生物种类很多，人类对其的认识有限，本章只能从各类环境中主要选择常见的几种疾病进行介绍。

第一节 微生物感染与个体疾病

病原微生物可存在于空气、水、食物、虫媒和化妆品等中，或者存在于一些特殊的环境中，通过呼吸道、消化道、血液等途径感染人体，引起不同的临床结局。

一、通过空气传播的疾病（airborne diseases）

空气是人类赖以生存的环境之一，维持人体健康需要有新鲜空气的供给。通常情况下空气的流动性大，除了含有气体和少量无机物外，缺乏营养素。空气中的微生物受温度、湿度、光照、紫外线等因素的影响，一般情况下生长繁殖很难，因此空气中不存在固定的微生物群系。但当土壤、灰尘、水系、动物、植物和人类活动等携带的病原微生物扩散或转移至空气中，可以尘埃、飞沫、飞沫核的形式进行传播，或者与空气形成气溶胶，这种情况下含有病原微生物的空气就可对人体造成感染。病原微生物同空气结合形成气溶胶后，数量多、分布广泛，能随风飘浮数天，将病原微生物播散至很远的地方。空气中常见的微生物主要有细菌、病毒、真菌和其他微生物。患者或病原携带者如在说话、咳嗽、打喷嚏时，将黏液、飞沫喷到空气、尘埃中，再被易感者吸入体内，便可能引起疾病，主要见于以呼吸道为入侵门户的传染病。

空气中常见的病原微生物有结核分枝杆菌（*Mycobacterium tuberculosis*）、百日咳鲍特菌（*Bordetella pertussis*）、鼠疫耶尔森菌（*Yersinia pestis*）、嗜肺军团菌（*Legionella pneumophila*）、金黄色葡萄球菌（*Staphylococcus aureus*）、化脓性链球菌（*Streptococcus pyogenes*）、脑膜炎奈瑟菌（*Neisseria meningitidis*）、炭疽芽孢杆菌（*Bacillus anthracis*）等细菌，流行性感冒病毒（influenza virus，流感病毒）、鼻病毒（rhinovirus）、腮腺炎病毒（mumps virus）、风疹病毒（rubella virus）、麻疹病毒（measles virus）、水痘-带状疱疹病毒（varicella-zoster virus）、腺病毒（adenovirus）等病毒，支原体（mycoplasma）和立克次体（rickettsia），曲霉属（*Aspergillus*）、青霉属（*Penicillium*）、枝孢霉属（*Cladosporium*）、交链孢霉属（*Alternaria sp.*）等真菌。

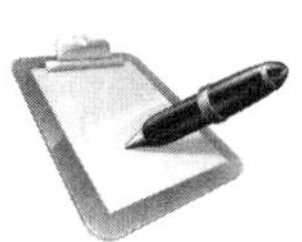

（一）传播形式

1．经飞沫传播（droplet transmission） 含有大量病原微生物的飞沫在患者呼气、打喷嚏、咳嗽时经口、鼻排入环境。大的飞沫迅速降落到地面，小的飞沫在空气里短暂停留，局限于传染源周围。因此，经飞沫传播的病原体只能传播给传染源周围的密切接触者。此种传播在一些拥挤的公共场所如车站、学校、临时工棚、监狱等较易发生。对环境抵抗力较弱的流感病毒、脑膜炎奈瑟菌、百日咳鲍特菌等常经此方式传播。

2．经飞沫核传播（droplet nucleus transmission） 飞沫核是由飞沫在空气中失去水分后剩下的蛋白质和病原体所组成。飞沫核可以以气溶胶的形式飘到远处，在空气中存留的时间较长，一些耐干燥的病原体如白喉棒状杆菌、结核分枝杆菌等可以此方式传播。

3．经尘埃传播（dust transmission） 含有病原体的较大的飞沫或分泌物落地面，干燥后形成尘埃，易感者吸入尘埃后即可感染。凡对外界抵抗力强的病原体，如结核分枝杆菌和炭疽芽孢杆菌，均可以此种方式传播。

通过空气传播的发生取决于多种条件，其中人口密度、卫生条件、易感者在人群中的比例起决定性作用。通过空气传播的传染病的流行病学特征表现为：①传播广泛，发病率高；②冬、春季节高发；③少年儿童多见；④在未经免疫预防的人群中，发病呈周期性；⑤居住拥挤和人口密度大的地区高发。

（二）常见疾病

通过空气传播的常见疾病有结核病、流行性感冒、百日咳、麻疹、风疹、水痘、流行性腮腺炎等（表 3-1）。

表3-1　常见的经空气传播的疾病

疾病	病原微生物	种类	潜伏期	主要临床表现	传播形式	实验室检查
结核病	结核分枝杆菌	细菌	4 ～ 12 周	发热、乏力、体重减轻、咳嗽；咳嗽是肺部感染的特征性症状，可导致咳血痰	经飞沫、尘埃传播	涂片检测、X 线胸片检查、结核菌素试验、淋巴细胞培养 +γ 干扰素释放试验、结核杆菌 PCR 检测
猩红热	A 群溶血性链球菌	细菌	1 ～ 7 日	上胸部出现猩红热疹，后蔓延全身，还会表现出喉痛、寒战、发热、头痛、舌呈草莓色等症状	经飞沫传播	外周血血象检查、病原学检测（咽拭子或其他病灶分泌物培养）
细菌性脑膜炎	脑膜炎奈瑟菌等	细菌	2 ～ 3 日	发热、突发性剧烈头痛、恶心、畏光、颈强直，甚至昏迷和死亡	经飞沫传播	涂片检测、血培养
百日咳	百日咳鲍特菌	细菌	7 ～ 14 日	黏膜炎症、持续的阵发性咳嗽	经飞沫传播	细菌培养、鼻咽拭子涂片的免疫荧光检测和血清学试验
军团菌肺炎	嗜肺军团菌	细菌	2 ～ 10 日	高热、干咳、头痛、神经症和严重的支气管肺炎	气溶胶传播	吉姆萨染色、PCR 检测、间接免疫荧光检测、试管凝集试验、微量凝集试验

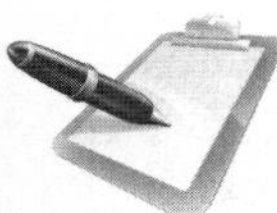

续表

疾病	病原微生物	种类	潜伏期	主要临床表现	传播形式	实验室检查
肺炭疽	炭疽芽孢杆菌	细菌	2～5日	低热、疲劳和心前区压迫感等短期、非特异性流感样表现。持续2～3日后，轻者发展胸闷、胸痛、发热、咳嗽、咳带血黏液痰；重者除寒战、高热，还会出现严重的呼吸困难、出血，并压迫支气管造成呼吸窘迫、气急、喘鸣、咳嗽、发绀、咳血痰等，还可伴有胸腔积液	气溶胶传播	细菌涂片与培养、动物接种、免疫学检测、炭疽皮肤试验
白喉	白喉棒状杆菌	细菌	4～6周	发热，憋气，声音嘶哑，犬吠样咳嗽，咽、扁桃体及其周围组织出现白色伪膜	经飞沫、飞沫核传播	鼻咽拭子涂片的免疫荧光染色、细菌培养
农民肺	曲霉菌	真菌	2～30日	哮喘、肺炎	经尘埃传播	免疫学检测
流行性感冒	流感病毒	病毒	1～2日	寒战、发热、头痛，伴身体不适感及一般的肌肉酸痛	经飞沫传播	病毒分离，病毒抗原、核酸和抗体检测
新型冠状病毒肺炎	SARS-CoV-2	病毒	1～14日	以发热、干咳、乏力为主要表现，少数患者伴有鼻塞、流涕、咽痛、肌痛和腹泻等症状。重型患者多在发病1周后出现呼吸困难和（或）低氧血症，严重者可快速进展为急性呼吸窘迫综合征、脓毒症休克、难以纠正的代谢性酸中毒和出凝血功能障碍及多器官功能衰竭等。值得注意的是重型、危重型患者病程中可为中低热，甚至无明显发热。部分儿童及新生儿病例症状可不典型，表现为呕吐、腹泻等消化道症状或仅表现为精神弱、呼吸急促。轻型患者仅表现为低热、轻微乏力等，无肺炎表现。多数患者预后良好，少数患者病情危重。老年人和有慢性基础疾病者预后较差。患有新型冠状病毒肺炎的孕产妇的临床过程与同龄患者相近。儿童病例症状相对较轻	经飞沫传播	病原学检测、血清学检测
普通感冒	鼻病毒等	病毒	2～5日	流涕、打喷嚏、咽部不适、咽痛、鼻塞、咳嗽、声音嘶哑、体温不增高或略微增高，常伴有鼻窦炎和中耳炎	经飞沫传播	PCR检测、血清学试验、细胞分离培养法

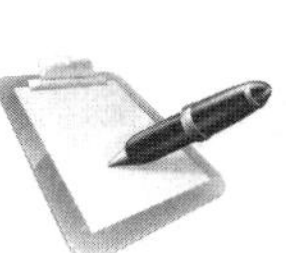

续表

疾病	病原微生物	种类	潜伏期	主要临床表现	传播形式	实验室检查
上呼吸道感染	柯萨奇病毒A型	病毒	1～3日	流涕、咳嗽、咽痛、急性发热、全身不适、皮疹、疱疹性咽峡炎	经飞沫传播	病毒培养、血清学检测
上呼吸道感染	埃可病毒	病毒	1～3日	发热、非化脓性脑膜炎和皮疹	气溶胶传播	病毒培养、血清学检测
下呼吸道感染	人类副流感病毒	病毒	3～6日	发热、鼻塞、咽痛、声嘶、犬吠样咳嗽、咳大量黏脓痰、喘息及呼吸道梗阻症状，重者可因缺氧、呼吸衰竭死亡	气溶胶传播	免疫荧光检测、PCR检测、酶联免疫反应
呼吸道合胞病毒感染	呼吸道合胞病毒	病毒	2～8日	急性发热、咳嗽、鼻炎和鼻塞	经飞沫传播	病毒分离、免疫荧光检测
麻疹	麻疹病毒	病毒	10～21日	流涕、咳嗽、发热、头痛、结膜炎，3～5日后产生皮疹和Koplik斑	经飞沫传播	血清麻疹抗体测定
流行性腮腺炎	腮腺炎病毒	病毒	16～18日	腮腺肿大和触痛感、低热，可合并脑膜炎、附睾炎、睾丸炎等	经飞沫传播	血清和尿淀粉酶测定、血清学检测、病毒分离
水痘、带状疱疹	水痘-带状疱疹病毒	病毒	10～23日	水痘为儿童常见的急性传染病，特征是分批出现的皮肤、黏膜斑、丘疱疹及结痂，全身症状轻微。带状疱疹多见于成人，其特征为沿身体单侧感觉神经相应皮肤节段出现簇的疱疹，常伴局部神经痛	经飞沫传播	电镜快速检查、病毒分离、免疫荧光检测、PCR检测
风疹	风疹病毒	病毒	12～23日	前驱期短，有低热、皮疹，以及耳后、枕部淋巴结肿大	经飞沫传播	外周血血象检查、病毒分离、血清抗体测定
衣原体肺炎	肺炎衣原体	其他	10～65日	发热、排痰性咳嗽、咽喉肿痛、声音嘶哑、吞咽痛	气溶胶传播	肺炎衣原体培养、微量免疫荧光试验
Q热	贝纳柯克斯体	其他	9～30日	起病急，高热（多为弛张热伴寒战）、严重头痛及全身肌肉酸痛。少数患者尚可出现咽痛、恶心、呕吐、腹泻、腹痛及精神错乱等表现。无皮疹，常伴有间质性肺炎、肝功能损害等	气溶胶传播	免疫学检测、分子生物学检测、动物接种和病原体分离

1．肺结核　结核病（tuberculosis，TB）是由结核分枝杆菌引起的慢性传染病，可侵及许多脏器，以肺部感染最为常见。肺结核（pulmonary tuberculosis）是发生在肺组织、气管、支气管和胸膜的结核病变。少数活的结核分枝杆菌进入肺泡即被巨噬细胞吞噬。由于该菌有大量脂质，可抵抗溶菌酶而继续繁殖，使巨噬细胞遭到破坏，释放出的大量细菌在肺泡内引起炎症，称为原发灶。初次感染的机体因缺乏特异性免疫，结核分枝杆菌常经淋巴管到达肺门淋巴结，引起肺门淋巴结肿大，称原发复合征。此时，可有少量结核分枝杆菌进入血液，向全

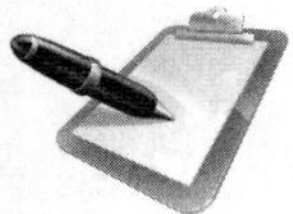

身扩散，但不一定有明显症状（隐性菌血症）；与此同时灶内巨噬细胞将特异性抗原呈递给周围淋巴细胞。病灶中结核分枝杆菌细胞壁的磷脂，一方面刺激巨噬细胞转化为上皮样细胞，后者相互融合或经核分裂形成多核巨细胞；另一方面抑制蛋白酶对组织的溶解，使病灶组织溶解不完全，产生干酪样坏死，周围包有上皮样细胞，外有淋巴细胞、巨噬细胞和成纤维细胞，形成结核结节，这是结核的典型病理特征。感染结核分枝杆菌后约 5% 的患者可发展为活动性肺结核，其中少数患者因免疫低下，可经血液和淋巴系统，播散至骨、关节、肾、脑膜及其他部位，引起相应部位的结核病。90% 以上的原发感染灶形成纤维化或钙化，不治而愈，但病灶内常仍有一定量的结核分枝杆菌长期潜伏，这些长期潜伏的杆菌能刺激机体产生免疫，也可成为日后内源性感染的根源。

肺结核患者在临床上主要表现为咳嗽、咳痰 ≥ 2 周，或痰中带血或咯血。肺结核多数起病缓慢，部分患者可无明显症状，仅在胸部影像学检查时发现。随着病变进展，患者可出现咳嗽、咳痰、痰中带血或咯血等，部分患者可有反复发作的上呼吸道感染症状。肺结核患者还可出现全身症状，如盗汗、疲乏、间断或持续午后低热、食欲缺乏、体重减轻等，女性患者可伴有月经失调或闭经。少数患者起病急骤，有中、高度发热，部分伴有不同程度的呼吸困难。病变发生在胸膜者可有刺激性咳嗽、胸痛和呼吸困难等症状；病变发生在气管、支气管者多有刺激性咳嗽，持续时间较长，若形成支气管淋巴瘘并破入支气管内或有支气管狭窄，可出现喘鸣或呼吸困难。少数患者可伴有结核性变态反应症候群，包括结节性红斑、疱疹性结膜炎 / 角膜炎等。儿童肺结核患者还可出现发育迟缓。儿童原发性肺结核患者可因气管或支气管旁淋巴结肿大压迫气管或支气管，或发生淋巴结 - 支气管瘘，常出现喘息症状。当合并有肺外结核病时，可出现累及相应脏器的症状。

结核病的排菌者为其重要的传染源。人感染结核杆菌后不一定发病，当抵抗力降低或细胞介导的超敏反应增强时，才可能引起临床发病。若能及时诊断，并予以合理治疗，大多数患者可获得临床痊愈。结核杆菌属于放线菌目、分枝杆菌科的分枝杆菌属，为有致病力的耐酸菌。结核杆菌主要分为人、牛、鸟、鼠等型，对人有致病性的主要是人型菌。结核病患者实验室检查表现为白细胞计数正常或轻度增高、红细胞沉降率（血沉）增快。采 2 份痰标本涂片抗酸染色后显微镜检查阳性；或者有临床症状，有 1 份痰标本涂片抗酸染色后显微镜检查阳性；或 1 份痰标本涂片抗酸染色后显微镜检查阳性，并且 1 份痰标本分枝杆菌培养阳性，菌种鉴定为结核分枝杆菌复合群即可诊断为结核病患者。结核菌素试验进行旧结核菌素（OT）或纯化蛋白衍生物（PPD）皮试，强阳性者有助于诊断。胸部影像学检查为诊断肺结核的必备手段，是判断肺结核的部位、范围、病变性质、病变进展、治疗反应，以及判定疗效的重要方法。

2．麻疹 麻疹（measles）是由麻疹病毒引起的急性全身性发疹性传染病，传染性极强，人群普遍易感，多见于儿童。冬春季高发，呈周期性流行。人类是麻疹病毒的唯一宿主，且此病毒没有病毒携带状态。麻疹病愈后会产生持久的免疫力。麻疹病毒属副黏液病毒科，为单股负链 RNA 病毒，直径为 100 ~ 250 nm，衣壳外有囊膜。囊膜上有血凝素（HA）和溶血素（HL），前者可凝集红细胞，后者有溶血作用。麻疹病毒有 6 种结构蛋白。麻疹病毒只有一个血清型，抗原性稳定。此病毒抵抗力不强，对干燥、日光、高温均敏感，紫外线、过氧乙酸、甲醛、乳酸和乙醚等对麻疹病毒均有杀灭作用，但它在低温中能长期存活。

（1）典型麻疹分为以下 4 期。

1）潜伏期：约为 10 日（6 ~ 18 日），曾经接触过麻疹患儿或在潜伏期接受被动免疫者，可延至 3 ~ 4 周。在潜伏期内可有轻度体温上升。

2）前驱期：也称发疹前期，一般为 3 ~ 4 日，此期临床上主要表现为上呼吸道炎症及结膜炎所致的卡他症状，急性起病，症状包括发热、咳嗽、流涕、流泪、咽部充血等；以眼

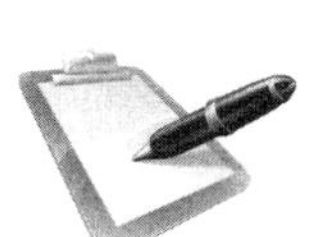

部症状突出，如结膜炎症、眼睑水肿、眼泪增多、畏光、下眼睑边缘有一条明显充血横线（Stimson 线），它对诊断麻疹极有帮助。在发疹前 24 ～ 48 小时，患者口腔颊黏膜处会出现麻疹黏膜斑（Koplik 斑），为直径约 1.0 mm 灰白色小点，外有红色晕圈，开始仅见于对着下臼齿的颊黏膜上，但在一天内很快增多，可累及整个颊黏膜并蔓延至唇黏膜。黏膜斑在皮疹出现后即逐渐消失，可留有暗红色小点。偶可出现皮肤荨麻疹，或隐约有斑疹或猩红热样皮疹，在出现典型皮疹时消失。部分病例可有一些非特异症状，如全身不适、食欲减退、精神不振等（但此时体温可稍有下降）；婴儿可有消化系统症状，如呕吐、腹泻等。

3）出疹期：多在发热后 3 ～ 4 日出现皮疹，体温可突然升高至 40 ～ 40.5℃，皮疹为稀疏不规则的红色斑丘疹，疹间皮肤正常。出疹顺序也有特点：始见于耳后、颈部、沿着发际边缘，24 小时内向下发展，遍及面部、躯干及上肢，第 3 日皮疹累及下肢及足部。病情严重者皮疹常融合，皮肤水肿，面部水肿变形。大部分皮疹压之褪色，但亦有出现瘀点者。患者可有全身淋巴结肿大和脾大，并持续几周，肠系膜淋巴结肿大可引起腹痛、腹泻和呕吐。阑尾黏膜的麻疹病理改变可引起阑尾炎症状。出疹高峰时，特别是高热时常伴有谵妄、激惹及嗜睡状态，多为一过性，退热后消失，与之后的中枢神经系统合并症无关。此期肺部有湿啰音，X 线胸片检查可见肺纹理增多。在前驱期和出疹期内，可在患者鼻分泌物、血液和尿中分离到麻疹病毒。

4）恢复期：出疹 3 ～ 4 日后皮疹开始消退，消退顺序与出疹时相同。在无合并症发生的情况下，食欲、精神等状况也随之好转，体温降低。皮肤颜色发暗。疹退后，皮肤留有糠麸状脱屑及棕色色素沉着，7 ～ 10 日痊愈。

（2）其他类型麻疹

1）轻症麻疹：由毒力减低的麻疹病毒感染，多见于在潜伏期内接受过丙种球蛋白注射者，或小于 8 个月的体内尚有母亲抗体的婴儿。常为低热，上呼吸道症状较轻。麻疹黏膜斑不明显，皮疹稀疏。病程约为 1 周，无并发症。

2）重症麻疹：发热高达 40℃以上，中毒症状重，伴惊厥、昏迷。皮疹融合呈紫蓝色者，常有黏膜出血，如鼻出血、呕血、咯血、血尿、血小板减少等，称为黑麻疹。表现为皮疹少、色暗淡，这常为血液循环不良的表现。此型患者死亡率高。

3）无疹型麻疹：注射过麻疹减毒活疫苗者可无典型黏膜斑和皮疹，甚至整个病程中无皮疹出现。此型临床诊断较难，只有依赖前驱症状和血清中麻疹抗体滴度增高才能确诊。

4）异型麻疹：此型麻疹为非典型麻疹，接种灭活疫苗后引起，表现为高热、头痛、肌痛，无口腔黏膜斑。出疹顺序为皮疹从四肢远端开始波及至躯干、面部，呈多形性、患者常伴水肿及肺炎。国内不使用麻疹灭活疫苗，故此类型少见。

由于麻疹疫苗的应用，成人麻疹的发病率逐渐增加。与儿童麻疹的区别为肝损伤发生率高；胃肠道症状多见，如恶心、呕吐、腹泻及腹痛；有骨骼肌肉表现，包括关节和背部痛；麻疹黏膜斑存在时间长，可达 7 日，眼部疼痛多见，但畏光少见。

典型麻疹病例无需实验室检查，根据临床症状即可诊断。对轻症和非典型病例则需做微生物学检测以确诊。由于病毒分离的鉴定方法复杂而且费时，至少需 2 ～ 3 周，因此多用血清学诊断。病毒分离方法是取患者发病早期的血液、咽漱液或咽拭子经抗生素处理后，接种于人胚肾细胞、猴肾细胞或人成羊膜细胞中培养。病毒增殖缓慢，经 7 ～ 10 日可出现典型细胞病变（CPE），即有多核巨细胞，胞内和核内有嗜酸性包涵体，再利用逆转录 PCR（RT-PCR）和序列分析进行麻疹病毒的鉴定。血清学诊断是取患者出诊期和恢复期的双份血清，检测特异性抗体。当抗体滴度增高 4 倍以上即可辅助临床诊断。除此之外，也可用间接荧光法或酶联免疫吸附测定（ELISA）检测 IgM 抗体。也可采用快速诊断，用荧光标记抗体检查患者前驱期咽漱

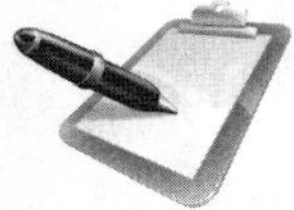

液中的黏膜细胞有无麻疹病毒抗原。用核酸分子杂交技术也可检测细胞内的病毒核酸。

3．百日咳 百日咳（pertussis）是一种由百日咳鲍特菌引起的急性呼吸道传染病，自从广泛实施百日咳菌苗免疫接种后，本病的发病率已经大大降低。人为百日咳鲍特菌的唯一宿主，其主要侵犯的对象是5岁以下儿童，有约1/2的病例是婴儿。传播途径主要是通过空气传播（经飞沫传播），病原菌经由患者呼吸道进入易感宿主的呼吸道。早期阵发性咳嗽未出现之前疾病具有高度传染性，之后传染性逐渐降低，约3周之后，即使患者仍有持续痉挛性咳嗽或哮喘，但传染性已较低。百日咳的临床特征为咳嗽逐渐加重，呈典型的阵发性、痉挛性咳嗽，咳嗽持续2周以上，因咳嗽终末会出现深长的鸡啼样吸气性吼声，病程长达2～3个月，故有百日咳之称。典型的病例表现分为卡他期、痉挛性咳嗽期和恢复期。卡他期初期症状类似感冒，除咳嗽外，可有流涕、打喷嚏、低热，也可只有干咳。当其他症状逐渐消失时，咳嗽反而加重，呈日轻夜重，逐渐变为痉挛性咳嗽（痉咳）状。痉咳期一般为2～4周或更久，阵发性、痉挛性咳嗽为本期特点。恢复期一般为1～2周，咳嗽发作次数减少、程度减轻，不再出现阵发性痉咳。百日咳鲍特菌是革兰氏阴性杆菌，可产生一些致病物质，包括百日咳毒素、气管细胞毒素、腺苷酸环化酶毒素、不耐热的毒素以及内毒素等。百日咳毒素可使患者淋巴组织中的淋巴细胞动员到周围血液及气管，细胞毒素可特异性损伤气管纤毛上皮细胞，使之变性、坏死。百日咳患者、隐性感染者及带菌者为传染源。潜伏期末到发病后2～3周传染性最强。

在卡他期及痉咳期末可见外周血白细胞计数明显增高，可达（20～50）$\times 10^9$/L，分类中淋巴细胞占60%～80%，无幼稚细胞。卡他期及痉咳早期使用鼻咽拭子，或用咳碟法收集标本，用鲍金（Bordet-Gengou）培养基做细菌培养，如获得百日咳鲍特菌阳性结果可诊断。恢复期血清抗体比急性期增长4倍以上也可确诊。细菌特异性核酸检测是特异性诊断方法，可使用DNA聚合酶链反应（PCR）技术扩增细菌特异性核酸，此法特异性及灵敏性均较好。

控制空气中的微生物主要采取通风、过滤、紫外线照射、负离子化和使用化学消毒剂等方法。

二、通过水传播的疾病（water-borne diseases）

水是人类生存的重要资源，它不仅是构成身体的主要成分，还参与人体的许多生理功能。人类的活动离不开水，没有水人体就无法维持血液循环、呼吸、消化、吸收、分泌、排泄等生理活动，体内新陈代谢也无法进行。因此，水和人类的关系非常紧密，人类需要直接或间接利用外环境的水。同时，病原微生物也可以水为媒介传播。随着人类对水资源利用的增加，工业和环境污染也给水资源带来破坏，如果不对水进行研究，病原微生物可能会通过水对我们的健康造成威胁。研究水中微生物的来源、种类、分布规律和对人体的危害，可更好地控制感染性疾病的发生。介水传染病（water-borne infection diseases）是指饮用或接触受病原体污染的水而引起的疾病，又称水性传染病。水中的病原微生物一部分是自然水体中本身存在的，其他主要来源于地表土壤、生活污水、排泄物、垃圾、动物养殖，以及实验室泄漏。

水中常见的病原微生物有沙门菌（*Salmonella*）、志贺菌属（*Shigella*）、大肠埃希菌（*Escherichia coli*）、霍乱弧菌（*Vibrio cholerae*）、副溶血性弧菌（*Vibrio parahaemolyticus*）、空肠弯曲菌（*Campylobacter jejuni*）、小肠结肠炎耶尔森菌（*Yersinia enterocolitica*）、气单胞菌属（*Aeromonas*）、邻单胞菌属（*P. shigelloides*）、嗜肺军团菌（*Legionella pneumophila*）、分枝杆菌属（*Mycobacterium*）、钩端螺旋体（leptospira）、肠道病毒属肠道病毒（enterovirus）、甲型肝炎病毒（hepatitis A virus）、戊型肝炎病毒（hepatitis E virus）、呼肠孤病毒（reovirus），还包括可寄生于人体的原虫等。

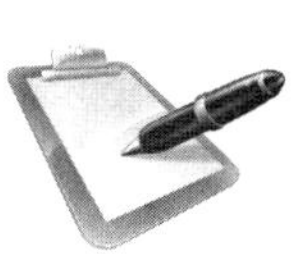

（一）传播形式

1．水源受病原体污染后，未经妥善处理和消毒即供居民饮用 包括经饮用水传播和接触疫水传播两种方式，一般肠道传染病经此途径传播。可因粪便、污物污染水源所致。

2．处理后的饮用水在输配水和贮水过程中重新被病原体污染 地面水和浅井水都极易受病原体污染而导致介水传染病的发生。自来水管网破损、污水渗入的情况也很常见。

介水传染病有3个特点：①水源一次严重污染后，可呈暴发流行，短期内突然出现大量患者，且多数患者发病日期集中在同一个潜伏期内；若水源经常受污染，则发病者可终年不断。②病例分布与供水范围一致。大多数患者都有饮用或接触同一水源的历史。③一旦对污染源采取处理措施，并加强饮用水的净化和消毒后，疾病的流行能迅速得到控制。

（二）常见疾病

常见的介水传染病有霍乱、伤寒、痢疾、甲型肝炎、戊型肝炎、脊髓灰质炎等（表3-2）。

表3-2 常见的通过水传播的疾病

疾病	病原微生物	种类	潜伏期	临床表现	实验室检查
伤寒、肠胃炎	沙门菌	细菌	伤寒10～14日	发热、头痛、腹痛、厌食、全身不适等	细菌培养、血清学试验
细菌性痢疾	志贺菌	细菌	1～3日	发热、腹痛、腹泻、里急后重、排黏液脓血便，同时伴有全身毒血症症状；严重者可引发感染性休克和（或）中毒性脑病	细菌培养、特异性核酸检测、免疫学检测
肠道感染	致泻大肠埃希菌	细菌	3～4日	腹泻、食物中毒表现	增菌培养、细菌分离、生化检验、血清学试验
霍乱	霍乱弧菌	细菌	1～3日	剧烈的呕吐、腹泻	增菌培养、PCR检测、血清学试验
空肠弯曲菌肠炎	空肠弯曲菌	细菌	1～10日	腹泻和腹痛，伴有发热，偶有呕吐和脱水	细菌学检查、血清学检测
食物中毒（急性胃肠炎型）	小肠结肠炎耶尔森菌	细菌	3～7日	发热、腹痛、腹泻、呕吐，还可导致关节炎、败血症等	增菌培养、生化检验、血清型鉴定
急性胃肠炎	嗜水气单胞菌	细菌	1～2日	腹泻、炎症表现	常规镜检、便培养
钩端螺旋体病	钩端螺旋体	螺旋体	2～20日	早期有高热、全身酸痛，中期可伴有肺出血、心肌炎，晚期少数病例可出现葡萄膜炎以及脑动脉闭塞导致的炎症等多种后发症	病原体分离、血清学试验
脊髓灰质炎	脊髓灰质炎病毒	病毒	8～12日	麻痹、发热、头痛、咽喉肿痛、呕吐、食欲缺乏，脑膜炎	脑脊液检查、病毒分离、血清学检测
上呼吸道感染	埃可病毒	病毒	1～3日	皮疹、腹泻、发热，脑膜炎、呼吸道疾病	病毒培养、血清学检测

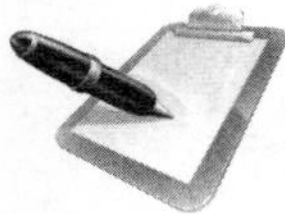

续表

疾病	病原微生物	种类	潜伏期	临床表现	实验室检查
上呼吸道感染	柯萨奇 A 组病毒	病毒	1 ~ 3 日	发热，呼吸道疾病、脑膜炎、疱疹性咽峡炎	病毒培养、血清学检测
甲型肝炎	甲型肝炎病毒	病毒	15 ~ 45 日	厌食、全身不适、恶心、腹泻、发热和寒战、黄疸	ELISA、免疫电镜法观察和鉴定
戊型肝炎	戊型肝炎病毒	病毒	2 ~ 9 周	厌食、上腹疼痛、黄疸	免疫荧光法、PCR 检测
诺如病毒引起的急性胃肠炎	诺如病毒	病毒	24 ~ 48 小时	呕吐及腹泻、发热	核酸检测和基因型鉴定、抗原检测
轮状病毒性肠炎	轮状病毒	病毒	1 ~ 2 日	呕吐、腹痛、排水样便	粪便中病毒核酸检测、病毒抗原检测、血清抗体检测
腺病毒引起的胃肠炎	腺病毒	病毒	2 ~ 14 日	腹泻、高热、咽痛、扁桃体肿大，咽喉炎、结膜炎	形态学检查、血清学检测、抗原检测
贾第虫病	蓝氏贾第鞭毛虫	原虫	1 ~ 3 周	腹泻、腹痛、吸收不良、腹胀和突发性排恶臭水样便等	病原学检测、免疫学试验、分子生物学检测
隐孢子虫病	隐孢子虫	原虫	5 ~ 28 日	类似霍乱的水样泻、腹痛、呕吐、发热和精神疲劳等	抗酸性染色涂片、基因检查、免疫学检测
阿米巴痢疾	溶组织内阿米巴原虫	原虫	1 ~ 2 周至数月不等	暴发性痢疾，排带血和黏液便的消耗性腹泻，阑尾炎，以及肝、肺或脑部脓肿	病原学检测、免疫学检测

1．戊型肝炎 戊型肝炎（viral hepatitis type E），简称戊肝，是全球主要的病毒性肝炎之一，由戊型肝炎病毒（HEV）感染导致。本病主要见于亚洲和非洲的一些发展中国家。一般在发达国家以散发病例为主，发展中国家以流行为主。中国各地均有散发的戊肝的报告，约占散发的急性肝炎的 10%。截至目前，已经有多个省份报告发生过戊型肝炎暴发、流行。其流行特点类似甲型肝炎，经粪 - 口途径传播。通过水传播最常见，少数为经食物传播或日常生活接触传播。戊肝具有明显季节性，多见于雨季或洪水之后。患者群体以青壮年为主；孕妇易感性较高，病情重且病死率高。此病无家庭聚集现象。

戊肝潜伏期为 10 ~ 60 日，平均为 40 日。一般起病急，多表现为黄疸。半数患者有发热，伴有乏力、恶心、呕吐、肝区疼痛，约 1/3 者有关节痛。常有胆汁淤积症状，如皮肤瘙痒、大便颜色变浅，较甲型肝炎明显。多数患者肝大，脾大较少见。大多数患者黄疸于 2 周左右消退，病程为 6 ~ 8 周，一般不发展为慢性。孕妇感染 HEV 病情重，易发生肝功能衰竭，尤其妊娠晚期患者病死率高，可发生流产与死胎，其原因可能与血清免疫球蛋白水平低下有关。HBsAg 阳性者若重叠感染 HEV，病情会加重，易发展为急性重型肝炎。

实验室检查特点：①戊肝患者短期间内突然出现 ALT 和 AST 升高，且升高幅度较慢性肝炎更明显，通常不低于正常值上限的 2.5 倍。与甲型肝炎相比，戊肝患者的血清胆红素往往更高，凝血时间往往更长。② HEV 急性感染的诊断指标包括 HEV IgM 抗体阳性、HEV IgG 抗

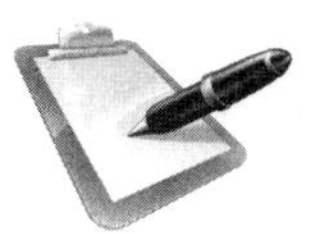

体阳转或含量有 4 倍及以上升高、血清和（或）粪便 HEV RNA 阳性。一般情况下这三项指标的任何一项阳性都可作为 HEV 急性感染的临床诊断依据，如同时有两项指标阳性则可确诊。HEV 感染一般伴随着数周的 HEV 病毒血症和粪便排病毒，因此 HEV RNA 的检出是 HEV 现症感染的最直接证据。

2．伤寒　伤寒（typhoid）是常见的疾病。1907 年的伤寒玛莉事件，可以说是医学史上有名的案例。玛莉・马龙是位厨师，她在其所到之处都引发了伤寒的蔓延，尽管她本人并未患病，但却把所携带的病原菌传染给了吃她食物的人。当最终被证实为传播病原菌的人后，她被扣留并终生隔离。伤寒沙门菌（*Salmonella typhi*）是肠炎沙门菌的一个血清型，为革兰氏阴性杆菌，是引起伤寒的病原体。这种细菌可以经由粪 - 口途径传播，即由人类排泄的粪便，再经由污染的水源或人与人接触来传播。伤寒是主要累及全身单核 - 吞噬细胞系统的感染性疾病，病变主要表现在肠道淋巴组织、肠系膜淋巴结、肝、脾和骨髓等处。此外，由于败血症的存在，在病原菌及其释放的内毒素的作用下，全身许多器官也可受累。伤寒沙门菌引起的炎症属急性增生性炎症，主要导致巨噬细胞的增生。其吞噬能力十分活跃，胞质中常有吞噬的伤寒沙门菌、受损的淋巴细胞、红细胞及坏死细胞碎屑。这在病理诊断上具有一定意义，故常称这种细胞为伤寒细胞。伤寒细胞常聚集成团，形成小结节，称为伤寒小结或伤寒肉芽肿。革兰氏染色可见伤寒细胞胞质内含有被吞噬的伤寒沙门菌。伤寒沙门菌引起的炎性反应的特点是病灶内无中性粒细胞渗出。

伤寒初期起病大多缓慢，不明原因发热是最早出现的症状，常伴有全身不适、乏力、食欲减退、咽痛与咳嗽等。特殊中毒表现有表情淡漠、呆滞，相对缓脉，皮肤出现玫瑰疹，肝脾大。

实验室检查发现：①血常规检查可见白细胞计数正常或降低，伴中性粒细胞减少和嗜酸性粒细胞消失。②肥达反应“O”抗体凝集效价≥ 1 : 80，“H”抗体凝集效价≥ 1 : 160；患者恢复期血清特异性抗体效价较急性期血清特异性抗体效价增高 4 倍以上。血细菌学培养诊断具有特异性，在病程早期即可为阳性，第 7 ～ 10 日阳性率可达 90%，第 3 周降为 30% ～ 40%，第 4 周时常为阴性；骨髓培养阳性率较血培养高，尤适合于已用抗生素药物治疗、血培养阴性者；粪便培养在潜伏期即可为阳性，第 3 ～ 4 周可高达 80%，发病后 6 周阳性率迅速下降，3% 的患者经粪便排菌可超过一年；尿培养在病程后期阳性率可达 25%，但应避免粪便污染；玫瑰疹的刮取物或活检切片也可获得阳性培养。

3．细菌性痢疾　细菌性痢疾（bacillary dysentery）简称菌痢，亦称为志贺菌病（shigellosis），是志贺菌属引起的肠道传染病。志贺菌经消化道感染人体后，引起结肠黏膜的炎症和溃疡，并释放毒素入血。临床表现主要有畏寒、发热、腹痛、腹泻、里急后重、排黏液脓血便、排便次数多，同时伴有全身毒血症症状。严重者有惊厥、头痛、全身肌肉酸痛，可引发感染性休克和（或）中毒性脑病。

急性菌痢主要表现为全身中毒症状与消化道症状，可分成 4 型：①急性普通型（典型），起病急，可有畏寒、发热、乏力、食欲减退、恶心、呕吐、腹痛、腹泻、里急后重、排黏液脓血便等症状；②急性轻型（非典型），症状轻，可仅有腹泻、腹痛；③急性中毒型，出现感染性休克表现，如面色苍白、皮肤花斑、四肢厥冷、发绀、脉细速、血压下降等，可伴有急性呼吸窘迫综合征，常伴有腹痛、腹泻；④急性脑型，出现脑水肿表现，如烦躁不安、惊厥、嗜睡或昏迷、瞳孔改变、呼吸衰竭，可伴有急性呼吸窘迫综合征，有不同程度的腹痛、腹泻。有时也出现两种以上的混合型表现。菌痢常年散发，夏秋季多见，是我国的常见病、多发病。儿童和青壮年是高发人群。本病有有效的抗菌药治疗，治愈率高。疗效欠佳或转为慢性者，可能是因为未经及时正规治疗、使用药物不当或耐药菌株感染。

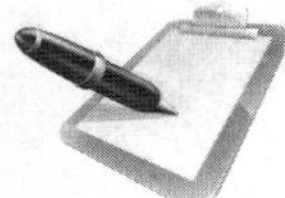

引起细菌性痢疾的病原菌为志贺菌，又称痢疾杆菌，属于肠杆菌科志贺菌属，为兼性厌氧的革兰氏阴性杆菌，有菌毛，无鞭毛、荚膜及芽孢，不具动力，最适宜生长于需氧环境。按抗原结构和生化反应的不同将志贺菌分为4群（痢疾志贺菌、福氏志贺菌、鲍氏志贺菌、宋氏志贺菌）和51个血清型。目前我国以福氏志贺菌和宋氏志贺菌占优势，某些地区仍有痢疾志贺菌流行。志贺菌进入机体后是否引起临床症状与细菌数量、毒力和人体抵抗力有关。痢疾志贺菌的毒力最强，可引起严重症状。宋氏志贺菌感染多呈不典型发作。致病力强的志贺菌只要10个以上细菌进入人体即可引起发病。某些慢性病、过度疲劳、暴饮暴食等因素可导致人体抵抗力下降，有利于志贺菌侵入。志贺菌侵入肠黏膜上皮细胞和固有层后，引起炎症反应和小血管循环障碍，导致肠黏膜炎症、坏死及溃疡。病变主要累及直肠、乙状结肠，严重时可波及整个结肠和回肠末端。所有志贺菌均能产生内毒素和外毒素。内毒素可引起全身反应如发热、毒血症、感染性休克及重要脏器功能衰竭。外毒素有肠毒素、神经毒素和细胞毒素，分别导致相应的临床症状。

急性菌痢患者白细胞计数和中性粒细胞比例呈轻至中度升高。慢性患者可有血红蛋白低等贫血的表现。典型患者的粪便为鲜红黏冻状的稀便。镜检可见大量脓细胞（每高倍镜视野白细胞或脓细胞≥ 15个）和红细胞，并有巨噬细胞。实验室细菌培养发现志贺菌阳性可确诊。特异性核酸检测应用聚合酶链反应（PCR）和DNA探针杂交法可直接检查病原菌的特异性基因片段，灵敏度高、特异性强，有助于早期诊断。此外，用免疫学方法检测细菌或抗原有助于菌痢的早期诊断，但易出现假阳性。急性菌痢患者肠镜检查可见肠黏膜弥漫性充血、水肿、有大量渗出液、有浅表溃疡。慢性患者肠黏膜呈颗粒状，可见溃疡或息肉，并可取病变部位分泌物做细菌培养。

控制介水传染病主要采取控制污染来源、管理水源、做好污水处理和水体净化等工作进行预防和控制。

三、食源性疾病（foodborne diseases）

微生物不仅水中存在，在食物中也大量存在，并和我们的日常生活密不可分。食品加工技术和微生物也有很大关系，人类将微生物技术用于食品的制造业。因此，微生物在食品中存在，有其对人体有利的一面，但当食物腐败、变质或受到病原微生物的污染时，则会对人体的健康产生危害。研究食品的特征、食品微生物的来源及污染途径、食品污染对人类健康的危害等，可为预防和控制食源性疾病提供依据。被污染的食物被人食用后引起很多疾病，如霍乱、伤寒（副伤寒）、细菌性痢疾等；食物本身带有的病原体被人食用后可患病，如炭疽、绦虫病等。

食品中的微生物可来源于土壤、水、空气、人或动植物、加工器械。粮食、蔬菜和水果等植物是从土壤中培育出来的，也容易受到土壤中微生物的污染。常见的土壤中的微生物有沙门菌、志贺菌、肠致病性大肠埃希菌、霍乱弧菌、肠道病毒、芽孢杆菌属、梭菌属及各种真菌。土壤中的微生物通过雨水冲洗也能到达水中，一些近海、内陆河水容易受环境污染，而含有肠道致病菌、副溶血性弧菌和肠道病毒等病原微生物。人类使用被污染的水制造食品或者食用污染的水环境中养殖的水产品，会引起食源性疾病。一些动物的粪便和分泌物，以及存在于植物中的微生物，也可直接或间接污染食品。食品从业人员如果携带一些传染性疾病，也可通过食品将病原微生物传播给其他人。此外，仓库或厨房、生产车间等如果卫生条件不好，也容易滋生大量微生物，或被鼠类或蜚蠊、苍蝇及其他昆虫等携带的病原微生物污染，引起食源性疾病。

食物中毒是常见的食品卫生问题。一般由细菌引起的叫细菌性食物中毒，由真菌引起的叫真菌性食物中毒。能引起细菌性食物中毒的细菌有沙门菌属（*Salmonella*）、副溶血性

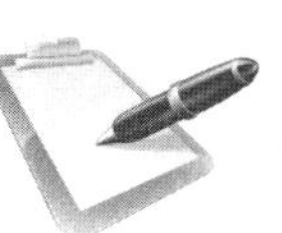

弧菌（*V. parahaemolyticus*）、金黄色葡萄球菌（*S. aureus*）、大肠埃希菌（*E. coli*）、肉毒梭菌（*C. botulinum*）、蜡样芽孢杆菌（*B. cereus*）、产气荚膜梭菌（*C. perfringens*）、变形杆菌属（*Proteus*）、椰毒假单胞菌酵米面亚种（*Pseudomonas cocovenenans* subsp. farinofermentans）、小肠结肠炎耶尔森菌（*Yersinia enterocolitica*）、空肠弯曲菌（*Campylobacter jejuni*）、李斯特菌属（*Listeria*）。真菌能产生有毒的代谢产物，称为真菌毒素（mycotoxin），俗称霉菌毒素。常见的与食品关系密切的真菌毒素有黄曲霉毒素（aflatoxin）等。

（一）传播形式

1．食品变质引起感染或中毒　食品在微生物的作用下，成分被分解、破坏；腐败、变质的食品有大量的腐生菌或病原菌繁殖，或真菌产生真菌毒素，引起感染性疾病或食物中毒。

2．食品被污染导致感染　主要通过食品媒介，食物中的病原微生物被人体摄入后产生疾病。常见的疾病是细菌引起的肠道传染病、人兽共患病、通过食物传播的病毒性疾病、通过食物传播的寄生虫病和食物中毒。感染绦虫的牛、猪，患炭疽病的牛、羊，其肉类含有病原体；患结核病的乳牛所分泌的乳汁可含有结核分枝杆菌；感染沙门菌家畜的肉及蛋可含有沙门菌，人们食用后可被感染。此外，食物在生产、加工、运输、贮存与销售的各个环节均可被污染。

通过食物传播的疾病多为一次性暴露，发病时间大多呈单峰偏态分布，最高峰为平均潜伏期，未食者不发病；有较为明显的季节性，夏秋季高发。

（二）常见疾病

常见的食源性疾病有细菌性痢疾、病毒性肝炎、脊髓灰质炎（即小儿麻痹症）、伤寒、副伤寒、霍乱、副霍乱、阿米巴痢疾、各种肠道病毒感染（如柯萨奇病毒、埃可病毒等），细菌性食物中毒，以及各种肠道寄生虫病（如蛔虫病、绦虫病、蛲虫病、姜片虫病）等（表3-3）。

表3-3　常见的食源性疾病

疾病	病原微生物	种类	潜伏期	临床表现	实验室检查
沙门菌食物中毒	沙门菌	细菌	4～48小时	分为胃肠炎型、类伤寒型、败血症型、类感冒型、类霍乱型	增菌培养、细菌培养
细菌性痢疾	志贺菌	细菌	1～3日	突发腹泻、粪便带有脓血、痛性痉挛、下腹下坠感、乏力	细菌培养、特异性核酸检测、免疫学检测
霍乱	霍乱弧菌	细菌	24～72小时	腹痛、腹泻、排水样便	增菌培养、分离培养、PCR检测、血清学试验
肠致病性大肠埃希菌引起的肠炎	肠致病性大肠埃希菌	细菌	2～5日	腹泻；大便次数增多，呈黄色蛋花样带奶瓣，量多；继而出现发热、呕吐、食欲缺乏、腹胀、中毒性肠麻痹	细菌分离
炭疽病	炭疽芽孢杆菌	细菌	1～5日	凝血功能不良，血液呈煤焦油样，偶可引发肠和脑膜的急性感染，并可伴发败血症	涂片检查、增菌培养、动物接种、鉴定试验*、免疫学试验
结核病	结核分枝杆菌	细菌	4～12周	发热、乏力、体重减轻，可有咳血痰	涂片检测、X线检查、结核菌素试验、结核杆菌PCR检测

续表

疾病	病原微生物	种类	潜伏期	临床表现	实验室检查
布鲁氏菌病	布鲁氏菌	细菌	7 ~ 60 日	出现持续数日乃至数周的发热、多汗、乏力、肌肉和关节疼痛等，多数患者淋巴结、肝、脾和睾丸大	血清学检测、细菌分离
肉毒中毒	肉毒梭菌	细菌	18 ~ 24 小时	视物模糊、吞咽困难、说话困难、肌无力、恶心和呕吐	细菌培养、PCR 检测
副溶血性弧菌引起的胃肠炎	副溶血性弧菌	细菌	11 ~ 18 小时	胃肠道反应、恶心、呕吐，上腹部阵发性剧烈绞痛，腹泻，排水样便、黏液便、脓血便，无里急后重感，发热，伴头痛、全身乏力等	增菌培养后进行定性或定量检测
葡萄球菌肠毒素中毒	金黄色葡萄球菌	细菌	2 ~ 4 小时	突然恶心、剧烈和反复呕吐、腹痛、腹泻（多为水样便），伴有低热、头痛、虚弱无力等	增菌和选择培养后进行染色镜检和血浆凝固酶试验、毒素检测
蜡样芽孢杆菌食物中毒	蜡样芽孢杆菌	细菌	腹泻型为 10 ~ 12 小时，呕吐型为 1 ~ 3 小时	腹泻型主要表现为腹痛、水样便腹泻，一般无发热；呕吐型主要表现为恶心、呕吐、腹痛、腹泻，体温升高者少见	分离纯化、染色镜检、生化鉴定和分型
变形杆菌食物中毒	变形杆菌	细菌	5 ~ 18 小时	以上腹部绞痛、急性腹泻为主，部分患者伴有恶心、呕吐和发热	增菌培养、分离培养
椰毒假单胞菌酵米面亚种食物中毒	椰毒假单胞菌酵米面亚种	细菌	2 ~ 24 小时	初期为胃部不适，严重者出现黄疸、肝大、尿潴留，重者出现休克甚至死亡	增菌培养、分离培养
空肠弯曲菌引起的胃肠炎	空肠弯曲菌	细菌	2 ~ 10 日	腹泻、高热、肠道严重炎症，伴随有溃疡、便血	细菌培养
李斯特菌食物中毒	李斯特菌	细菌	3 ~ 70 日	呼吸急促、呕吐、发热、抽搐、昏迷，败血症等	增菌培养、分离培养、初筛、细菌鉴定、小鼠毒力试验
黄曲霉毒素中毒	黄曲霉	真菌	72 小时左右	早期有胃部不适、腹胀、厌食、呕吐、肠鸣音亢进、一过性发热及黄疸等。严重者 2 ~ 3 周内出现肝脾大、肝区疼痛、皮肤黏膜黄染、腹腔积液、下肢水肿、血尿等，也可出现心脏扩大、肺水肿、胃肠道出血、昏迷甚至死亡	ELISA、薄层层析法或高效液相层析法
串珠镰刀菌素食物中毒	串珠镰刀菌	真菌	15 ~ 30 分钟	上腹不适、恶心、呕吐、腹胀、腹痛、厌食，偶有腹泻等	化学法和免疫化学法检测
霉变甘蔗中毒	节菱孢霉	真菌	10 分钟 ~ 17 小时，大多为食后 2 ~ 8 小时发病	起初为消化系统功能紊乱，继而出现神经系统症状，重者呕吐剧烈、大便呈黑色、神志恍惚	镜检

续表

疾病	病原微生物	种类	潜伏期	临床表现	实验室检查
甲型肝炎	甲型肝炎病毒	病毒	15 ~ 45 日	自觉不适、疲乏、食欲减退、厌油、恶心、呕吐、肝大及肝功能受损、巩膜及皮肤黄染	血清学检测
脊髓灰质炎	脊髓灰质炎病毒	病毒	8 ~ 12 日	麻痹、发热、头痛、咽喉肿痛、呕吐、食欲缺乏，脑膜炎	脑脊液检查、病毒分离、血清学检测
诺如病毒引起的急性胃肠炎	诺如病毒	病毒	24 ~ 48 小时	呕吐及腹泻、发热	核酸检测和基因型鉴定、抗原检测
轮状病毒性肠炎	轮状病毒	病毒	1 ~ 2 日	呕吐、腹痛、排水样便	核酸检测、血清学检测
人类克-雅病	朊病毒	病毒	2 ~ 8 年	系统性神经症状、精神行为异常、突然惊恐、狂躁不安、易激惹	电镜检查、免疫印迹法
口蹄疫	口蹄疫病毒	病毒	2 ~ 18 日	发热，口腔干燥，唇、齿龈、舌边、颊部、咽部潮红，出现水疱，同时伴有头痛、恶心、呕吐或腹泻	RT-PCR、ELISA

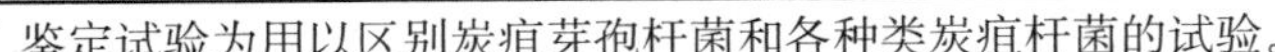
* 鉴定试验为用以区别炭疽芽孢杆菌和各种类炭疽杆菌的试验。

1．细菌性食物中毒 细菌性食物中毒（bacterial food poisoning）是指患者摄入被细菌和（或）其毒素污染的食物或水所引起的急性中毒，常见的临床表现为恶心、呕吐、腹痛、腹泻及排水样便，伴发热等。特点是发病迅速、与食物密切相关，临床表现以急性胃肠炎症状为主，无人与人之间的直接传播，具有一定的季节性。细菌性食物中毒的常见原因有：生熟交叉污染，如熟食被生的食品原料污染或被与生的食品原料接触过的表面（如容器、手、操作台等）污染，或接触熟食的容器、手、操作台等被生的食品原料污染；食品贮存不当，如熟食在10 ~ 60℃之间的温度条件下存放时间应小于 2 小时，长时间存放就容易引起变质；另外，易腐原料、半成品食品在不适合的温度下长时间贮存也可能导致食物中毒；食品未烧熟、煮透，从业人员携带病原菌污染食品，经长时间贮存的食品食用前未彻底再加热等都会造成细菌性食物中毒。

能引起细菌性食物中毒的细菌很多，沙门菌是常见的细菌。沙门菌属于肠杆菌科、沙门菌属。据其抗原结构和生化试验，目前已发现 2 000 余种血清型，其中以鼠伤寒沙门菌、肠炎沙门菌和猪霍乱沙门菌较为多见。该菌为革兰氏阴性杆菌，需氧，不产生芽孢，无荚膜，绝大多数有鞭毛，能运动。对外界的抵抗力较强，在水和土壤中能存活数月，粪便中能存活 1 ~ 2 个月，在冰冻土壤中能越冬。它不耐热，55℃ 1 小时或 60℃ 10 ~ 20 分钟死亡，5% 苯酚或 1 : 500 氯化汞 5 分钟内即可将其杀灭。多种家畜（猪、牛、马、羊）、家禽（鸡、鸭、鹅）、鱼类、鸟、鼠类及野生动物的肠腔及内脏中能检测到此类细菌。细菌由粪便排出，污染饮用水、食物、餐具以及新鲜蛋类食品和蛋制品（冰蛋、蛋粉）等，人进食后被感染。致病食物以肉、血、内脏及蛋类为主，值得注意的是沙门菌在食品中繁殖后，并不影响食物的色、香、味。

细菌性食物中毒的实验室诊断应取可疑食物、呕吐物和粪便做细菌培养。根据不同病因做相应的血清学检测，可进一步明确病因。

2．甲型肝炎 甲型肝炎（hepatitis A）简称甲肝，是由甲型肝炎病毒（HAV）引起的，以肝的炎症为主要病理变化传染病，主要通过粪-口途径传播，临床上以疲乏、食欲减退、肝

大、肝功能异常为主要表现，部分病例出现黄疸。临床分为显性感染和无临床症状的隐性感染两种类型。感染后大部分发展为急性肝炎，无症状感染者常见，成人感染后多表现为显性感染，而儿童感染后易表现为隐性感染。甲型肝炎起病初期，患者会出现疲乏无力、不思饮食，小便颜色加深，有时伴有发热等症状，严重时巩膜、皮肤发黄。冬、春季节常是甲肝发病的高峰期。甲肝患者和无症状感染者为传染源，甲肝患者仅从粪便中排出病原体。患者在起病前2周和起病后1周从粪便中排出HAV的数量最多，此时传染性最强。但起病后30天仍有少部分患者从粪便中排出HAV。血液中的HAV主要出现在黄疸发生前14 ～ 21天，在此期患者的血液有传染性，但黄疸发生后患者血液通常无传染性。

实验室血常规检查可见外周血白细胞计数一般减少或在正常范围，可伴有轻度淋巴细胞或单核细胞比例增高，病程早期尿中尿胆原增加，黄疸期尿胆红素及尿胆原均增加。肝功能检查以血清谷丙转氨酶（ALT）、谷草转氨酶（AST）、总胆红素水平检测最为有用。甲肝患者的ALT和AST均升高，多数显性感染者伴有血清总胆红素水平升高。甲肝病毒IgM抗体检查是诊断的特异性指标，HAV IgM抗体发病后1周左右即可在血清中测出。其出现与临床症状及化验指标异常的时间一致，第2周达高峰。HAV IgM抗体一般出现持续8周，少数患者可达6个月以上。HAV IgG抗体是既往感染的指标，因其是保护性抗体，可保护人体再次感染，故可作为流行病学调查的指标，以了解易感人群。

1988年，甲肝在上海市流行，超过30万人患病。这次甲肝流行的原因是居民习惯生食已被HAV污染的毛蚶。研究调查发现，每只毛蚶每日能过滤40 L水，可浓缩HAV 29倍，HAV可在其体内存活3个月之久。南方沿海省市居民喜食毛蚶，习惯将毛蚶只在开水里浸一下，蘸上调料食用，味道鲜美，但这样病毒不能被灭活，可在食用者中引起甲肝流行。抽样调查显示，上海市居民中食用过毛蚶的人占32%，即约230万人食用过毛蚶，食毛蚶者甲肝罹患率达14% ～ 16%，食毛蚶人群罹患甲肝的相对危险是未食毛蚶人群23 ～ 25倍，归因危险度为11.5 ～ 15.2。毛蚶主要产地是江苏省启东县，当时当地水源污染十分严重。从毛蚶提纯物中，分别用直接免疫电镜、HAV核酸杂交试验以及甲肝患者病理组织分离培养等方法，进行HAV检测，均获阳性结果。一般情况下，要从毛蚶体内分离自然污染的HAV是很困难的，但这次却能从受污染的毛蚶中分离到HAV，说明毛蚶已被严重污染。这种毛蚶在短时间内（1987年11月至1988年1月）销往上海，被将近1/3的上海人食用，酿成了1988年1—4月上海甲肝的暴发、流行。甲肝暴发、流行前，上海市居民的血清甲肝抗体检测结果表明，20 ～ 39岁人群抗体阳性率低于50%，即此年龄组的人群，一半以上对HAV易感。在这次暴发流行中，此年龄组人群发病率最高，占患者总数的83.5%。甲肝抗体阳性率随年龄的增加而上升，40岁以上者抗体阳性率高达90%以上，这与40岁以上年龄组人群的发病率显著较低也是一致的。

3．食品变质导致的疾病 食品变质导致的疾病（illness caused by deterioration of food）在食用腐败食品后较为常见，在致病的诸多因素中，微生物的污染最活跃，是最普遍的因素，起主导作用。一般来说，鱼、肉、果蔬类食品，以细菌作用最为明显；粮食、面制品则以真菌作用最为显著。微生物在环境中无所不在，食品在生产、加工、运输、储存、销售过程中，很容易被微生物污染。只要温度适宜，微生物就会生长、繁殖，分解食品中的营养素，以满足自身需要。这时食品中的蛋白质被破坏，食品会发出臭味和酸味，失去了原有的坚韧性和弹性，颜色也会发生变化。

食品腐败、变质的原因很复杂，腐败、变质过程中的产物对人体的危害也是多方面的。食品感官性状变化，产生腐败气味，并产生许多令人厌恶的物质，例如蛋白质分解产物有胺类、硫化氢、硫醇、吲哚、粪臭素等。脂肪酸败产生醛、酮类等，并进一步分解，产生特殊的酸败味。此外，食品外形上的溃烂、出现黏液、污秽物等严重影响食品的感官和卫生。食品腐败、变质使食品中的主要成分——蛋白质、脂肪、碳水化合物分解，大量的维生素、无机盐等营养

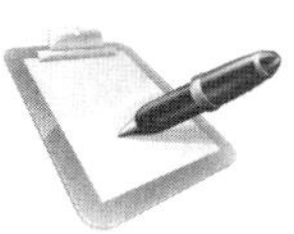

素也受被分解破坏和流失，使食品的营养价值严重降低，甚至达到不能食用的程度。腐败、变质的食品由于微生物污染严重，增加了致病菌和产毒菌存在的机会，并可使一些毒力弱的细菌得以大量生长、繁殖，人食用后会引起食源性疾病。某些分解产物（如组胺）可引起超敏反应；霉变甘蔗可引起急性中毒；长期食用含有黄曲霉毒素、青霉毒素的食物，往往可造成慢性损害。

可从色泽、气味、组织状态判断食品是否变质。用化学方法可检测三甲胺、组胺、挥发性盐基总氮和食品 pH 的变化；物理方法包括食品腐败的物理指标，主要是根据蛋白质分解时低分子物质增多这一现象，先后测定食品浸出物量、浸出液电导率、折光率、冰点、黏度及 pH 等指标，其中肉浸出液的黏度测定尤为敏感，能反映腐败变质的程度。对食品进行微生物菌数测定，可以明确食品被微生物污染的程度及是否发生变质，同时它是判定食品生产的一般卫生状况以及食品卫生质量的一项重要依据。

控制经食源性疾病主要采取严格控制食品材料的来源，确保加工食品过程的清洁，在食品储存和流通环节要进行冷藏、加热、干燥处理及合理使用化学防腐剂和发酵、腌制工艺。

四、通过媒介生物传播的疾病

通过生物或机械方式将病原生物从传染源或环境向人类传播的生物称为媒介生物（vector），主要包括节肢动物和啮齿类动物。常见的媒介昆虫有蚊、苍蝇、蜚蠊、臭虫、虱、蚤、蚂蚁等，此外媒介昆虫还包括蠓、蚋、虻、白蛉等。不同虫媒传染病的传染源和传播媒介可能是相同的。新发虫媒传染病是新发传染病的重要组成部分，在全球呈现加剧的形势。全球虫媒传染病的流行呈现三大趋势：新的病种不断被发现、原有疾病的流行区域不断扩展、疾病流行的频率不断增大。其中最有代表性的“老”病种登革热，近年来随着媒介生物埃及伊蚊、白纹伊蚊的活跃，流行速度逐步加快，全球有 25 亿人受到威胁；而最有代表性的“新”病种西尼罗热，自 1999 年首次在美国暴发以来，连年在美国流行，而且流行规模越来越大；通过蜱叮咬传播的新发虫媒传染病——莱姆病，目前已在世界五大洲 70 多个国家有病例报告。传染病的传播没有国界，虫媒传染病远距离传播的情况越来越常见。我国虫媒种类繁多、分布情况复杂，而相关监测和控制水平与防疫要求存在较大差距。

随着新型的检测手段和技术的应用，一些新发虫媒传染病逐渐被发现。新发虫媒传染病涉及的病原体种类繁杂，病原体的宿主种类多样，传播途径各异，感染方式复杂多变，容易造成跨国界、跨洲界甚至全球性传播。新发虫媒传染病的发生、出现具有不确定性，人类普遍缺乏对其的免疫力，早期发现及诊断较为困难，且缺乏特异的预防和治疗方法。在新发传染病中，75% 是动物寄生物病（病原体最先寄生于动物上），如尼帕病毒病和西尼罗热、埃博拉病毒病。20 世纪暴发的 3 次全球性流感的病原体都是源自鸟类。

能携带病原微生物的媒介昆虫均为节肢动物（如蚊、蠓、虱、白蛉、蜱、螨等）。虫媒传染病包括因虫媒叮咬而感染发病的传染病，如伊蚊传播的登革热、黄热病，按蚊传播的疟疾、丝虫病，蜱传播的森林脑炎，虱传播的流行性回归热、斑疹伤寒等。该类传染病大多是自然疫源性疾病，分布广、危害大，易引起人畜暴发、流行。在具有传播能力的昆虫中，蚊类最多，在已登记的 535 种由虫媒携带的病毒中，从蚊类分离到的病毒有 265 种，几乎占 50%，其中以伊蚊属和库蚊属占首位，其次为按蚊属。携带病毒的伊蚊达 117 种，库蚊 103 种，按蚊 50 余种；而从蜱分离到的病毒有 116 种，占虫媒携带的病毒总数的 21%。

（一）传播形式

节肢动物传播（arthropod transmission）亦称虫媒传播，是以节肢动物作为传播媒介而造成感染，包括机械携带和生物性传播两种方式。作为传染病传播媒介的节肢动物甚多，有昆虫

纲的蚊、蝇、蚤、虱等和蛛形纲的蜱和螨。

1．机械性携带 节肢动物接触或吞食病原体后，病原体在它的体表或体内均不繁殖，一般能存活 2 ～ 5 日。当它们再次觅食时，通过接触、反吐或排泄将病原体排出体外而污染食品等，当人们食用这类食品后被感染。例如苍蝇能通过这种方式传播伤寒、细菌性痢疾等肠道传染病。

2．生物性传播 吸血节肢动物叮咬处于菌血症、立克次体血症或病毒血症期的宿主，病原体随着宿主的血液进入节肢动物的肠腔，造成肠道或其他器官的感染，病原体在节肢动物体内繁殖，然后再通过节肢动物的唾液、呕吐物或粪便进入易感者体内。病原体在吸血节肢动物体内增殖或完成生活周期中某些阶段后始终具有传染性，其所需要时间称外潜伏期（extrinsic incubation period）。外潜伏期长短常受气温等自然因素的影响。

经吸血节肢动物传播的疾病为数极多，如鼠疫、斑疹伤寒、疟疾、绦虫病等，还包括 200 种以上的通过虫媒传播的病毒性疾病。

虫媒传染病的流行特征为：①地区性，病例分布与传播该病的媒介节肢动物的分布一致；②季节性，发病率升高与节肢动物的活动季节一致；③某些传染病具有职业特点，如森林脑炎多见于伐木工人及野外作业的工人；④发病有年龄特点，老疫区的病例多见于儿童，新疫区的病例无年龄差异；⑤人与人之间一般不直接传播。

（二）常见疾病

通过媒介生物传播的疾病包括病毒引起的流行性乙型脑炎、登革热和登革出血热、森林脑炎、黄热病、西尼罗热、流行性出血热、新疆出血热、鄂木斯克出血热、科萨努尔森林病、阿根廷出血热、玻利维亚出血热、拉沙热、马尔堡病毒病、埃博拉出血热、裂谷热、辛德毕斯病、奇昆古尼亚热、罗斯河病毒病、东方马脑炎、西方马脑炎、委内瑞拉马脑炎、圣路易脑炎、墨累山谷脑炎、加利福尼亚脑炎、羊跳跃病、波瓦生脑炎、中欧脑炎等，立克次体与埃立克体引起的恙虫病、鼠型斑疹伤寒、流行性斑疹伤寒、Q 热、斑点热、猫抓热、战壕热、埃立克体病等，细菌引起的鼠疫、土拉热弗朗西丝菌病，螺旋体引起的莱姆病、蜱传回归热等，原虫引起的疟疾、黑热病（内脏利什曼病）、弓形体病等，蠕虫引起的丝虫病、结膜吸吮线虫感染、美丽筒线虫病等（表 3-4）。

表3-4 常见的通过媒介生物传播的疾病

疾病	病原微生物	种类	潜伏期	临床表现	传播形式	实验室检查
埃立克体病	查菲埃立克体	细菌	12 ～ 14 日	非特异性的发热，症状很像落基山斑疹热	蜱传播	病原体分离和鉴定、血清学试验
流行性斑疹伤寒	普氏立克次体	细菌	5 ～ 21 日	斑疹、血管炎、头痛、发热、肌肉疼痛	虱传播	免疫学试验、病原体分离、分子生物学检测
莱姆病	伯氏疏螺旋体	细菌	3 ～ 32 日	慢性游走性红斑，脑膜炎、脑神经炎等神经系统病变，心肌炎等心脏病变，以及关节病变	蜱传播	PCR 检测、病原体分离及特异性抗体检测
鼠疫	鼠疫耶尔森菌	细菌	2 ～ 8 日	皮下出血、发热、腹股沟淋巴结肿大	鼠蚤传播	镜检、细菌培养、血清学试验、PCR 检测、噬菌体感染实验

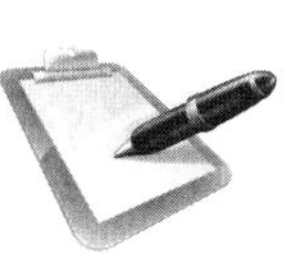

续表

疾病	病原微生物	种类	潜伏期	临床表现	传播形式	实验室检查
急性Q热	贝纳柯克斯体	细菌	2～3周	突发剧烈头痛、肌肉疼痛、发热，心内膜炎、肝炎	蜱传播	血清学试验
落基山斑疹热	立氏立克次体	细菌	2～14日	突发性头痛、高热、寒战、皮疹	蜱传播	凝血机制检查、血常规检查、脑脊液检查、外-斐反应、间接免疫荧光抗体试验、病原体分离
地方性（蚤传）斑疹伤寒	莫氏立克次体	细菌	6～16日	以发热、头痛、皮疹为主	鼠蚤传播	外-斐反应（OX19呈阳性反应）、血清学检测、病原体分离
回归热	回归热螺旋体	细菌	2～14日	周期性高热伴全身疼痛、肝脾大和出血倾向，重症可有黄疸	虱、蜱传播	吉姆萨染色、免疫学检测、脑脊液检查
疟疾	疟原虫	原虫	12～30日	周期性规律发作，全身发冷、发热、多汗，长期多次发作后，可引起贫血和脾大	按蚊传播	血液涂片、血清学检测
非洲锥虫病	布氏锥虫	原虫	1～2周	皮肤肿胀，肿胀处中心出现一红点，发热、头痛，关节痛、肢体疼痛，共济失调、震颤、痉挛，嗜睡、昏睡等	舌蝇（叮咬）传播	涂片检查、ELISA、间接免疫荧光检测、间接血凝试验、PCR检测
黄热病	黄热病毒	病毒	3～6日	发热、寒战、头痛、背痛、恶心、呕吐、黄疸、蛋白尿、缓脉和出血	伊蚊传播	病毒分离、血清学检测、RT-PCR检测
裂谷热	裂谷热病毒	病毒	3～6日	发热、头痛、疲劳、关节疼痛和肌痛，有时会有恶心、呕吐，部分患者会出现结膜炎及畏光的现象；严重者可能会出现出血、休克、脑炎或肝炎，甚至死亡	蚊传播	病毒分离、ELISA、RT-PCR检测、特异性抗体和抗原检测
肾综合征出血热	汉坦病毒	病毒	2～3周	发热、出血、充血、失血性休克及肾损害	啮齿类动物传播	特异性抗原、抗体检测和病原学检测
发热伴血小板减少综合征	新型布尼亚病毒	病毒	7～14日	发热、乏力、明显食欲缺乏、恶心、呕吐，部分患者有头痛、肌肉酸痛、腹泻等	蜱传播	血清核酸检测、病毒分离、血清学检测
基孔肯亚热（奇昆古尼亚热）	基孔肯亚病毒	病毒	2～12日	发热、皮疹、关节疼痛、肝功能损伤、皮肤黏膜出血，以及脑膜炎、心肌炎	蚊传播	血清特异性抗体检测、核酸检测、病毒分离
委内瑞拉马脑炎	委内瑞拉马脑炎病毒	病毒	2～5日	流感样症状，如发冷、发热、头痛、肌痛（以下背部及腿部明显）及恶心、呕吐等，可有心动过速、结膜炎和非渗出性咽峡炎等	蚊传播	病毒分离和血清学检测

续表

疾病	病原微生物	种类	潜伏期	临床表现	传播形式	实验室检查
东方马脑炎	东方马脑炎病毒	病毒	7～10日	迅速发生的流感样症状，如头痛和发热，甚至有抽搐、意识障碍和脑膜刺激征等	蚊传播	血清IgM抗体检测、脑脊液检查、PCR检测
罗斯河病毒病	罗斯河病毒	病毒	7～9日	关节酸痛、发热、皮疹和疲劳	蚊传播	血清学检测
登革热	登革病毒	病毒	3～14日	起病急骤，表现为高热，头痛，肌肉、关节剧烈酸痛；部分患者有皮疹、出血倾向、淋巴结肿大	蚊传播	病毒分离、免疫学检查、病毒核酸检测
西尼罗热	西尼罗病毒	病毒	3～12日	起病急骤，表现为持续性高热，伴有头晕、剧烈头痛、恶心，可有喷射性呕吐、嗜睡、昏睡，昏迷和抽搐	库蚊传播	脑脊液检查、病原学检测、血清学检测、分子生物学检测
流行性乙型脑炎	乙型脑炎病毒	病毒	10～15日	起病急骤，有高热、意识障碍、惊厥、强直性痉挛和脑膜刺激征等	蚊传播	脑脊液检查、病毒分离
克里米亚-刚果出血热	克里米亚-刚果出血热病毒	病毒	2～12日	起病急骤，体温上升至39～41℃，伴寒战；头痛剧烈，尤以前额和颞部强烈，颜面呈痛苦表情；全身肌痛；呈醉酒貌；皮肤和黏膜在早期即可见到出血点或瘀斑；恶心、呕吐可持续数天；可有鼻出血、呕血、血尿、黑便；肝脾大	蜱传播	乳鼠接种分离的病原体、免疫学检测
拉沙热	拉沙病毒	病毒	6～12日	全身不适、发热（稽留热或弛张热）、咽痛、咳嗽、恶心、呕吐、腹泻、肌痛及胸腹部疼痛，常见眼部和结膜的炎症和渗出	啮齿类动物传播	血清特异性抗体检测、核酸检测、病毒分离
寨卡热	寨卡病毒	病毒	尚不清楚，可能为数日	急性起病，表现为低热、斑丘疹、关节疼痛（主要累及手、足小关节）、结膜炎，其他症状包括肌痛、头痛、眼眶痛及无力	蚊传播	RT-PCR检测、血液中病毒分离
森林脑炎	蜱传脑炎病毒	病毒	10～15日，最短2日，长者可达35日	突发高热、头痛、意识障碍、脑膜刺激征、瘫痪等	蜱传播	脑脊液检查、病毒分离、血清学试验、PCR检测

1．流行性乙型脑炎　流行性乙型脑炎（Japanese encephalitis，JE）简称乙脑，又名日本脑炎，是由乙型脑炎病毒（JEV）导致的以脑实质炎症为主要病理改变的急性中枢神经系统表现的传染病。该病病原体于1934年在日本被发现，1935年由日本学者最早分离，因此命名。

传染源主要为动物宿主，是人兽共患的自然疫源性疾病。蚊虫、鸟类、蝙蝠、家畜均可感染。蚊虫可携带病毒过冬，并经卵传代，为重要储存宿主。由于猪的感染率极高（仔猪在流行季中感染率可接近100%）、病毒载量大、病毒血症持续时间长、饲养面广，故为主要传染源。乙型脑炎病毒在猪间传播常早于人间传播1～2个月，故监测猪的感染率有助于预测人群的流行趋势。人感染乙型脑炎病毒后病毒载量少，病毒血症持续时间短，故感染者不是主要传染源。

库蚊、伊蚊、按蚊中均有一些种可以传播本病，但是主要还是通过库蚊传播，其中最主要的传播媒介是三带喙库蚊（三斑家蚊）。蚊虫叮咬宿主后，乙型脑炎病毒进入蚊虫体内繁殖，随后移行入唾液腺，大量分泌到唾液中，叮咬易感宿主时可传染人。携带乙型脑炎病毒的蚊虫叮咬易感者后，病毒随蚊虫唾液进入人体，先在单核-吞噬细胞系统中繁殖，随后形成病毒血症，之后的转归取决于病毒的数量、毒力以及人体免疫功能，免疫功能为主要影响因素。免疫力强者可迅速消除病毒血症，病毒无机会通过血脑屏障，形成隐性感染或成为轻型病例；免疫力弱者，或因高血压、脑寄生虫病等原因削弱血脑屏障者，病毒容易侵入，形成显性感染。由于病毒经血液播散，若侵入血脑屏障则将引起广泛的脑实质炎症。未感染过乙型脑炎病毒者普遍易感，但大多数为隐性感染（隐性感染者：显性感染者为300～2 000），发病者以轻型和普通型居多。此病存在持久的感染后免疫，成人常经历隐性感染而获得免疫力，故发病者多为2～6岁儿童。乙脑主要流行区域在东南亚、西太平洋地区；发病时间与蚊虫数量相关，热带地区全年发生，亚热带和温带地区多为7—9月。因为隐性感染率高，此病呈高度散发状态。同一家庭，甚至同一自然村同时出现两个患者的例子很少见。

临床上大多数患者症状较轻或呈无症状的隐性感染，仅少数出现中枢神经系统症状，表现为高热、头痛、喷射性呕吐，发热2～3日后出现不同程度的意识障碍；重型患者出现全身抽搐、强直性痉挛或瘫痪等中枢神经系统症状，严重者出现中枢性呼吸衰竭。

实验室检查白细胞计数为（10～20）$\times 10^9$/L，少数患者可更高；中性粒细胞数常大于80%；部分患者血象可一直正常。脑脊液检查为基本检查项目，如无禁忌，均应实施，特征性变化为压力升高。白细胞数多在（50～500）$\times 10^6$/L水平，少数可大于1 000$\times 10^6$/L，并以单个核细胞为主。但在极早期，白细胞计数可完全正常；病程前3天内，可以多形核细胞为主。血清学特异性IgM抗体最早在病程第2日即可测得，血标本中的特异性抗体则在病程第3天出现。补体结合抗体为IgG抗体，多在发病后2周出现，5～6周达峰，可维持1年左右。主要用于回顾性诊断或流行病学调查。血凝抑制试验检测比较方便，抗原在病后第4天开始出现，2周时达峰，维持1年左右。因操作简便，此试验常用于临床诊断及流行病学调查。

病毒培养是诊断的条件之一，病毒主要存在于脑组织，在血液及脑脊液中浓度很低。病毒抗原检测具有特异性，可从血液、脑脊液、脑组织中取材行直接免疫荧光法检测乙型脑炎病毒抗原，或行PCR法检测乙型脑炎病毒核酸。

2．登革热 登革热（dengue fever）是一种由登革病毒引起、蚊媒传播的热带病。患者一般会在感染3～14日后发作，症状包括发热、头痛、肌肉和关节痛，还有典型的麻疹样皮疹。一般会于2～7日痊愈。少部分患者病情可进一步恶化，出现危及生命的登革出血热，患者有出血、血小板减少和血浆蛋白渗出，或者进展为登革休克综合征，此时会出现致命性的失血性休克。登革病毒有5型，人体感染后对同型病毒可获得终身免疫，但对异型病毒免疫力维持时间较短。登革热自第二次世界大战后就成了一个严重的全球公共卫生问题，病例波及全球110个国家，每年有5 000万～5.28亿人感染。该病最早的暴发记录为1779年，至20世纪初，人们已经了解此病由病毒引起，且经由蚊传播。除了灭蚊计划之外，目前科学界也致力研发直接对抗病毒的药物。该病被归类于“被忽视的热带病”。

登革病毒主要由黑斑蚊传播，特别是埃及斑蚊（*A. aegypti*）。这些蚊通常生活在北纬35°到南纬35°海拔1 000米以下的地区。它们一般喜欢白天叮咬，特别是清晨和傍晚，但

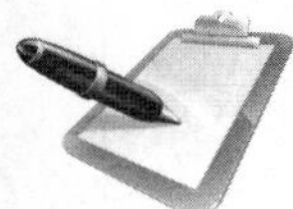

是全年任何时间它们都可以叮咬并传播病毒。其他传播登革病毒的斑蚊包括白线斑蚊（*A. albopictus*）、波利尼西亚斑蚊（*A. polynesiensis*）和盾板斑蚊（*A. scutellaris*）。人类是该病毒的主要宿主，但其也在非人类的灵长目动物中传播，被携带病毒的蚊叮咬一次即可感染。雌蚊从登革热患者吸入带病毒的血液，蚊自身感染病毒，病毒在其消化道细胞中，8 ～ 10 日后，病毒进入蚊的唾液腺等其他组织，随后被释放在唾液中。病毒对蚊似乎没有有害作用，蚊可终生保持感染状态。埃及斑蚊最易传播病毒，因为它们更喜欢在人造水容器中产卵，生活在人类附近，叮咬人类而不是其他脊椎动物。当携带登革病毒的蚊叮咬人时，病毒会随蚊的唾液进入人皮肤，与白细胞结合并进入白细胞，随白细胞在全身循环并在其内增殖。白细胞对病毒做出反应，产生大量信号蛋白，如细胞因子和干扰素。它们导致许多临床症状，如发热、流感样症状和剧痛。在严重感染时，体内产生的病毒数量大大增加，更多器官（如肝和骨髓）会受累。由于血管通透性增加，血液从小血管渗出进入体腔。

登革热一般急性起病，突发高热，有明显疲乏、厌食、恶心等症状，常伴有较剧烈的头痛、眼眶痛、全身肌肉痛、骨关节痛，可伴有面部、颈部、胸部潮红，结膜充血等。于病程第 3 ～ 6 日在颜面、四肢出现充血性皮疹或点状出血疹。典型皮疹为四肢的针尖样出血点及“皮岛”样表现等。皮疹分布于四肢、躯干或头面部，多有痒感，不脱屑。部分患者可有不同程度的出血表现，如皮下出血、注射部位瘀点、牙龈出血、鼻出血及束臂试验阳性等。严重出血者有皮下血肿，肉眼血尿，消化道、胸腹腔、阴道、颅内等部位出血。严重脏器损伤时出现急性心肌炎、急性呼吸窘迫综合征、急性肝损伤、急性肾功能不全、中枢神经系统损伤等表现。也有病例出现心动过速、肢端湿冷、毛细血管充盈时间延长超过 3 秒、脉搏细弱或无法测到、脉压减小或血压无法测到等休克症状。

实验室检查可确诊登革热。可以通过细胞培养分离病毒，PCR 检测病毒核酸，以及病毒抗原（如 NS1）检测或特异性抗体检测（血清学检测）。登革热患者的血常规会出现白细胞计数减少和（或）血小板减少。患者登革病毒 IgM 抗体阳性，发病 5 日内的登革病毒 NS1 抗原检测阳性。有临床症状的病例如果在恢复期血清特异性 IgG 抗体滴度比急性期有 4 倍及以上增长或阳转，或者从急性期的患者血液、脑脊液或组织等中分离到登革病毒或应用 RT-PCR 或实时荧光定量 PCR 检出登革病毒核酸即可确诊。在感染最初 7 日内，PCR 和病毒抗原检测要更精确。

3．疟疾 疟疾（malaria），中文俗称打摆子、冷热病、发疟子，是一种会感染人类及其他动物的全球性寄生虫病，由蚊散播，隶属囊泡藻界（原生生物的生物类群之一）。疟疾引起的典型症状为周期性寒战、发热、出汗。凶险型多发生在疾病流行期中，多急性起病，表现为高热、寒战、昏迷、抽搐等。流行区婴幼儿表现为突然高热、寒战、昏迷。这些症状通常在蚊叮咬后的 10 ～ 15 日内出现，若患者没有接受治疗，症状缓解后数月内症状可能再次出现。

疟疾最常通过受感染的雌性按蚊来传播，疟原虫会在按蚊叮咬时从蚊的唾液传入人的血液中，接着疟原虫会随血液移动至肝，在肝细胞中发育成熟和繁殖。疟原虫属（*Plasmodium*）为顶复门，其中有 5 个种可以感染人类并借此散播，多数死亡案例由恶性疟原虫（*P. falciparum*）、间日疟原虫（*P. vivax*）及卵形疟原虫（*P. ovale*）所造成，三日疟原虫（*P. malariae*）产生的症状较轻微，而猴疟虫（*P. knowlesi*，又称诺氏疟原虫）则较少造成人类疾病。疟疾的主要流行地区包括非洲中部、南亚、东南亚及拉丁美洲，这其中又以非洲的疫情最甚。根据世界卫生组织的统计，2015 年全球约有 2.14 亿人新感染疟疾，并造成多达 43.8 万人死亡，其中有 90% 的死亡病例位于非洲。2000—2015 年间，病例数减少 37%，但自 2014 年（1.98 亿例）之后开始回升。疟疾与贫困息息相关，并会严重影响经济发展。疟疾会造成医疗卫生支出增加、劳动力减少，并冲击旅游业，非洲每年估计会因疟疾损失 120 亿美元。由于疟

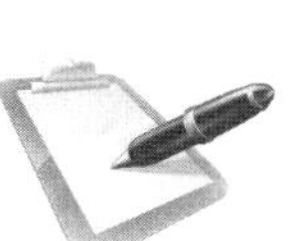

原虫可以感染大部分的脊椎动物，生物学家可以通过建立生物模型（如用老鼠做疟疾病理学研究）来研究疟疾。

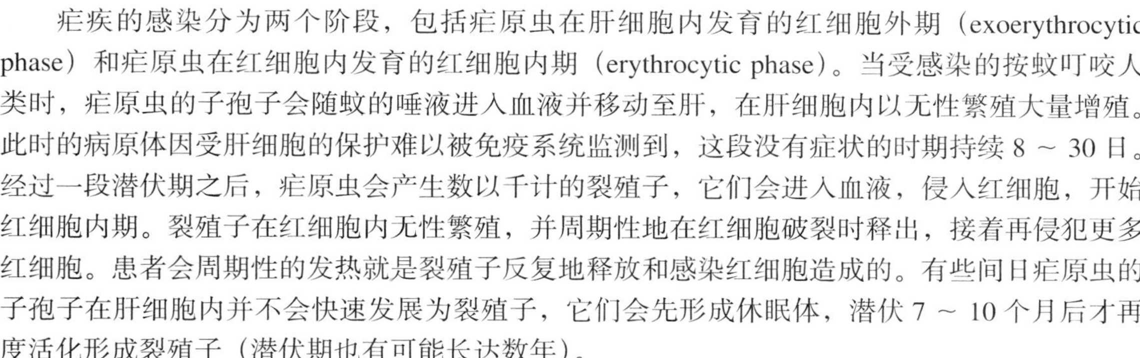

疟疾的感染分为两个阶段，包括疟原虫在肝细胞内发育的红细胞外期（exoerythrocytic phase）和疟原虫在红细胞内发育的红细胞内期（erythrocytic phase）。当受感染的按蚊叮咬人类时，疟原虫的子孢子会随蚊的唾液进入血液并移动至肝，在肝细胞内以无性繁殖大量增殖。此时的病原体因受肝细胞的保护难以被免疫系统监测到，这段没有症状的时期持续 8 ～ 30 日。经过一段潜伏期之后，疟原虫会产生数以千计的裂殖子，它们会进入血液，侵入红细胞，开始红细胞内期。裂殖子在红细胞内无性繁殖，并周期性地在红细胞破裂时释出，接着再侵犯更多红细胞。患者会周期性的发热就是裂殖子反复地释放和感染红细胞造成的。有些间日疟原虫的子孢子在肝细胞内并不会快速发展为裂殖子，它们会先形成休眠体，潜伏 7 ～ 10 个月后才再度活化形成裂殖子（潜伏期也有可能长达数年）。

除了发冷、发热和出汗外，疟疾没有特定症状，非疟疾流行区的人如近期有进出流行区史，并出现脾大、发热、血小板降低、血胆红素升高但白细胞计数正常的情况，则应怀疑是否感染疟疾。疟疾的确切诊断依赖血液涂片镜检或特异性抗原快速筛检，主要是查找疟原虫，通常找到即可确诊。血液涂片应当在寒战发作时采血，此时原虫数多、易在镜下找到，需要时应多次重复查找。如临床高度怀疑而血液涂片多次为阴性可做骨髓穿刺涂片查找疟原虫。还可采用分子生物学技术诊断法：① PCR 检测，灵敏性和特异性均较高。PCR 检测方法已在原来的基础上发展成多种方法，如巢式 PCR、RT-PCR、PCR-ELISA 等，除可以直接检测血样中的疟原虫外，还可以检测滤纸干血滴上的疟原虫，已从只可以检测恶性疟原虫发展为也可检测间日疟原虫。② DNA 探针检测，具有良好的特异性和稳定性。

通过媒介生物传播的疾病的预防和控制的重点与其他传染病有所不同，重要的手段是切断或消除传播途径，并通过多种途径改善与提高人群免疫力，保护易感人群。因此，对媒介生物的控制或消除是至关重要的手段，但因虫媒传染病的发生和流行过程受到复杂的社会和自然因素影响，所以必须因地、因时制宜进行综合防治，才能取得根本的效果。

五、通过化妆品传播的疾病

化妆品（cosmetic）是指以涂抹、喷洒或者其他类似方式，使用于人体表面的任何部位（皮肤、毛发、口唇、指甲等），以达到清洁、护肤、护发、美容、修饰或消除不良气味等目的的日用化学工业品。化妆品的种类繁多，目前尚无统一的分类方法。根据化妆品的用途可将其分为以下几类：①清洁作用，对皮肤、毛发、指甲、口唇等部位的污垢、彩妆进行清洁，如洁面霜、沐浴液、洗发香波、睫毛膏卸妆液等；②护肤作用，保护皮肤，使皮肤滋润、光滑和富有弹性，以抵御寒风、烈日和紫外线等的损害，达到保持皮肤水分、延缓皮肤衰老的目的，如润肤霜、防晒霜等；③护发作用，保护毛发，使毛发柔顺，达到防止毛发枯断的目的，如润发油、护发素等；④美容和修饰作用，对皮肤、毛发、指甲、口唇等进行美化和修饰，达到美化容颜、赋予人体香气的目的，如香粉、胭脂、唇膏、发胶、染发剂、烫发剂和香水等；⑤消除不良气味，通过抑汗或掩盖方法，达到减轻和消除体臭的作用，如抑汗剂、祛臭剂等。

化妆品成分复杂，为微生物的生长和繁殖提供了必需的碳源、氮源、矿物质、维生素和水分，在一定程度上构成微生物生长、繁殖的良好培养基。化妆品的 pH 值为 4 ～ 7，在生产、运输、贮藏和使用过程中的温度大多保持为 20 ～ 30℃，这也是多数微生物的适宜生长条件。这些因素与化妆品易受到微生物的污染密切相关。随着社会的进步和发展，化妆品日益成为人们日常生活中不可缺少的消费品。人们对化妆品的质量也提出了更高的要求，而微生物的指标和化妆品的质量具有紧密的联系。化妆品在生产、流通和使用过程中均有可能受到微生物污染。微生物污染不仅可引起化妆品变质、变色和产生异味，使其降低或失去了商品价值，更重

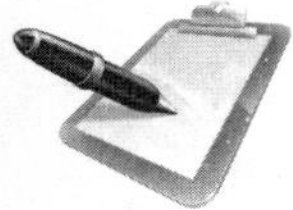

要的是还有可能对人体健康产生危害，导致疾病发生。因此，对通过化妆品传播的疾病的研究要重点从化妆品微生物学角度出发，了解化妆品与微生物的关系、化妆品污染的常见微生物、化妆品微生物污染对人体的危害，掌握化妆品微生物安全性评价和检测方法，熟悉化妆品微生物相关的卫生法规。

常见的污染化妆品的微生物有细菌、真菌和酵母菌等。化妆品中常见的细菌以革兰氏阴性杆菌为主，如埃希菌属、假单胞菌属、变形杆菌属、克雷伯菌属、肠杆菌属等，也有革兰氏阳性的葡萄球菌属、链球菌属、芽孢杆菌属等。常见的真菌有青霉属、曲霉属、毛霉属、根霉属、镰刀菌属等。常见的酵母菌有假丝酵母属、红酵母属、圆酵母菌属、隐球酵母属等。

按化妆品的种类来看，护肤类的化妆品，因其功效要求，成分中的水分含量较高，且含有多种营养物质，易受微生物污染。调查显示，微生物超标的进出口化妆品中，护肤类产品占半数以上，且污染的微生物种类最多。检出率较高的有耐热大肠菌群、铜绿假单胞菌、金黄色葡萄球菌。此外还检出蜡样芽孢杆菌、产气克雷伯菌、沙门菌、肠杆菌属等。其次是清洁类和护发类的化妆品，此类化妆品不但富含水分，而且也有微生物生长所需的营养，如水解蛋白、多元醇、维生素等。美容作用的化妆品，如唇膏、眉笔、眼影膏和睫毛膏等，在制造过程中大多经过高温融熔，因此污染率较低。此类化妆品的微生物污染通常发生在使用过程中，但其微生物污染对人健康影响最大，特别是用于眼部和口唇的化妆品。

（一）传播形式

化妆品中微生物的污染，按照来源主要分为一次污染和二次污染。人体使用被微生物污染的化妆品后，可能造成局部病变或全身性疾病。

1．一次污染（primary pollution） 是指在化妆品制造过程中导致的污染，原材料本身的理化性质、生产设备、厂房环境、包装材料、生产工人的健康状况都和化妆品产品的卫生质量有关。其中微生物污染最主要的来源是原材料。

2．二次污染 是指化妆品使用过程中造成的微生物污染，主要是由于化妆品使用时不注意卫生造成的。例如手部接触化妆品后将微生物带入，空气中的微生物落入而造成的污染。而包装设计的不科学、防腐剂使用不当，也给化妆品的二次污染造成了机会。

（二）常见疾病

微生物污染不仅会引起化妆品质量下降，表现为色泽、气味、性状及功能的改变；更重要的是对人体健康产生危害。人们使用致病微生物污染的化妆品可对皮肤、眼睛、口唇、指甲等部位造成感染或产生过敏反应，若不及时治疗，可能发生全身扩散，严重感染时甚至危及生命健康安全。

历史上屡有化妆品污染影响人体健康的案例。1946 年，新西兰曾发生过因破伤风梭菌污染爽身粉，引起 4 例婴儿死亡的事件。1967 年，Morse 等报道了肺炎克雷伯菌污染护手霜引起的败血症事件。美国某医院的护士使用了被污染的护手霜，在给患者输液时引起患者感染，导致 6 人出现败血症。

从疾病类型来看，化妆品污染导致的皮肤病最为常见，例如葡萄球菌属和链球菌属等可引起面部痤疮、毛囊炎等；微生物在化妆品中生长繁殖还可产生代谢产物，会对施用部位产生刺激作用，引起刺激性接触性皮炎或变应性接触性皮炎等。用于眼部的化妆品，例如眼线膏、睫毛油等，被微生物污染后可引起眼睑炎或结膜炎。特别应注意致病微生物的污染，它会引起较为严重的后果，例如被铜绿假单胞菌污染的化妆品误入眼内，可引起角膜感染，并迅速发展成角膜溃疡、角膜穿孔，严重病例可失明。此外，对某些微生物代谢产物的毒性也应有所警惕，如黄曲霉菌产生的黄曲霉毒素，金黄色葡萄球菌产生的肠毒素等（表 3-5）。

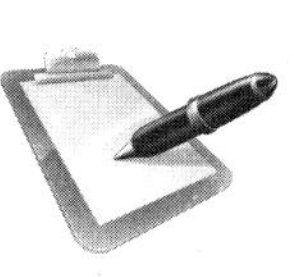

表3-5　常见的通过化妆品传播的疾病

疾病	病原微生物	种类	潜伏期	临床表现	传播形式	实验室检查
铜绿假单胞菌感染	铜绿假单胞菌	细菌	12～24小时	毛囊炎、龟头炎	接触传播	染色镜检、分离培养、生化鉴定和分型
破伤风	破伤风梭菌	细菌	7～8日	牙关紧闭、阵发性痉挛、强直性痉挛	经伤口感染	痰培养、分泌物培养
细菌性结膜炎	金黄色葡萄球菌、大肠杆菌、淋病奈瑟球菌	细菌	1～2日	患眼均有不同程度的异物感、烧灼感、痒感、有黏脓性分泌物，结膜充血、结膜囊分泌物增多，流泪，眼睑肿胀等	接触传播	涂片、分离培养
蜂窝织炎	金黄色葡萄球菌、溶血性链球菌	细菌	1～2日	患处皮肤局部剧痛，呈弥漫性红肿，境界不清，可为显著的凹陷性水肿；初为硬块，后中央变软、破溃而形成溃疡，约2周形成瘢痕而愈。可有恶寒、发热等全身症状，部分患者可发生淋巴结炎、淋巴管炎、坏疽、败血症等	接触传播	细菌培养
丹毒	A组乙型溶血性链球菌	细菌	2～5日	突然发热、寒战、不适和恶心；数小时到1天后出现红斑并进行性扩大，界限清楚。患处皮温高、紧张，并出现硬结和非凹陷性水肿，受累部位有触痛、灼痛，常见近卫淋巴结肿大，伴或不伴淋巴结炎；也可出现脓疱、水疱或小面积的出血性坏死	接触传播	革兰氏染色和细菌培养
脓疱疮	金黄色葡萄球菌、溶血性链球菌	细菌	4～10日	出现水疱、脓疱，易破溃结脓痂	经伤口感染	涂片、分离培养

1. 毛囊炎　毛囊炎（folliculitis）是毛囊皮脂腺的常见炎症，根据毛囊受影响的部位可分为浅表毛囊炎和深层毛囊炎。毛囊炎多见于成年人，好发于面部、头皮、上背部、腋窝、大腿和腹股沟，一般没有全身症状。浅表毛囊炎初起时为针头大小的红色毛囊性丘疹，逐渐变成粟粒样大脓疱，中心有毛发贯穿，周围有炎性红晕，伴有瘙痒或有轻度疼痛。浅表毛囊炎可进展成深层毛囊炎，出现明显的疼痛，病变部位形成疖或痈，破溃后结痂，可导致皮肤瘢痕。

毛囊炎可由病原体感染（细菌、真菌、病毒、寄生虫）、摩擦、刺激、皮肤创伤、某些药物和某些疾病引起，其中细菌性毛囊炎是最常见的类型，常见的病原体包括金黄色葡萄球菌、表皮葡萄球菌、链球菌等。毛囊炎主要通过临床表现进行诊断，明确相关病原体应进行脓疱分泌物培养。临床治疗策略取决于病因、部位和严重程度，通常局部用药治疗，如莫匹罗星、杆菌肽、克林霉素、红霉素等。

2. 感染性角膜炎　感染性角膜炎（microbial keratitis）是临床眼科常见疾病，也是引起视力损伤的主要原因，严重时可导致角膜穿孔、眼内炎，甚至失明。我国2014年的多中心横断

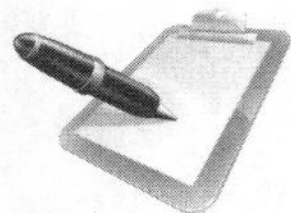

面流行病学调查的研究结果显示，感染性角膜炎的发病率为0.192%，给患者家庭和社会造成严重的经济负担。感染性角膜炎临床表现有结膜充血、眼部疼痛、流泪、视物模糊等，具体症状因病原体而异。

导致感染性角膜炎最主要的原因是细菌感染，常见的病原体包括金黄色葡萄球菌、铜绿假单胞菌、肺炎链球菌等。近年来，真菌性角膜炎的发病率呈明显上升趋势，特别是在热带、亚热带的发展中国家或地区。引起角膜感染的真菌有丝状真菌和酵母菌（包括念珠菌等）。病原诊断主要依靠革兰氏染色法和微生物培养法。常用的培养基有血琼脂平板、沙氏琼脂培养基（疑似真菌感染时）等。

3．蜂窝织炎　蜂窝织炎（cellulitis）是由于皮肤、黏膜受损伤或有其他病变，使皮下疏松结缔组织受细菌感染所致。病原菌多为溶血性链球菌、金黄色葡萄球菌、大肠埃希菌或其他类型链球菌等。由于受侵组织质地较疏松，致病菌释放毒性强的溶血素、链激酶、透明质酸等，使病变扩展迅速。表现为局部的红、肿、热、痛，病变附近淋巴结常受侵袭，可有明显的毒血症，伴有全身不适、寒战、发热等症状。蜂窝织炎主要通过体格检查进行诊断，临床治疗应早期应用有效的抗生素药物。

（三）化妆品微生物的检验

为了确保化妆品的卫生质量和使用安全，世界各国对化妆品卫生实施规范检验，但各国的微生物指标和限值也有所不同。我国《化妆品安全技术规范》对化妆品的微生物学质量要求见表3-6。

表3-6　我国《化妆品安全技术规范》对化妆品中微生物学质量要求

微生物指标（CFU/g 或 CFU/ml）	限值	备注
菌落总数	≤ 500	眼部化妆品、口唇化妆品和儿童化妆品
	≤ 1000	其他化妆品
真菌和酵母菌总数	≤ 100	
耐热大肠菌群	不得检出	
铜绿假单胞菌	不得检出	
金黄色葡萄球菌	不得检出	

化妆品微生物检测的内容包括菌落总数、真菌和酵母菌总数及特定菌（耐热大肠菌群、铜绿假单胞菌和金黄色葡萄球菌）的检测。

1．菌落总数　菌落总数指1 g或1 ml化妆品中所含的活菌数量。检测菌落总数可用来判断化妆品被微生物污染的程度，以及生产单位所用的原料、工具设备、工艺流程、操作者的卫生状况，是对化妆品进行卫生学评价的综合依据。

对眼部、口唇等部位所用的化妆品以及儿童用化妆品菌落总数要提出更严格的标准，主要是考虑不同人体部位、不同人群对微生物的抵抗力的差异。

2．真菌和酵母菌总数　真菌和酵母菌总数指1 g或1 ml化妆品中所污染的活的真菌和酵母菌数量，以判明化妆品被真菌和酵母菌污染程度及其一般卫生状况。

3．耐热大肠菌群　耐热大肠菌群也称为粪大肠菌群。耐热大肠菌群的检出表明化妆品可能受到粪便污染，有可能存在其他肠道致病菌或寄生虫等病原体。因此粪大肠菌群被列为重要的卫生指标菌，在化妆品标准中规定不得检出。

4．铜绿假单胞菌　铜绿假单胞菌广泛存在于自然环境中，是一种机会致病菌，能引起皮

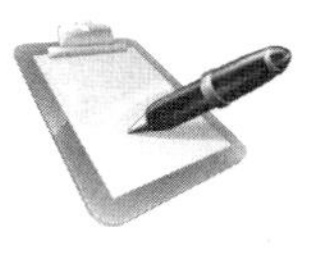

肤、黏膜的化脓性感染。因此，在化妆品标准中规定不得检出铜绿假单胞菌。

5．金黄色葡萄球菌　金黄色葡萄球菌在外界分布较广，抵抗力也较强，能引起人体局部化脓性炎症，严重时可导致败血症，因此，在化妆品标准中规定不得检出金黄色葡萄球菌。

加强化妆品微生物污染的预防工作，提高对化妆品微生物的检验能力，修订和完善化妆品卫生法规是今后的主要任务。为了不断加强化妆品监督管理，我国制定了与化妆品相关的一系列法规、规章和规范性文件。2015 年 11 月经化妆品标准专家委员会全体会议审议通过、由国家食品药品监督管理局批准颁布，自 2016 年 12 月 1 日起施行的《化妆品安全技术规范》（2015 年版），明确了化妆品相关的名词术语的释义，详细阐明了微生物检验方法，在提升我国化妆品技术规范权威性和国际影响力等方面发挥重要作用。微生物的检测已有完整的鉴定体系，但是传统的培养方法耗时费力，正逐渐被快速鉴定的方法所取代。大力开展标准监测方法的研究，可与化妆品标准建设和质量监测相配套，一同加快检验方法的标准化进程，为化妆品评价、监督管理提供标准依据。同时，进一步完善、规范中国化妆品法规体系，从而更好地保护公众的健康和权益。

六、特殊环境下的感染

特殊环境中的病原微生物引起的常见疾病见表 3-7。

（一）医源性感染（iatrogenic infection）

医疗机构作为提供疾病诊断和治疗活动等医疗服务的卫生机构，具有特殊性、专业性和感染高风险性。在医疗机构中获得的感染，如某患者进入某个医院或其他卫生保健机构时未患某病也不处于该病的潜伏期，但却在该院或机构中新感染了这种疾病，即为医源性感染。医院感染是指感染者在医院内获得并产生临床症状的感染，包括在住院期间获得的感染和在医院获得但出院后才显示的感染，但不包括入院前已经存在或入院时已经处于潜伏期的感染。感染病原体为来自医院环境中的微生物，感染者包括就诊患者、医务工作人员、探访者等。

1．医院感染的病原生物及其特点　医院感染的病原生物种类繁多，包括细菌、病毒、真菌、立克次体、支原体、衣原体以及寄生虫等，细菌最为多见，其次是病毒和真菌。常见的引起医源性感染的细菌包括葡萄球菌、克雷伯菌属、大肠埃希菌、沙雷菌属、链球菌、铜绿假单胞菌、沙门菌和结核分枝杆菌等，常见的病毒包括肝炎病毒、轮状病毒、流感病毒、柯萨奇病毒、人类免疫缺陷病毒等，真菌则以念珠菌、隐球菌、曲霉菌等最为多见。这些病原微生物可以是患者自身固有的微生物、他人携带的微生物，以及污染医院外环境的各种病原体。它们可以分布于医院的任何地方，如空气中、医护人员的手及物体表面、医疗器械和医药用品中、医院污水中、废弃物中等，可经呼吸道、消化道、血液、接触等途径感染机体，也可经呼吸道、消化道、皮肤、血液、体液等途径污染患者周边环境。了解现代医院感染微生物的流行特征和变化规律，对制定相应的预防策略、控制措施和降低医院感染的发生有重要的意义。

（1）多为机会致病菌或正常菌群：由于现代诊疗技术手段的提升和改变，医院感染常见的微生物种类发生了变化，其中细菌的变化趋势是革兰氏阳性球菌减少，革兰氏阴性杆菌比例上升，特别是一些毒力较弱的机会致病菌如非发酵型革兰氏阴性杆菌增加的幅度较大。人体各部位的正常菌群，如存在于皮肤、口腔、消化道、上呼吸道等部位的链球菌、不动杆菌、大肠埃希菌等，可在患者抵抗力低下、抗菌药物大量使用的情况下引起医院感染，如使用广谱抗生素导致肠道内正常菌群紊乱，可导致白念珠菌引起的肠炎。另外，侵入性诊疗手段如尿路插管、血液透析、胸腹腔穿刺、放置心脏起搏器等在医院中的普遍应用，易使某些机会致病菌或正常菌群移行或入侵，导致医院感染的发生。

（2）抵抗力较强：医院环境中经常使用如消毒剂、紫外线照射等消毒措施，使得某些抵

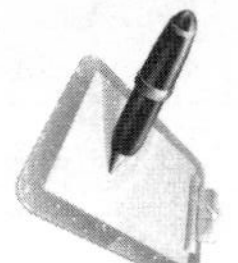

表3-7 特殊环境中的病原微生物引起的常见疾病

环境	疾病	病原微生物	种类	潜伏期	临床表现	传播形式	实验室检查
公共场所	金黄色葡萄球菌性肺炎	金黄色葡萄球菌	细菌	12 ~ 36 小时	发热、败血症，常为医源性感染	气溶胶传播	血浆凝固酶试验
	流行性脑脊髓膜炎	脑膜炎奈瑟菌	细菌	2 ~ 3 日	发热、头痛、呕吐、皮肤瘀点，以及颈项强直等脑膜刺激征	气溶胶传播	脑脊液检查、涂片检查、细菌培养、免疫学试验
	结核病	结核分枝杆菌	细菌	4 ~ 12 周	发热、乏力、体重减轻，咳嗽是肺部感染的特征性症状，可有血痰	经飞沫、尘埃传播	涂片检查、X 线胸片检查、结核菌素试验、淋巴细胞培养 +γ 干扰素释放试验、结核杆菌 PCR 检测
	白喉	白喉棒状杆菌	细菌	4 ~ 6 周	发热、憋气、声音嘶哑、犬吠样咳嗽，咽、扁桃体及其周围组织出现白色伪膜	经飞沫、飞沫核传播	咽拭子或鼻咽拭子涂片的免疫荧光检测、细菌培养
	百日咳	百日咳鲍特菌	细菌	7 ~ 14 日	黏膜炎症、持续性的阵发性咳嗽	经飞沫传播	细菌培养、鼻咽拭子涂片的免疫荧光检测和血清学试验
	流感	流感病毒	病毒	1 ~ 2 日	寒战、发热、头痛、不适感及一般的肌肉酸痛	经飞沫传播	病毒分离，病毒抗原、核酸和抗体检测
	黄曲霉毒素中毒	黄曲霉	真菌	72 小时左右	早期有胃部不适、腹胀、厌食、呕吐、肠鸣音亢进、一过性发热及黄疸等。严重者 2 ~ 3 周内出现肝脾大、肝区疼痛、腹腔积液、下肢水肿、黄疸、血尿等	接触污染的食物	ELISA、薄层层析法或高效液相层析法
医院	铜绿假单胞菌感染	铜绿假单胞菌	细菌	12 ~ 24 小时	毛囊炎、龟头炎	接触传播	染色镜检、细菌分离培养、生化鉴定和分型
	枸橼酸杆菌肺炎	枸橼酸杆菌	细菌	72 小时	畏寒、发热、咳嗽、咳黄痰或白黏痰、胸痛、呼吸困难	经呼吸道、消化道感染	痰涂片检查、痰培养、血培养
	乙肝	乙型肝炎病毒	病毒	1 ~ 3 个月	发热、食欲缺乏、腹部不适、恶心、疲乏	经血液传播，经污染的设备、针头传播	酶免疫分析、PCR 检测

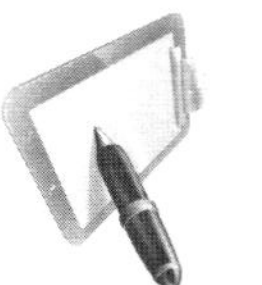

续表

环境	疾病	病原微生物	种类	潜伏期	临床表现	传播形式	实验室检查
医院	丙肝	丙型肝炎病毒	病毒	2～26周	乏力、胃纳减退、肝硬化	经血液或体液传播	ELISA
	水痘、带状疱疹	水痘-带状疱疹病毒	病毒	10～23日	水痘为儿童常见的急性传染病，特征是分批出现的皮肤、黏膜的斑丘疹、疱疹及结痂，全身症状轻微。带状疱疹多见于成人，其特征为沿身体单侧感觉神经相应皮肤节段出现成簇的疱疹，常伴局部神经痛	经飞沫传播	电镜快速检查、病毒分离、免疫荧光法、PCR检测
	麻疹	麻疹病毒	病毒	10～21日	流涕、咳嗽、发热、头痛，结膜炎，3～5日后出现皮疹、Koplik斑	经飞沫传播	血清抗体检测
	流行性腮腺炎	腮腺炎病毒	病毒	16～18日	腮腺肿大和触痛、低热，脑膜炎、附睾炎、睾丸炎	经飞沫传播	血清和尿淀粉酶测定、血清学检测、病毒分离
	诺如病毒引起的急性胃肠炎	诺如病毒	病毒	24～48小时	呕吐及腹泻、发热	粪-口途径传播	病毒核酸检测和基因型鉴定、病毒抗原检测
	轮状病毒性肠炎	轮状病毒	病毒	1～2日	呕吐、腹痛、排水样便	粪-口途径传播	粪便中病毒核酸检测、病毒抗原检测、血清抗体检测
实验室	布鲁氏菌病	布鲁氏菌	细菌	7～60日	出现持续数日乃至数周的发热、多汗、乏力、肌肉和关节疼痛等，多数患者淋巴结肿大、肝脾大、睾丸肿大	经食物传播，通过皮肤、黏膜感染	血清学检测、细菌分离
	土拉菌病	土拉热弗朗西丝菌	细菌	数小时至3周	高热、全身疼痛、腺体肿大和吞咽困难等	通过黏膜感染或昆虫（叮咬）传播	细菌分离、PCR、血清学检测
	结核病	结核分枝杆菌	细菌	4～12周	发热、乏力、体重减轻，咳嗽是肺部感染的特征性症状，可有血痰	经飞沫、尘埃传播	涂片检查、X线胸片检查、结核菌素试验、淋巴细胞培养+γ干扰素释放试验、结核杆菌PCR检测
	细菌性痢疾	志贺菌	细菌	1～3日	发热、腹痛、腹泻、里急后重、排黏液性脓血便，同时伴有全身毒血症症状，严重者可有感染性休克和（或）中毒性脑病	粪-口途径传播	细菌培养、特异性核酸检测、免疫学检测

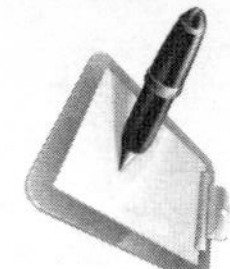

续表

环境	疾病	病原微生物	种类	潜伏期	临床表现	传播形式	实验室检查
实验室	流行性脑脊髓膜炎	脑膜炎奈瑟菌	细菌	1 ~ 7 日	发热、头痛、呕吐、皮肤瘀点，以及颈项强直等脑膜刺激征	经飞沫传播	脑脊液检查、涂片检查、细菌培养、免疫学试验
	球孢子菌病	粗球孢子菌	真菌	1 ~ 3 周	下疳样损害，鼻、颊和头皮等处多发性无痛性结节	经尘埃传播	真菌镜检、皮肤球孢子菌素试验、血清学试验
	委内瑞拉马脑炎	委内瑞拉马脑炎病毒	病毒	2 ~ 5 日	流感样症状，包括发冷、发热、头痛、肌痛（以下背部及腿部明显），以及恶心、呕吐等消化道症状，还可有心动过速、结膜炎和非渗出性咽峡炎等表现	蚊传播	病毒分离和血清学检测
	严重急性呼吸综合征	SARS 病毒（SARS-CoV）	病毒	1 ~ 16 日	发热（不规则热或弛张热、稽留热）、畏寒，伴有头痛、肌肉酸痛、全身乏力和腹泻。起病 3 ~ 7 日后出现干咳，少痰，偶有血丝痰，肺部体征不明显。病情于 10 ~ 14 日达到高峰，发热、乏力等感染、中毒症状加重，并出现频繁咳嗽、气促和呼吸困难，略有活动则气喘、心悸，被迫卧床休息	经飞沫传播	血清学检测、分子生物学检测、病毒分离（细胞培养法）
	鹦鹉热	鹦鹉热衣原体	其他	1 ~ 2 周	高热、恶寒、头痛、肌痛、咳嗽和肺部浸润性病变等	带菌动物传播	病原体分离、免疫学试验
	Q 热	贝纳柯克斯体	其他	9 ~ 30 日	起病急，高热（多为弛张热），伴寒战、严重头痛及全身肌肉酸痛。少数患者可出现咽痛、恶心、呕吐、腹泻、腹痛及精神错乱等表现。无皮疹，常伴有间质性肺炎、肝功能损害等表现	经气溶胶、食物传播，接触传播	免疫学检测、分子生物学检测、动物接种和病原体分离
人兽共患病	炭疽病	炭疽芽孢杆菌	细菌	1 ~ 5 日	皮肤坏死、溃疡、形成焦痂和周围组织广泛水肿及毒血症症状，有皮下及浆膜下结缔组织出血性浸润；凝血功能异常，血液呈煤焦油样，偶可导致肺、肠和脑膜的急性感染，并可伴发败血症	接触传播	涂片检查、增菌培养、动物接种、鉴定试验、免疫学试验
	布鲁氏菌病	布鲁氏菌	细菌	7 ~ 60 日	出现持续数日乃至数周的发热、多汗、乏力、肌肉和关节疼痛等，多数患者有淋巴结肿大、肝脾大和睾丸肿大	通过破损黏膜感染、经食物传播	血清学检测、细菌分离

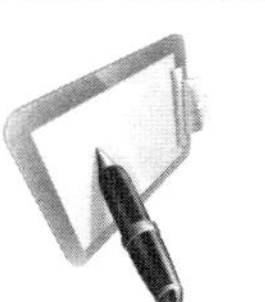

续表

环境	疾病	病原微生物	种类	潜伏期	临床表现	传播形式	实验室检查
人兽共患病	结核病	结核分枝杆菌	细菌	4 ~ 12 周	发热、乏力、体重减轻，咳嗽是肺部感染的特征性症状，可有血痰	经飞沫、食物传播	涂片检查、X 线胸片检查、结核菌素试验、淋巴细胞培养 +γ 干扰素释放试验、结核杆菌 PCR 检测
	钩端螺旋体病	钩端螺旋体	细菌	2 ~ 20 日	起病急骤，早期有高热、全身酸痛、软弱无力、结膜充血、腓肠肌压痛、表浅淋巴结肿大等钩端螺旋体引起的毒血症症状；中期可伴有肺弥漫性出血、心肌炎、溶血性贫血、黄疸、全身出血倾向、肾炎、脑膜炎、呼吸功能衰竭、心力衰竭等靶器官损害表现；晚期多数患者恢复，少数患者可出现发热、葡萄膜炎以及脑动脉闭塞导致的炎症等多种与感染后的变态反应有关的症状	经水传播	病原体分离、血清学试验
	狂犬病	狂犬病毒	病毒	1 ~ 3 个月	特有的恐水、恐风、咽肌痉挛、进行性瘫痪症状	通过破损的皮肤、黏膜感染	病毒分离、抗原检查、核酸检测、动物接种、抗体检测
	高致病性禽流感	A 型禽流感病毒	病毒	1 ~ 7 日	流感样症状，包括发热、咳嗽，可伴有头痛、肌肉酸痛和全身不适，也可以出现流涕、鼻塞、咽痛等	密切接触病死禽感染	病毒核酸检测和病毒分离
	严重急性呼吸综合征	SARS 病毒（SARS-CoV）	病毒	1 ~ 16 日	发热（不规则热或弛张热、稽留热）、畏寒，伴有头痛、肌肉酸痛、全身乏力和腹泻。起病 3 ~ 7 日后出现干咳，少痰，偶有血丝痰，肺部体征不明显。病情于 10 ~ 14 日达到高峰，发热、乏力等感染、中毒症状加重，并出现频繁咳嗽、气促和呼吸困难，略有活动则气喘、心悸，被迫卧床休息	经飞沫传播	血清学检测、分子生物学检测、病毒分离（细胞培养法）
	口蹄疫	口蹄疫病毒	病毒	2 ~ 18 日	发热，口腔干燥，唇、齿龈、舌边、颊部、咽部潮红，出现水疱，同时伴有头痛、恶心、呕吐或腹泻	经空气、食物传播	RT-PCR 检测、ELISA
	包虫病	细粒棘球绦虫的幼虫	寄生虫	1 ~ 30 年	压迫和刺激症状、全身中毒症状、局部包块、过敏症状	接触传播、经食物传播	影像学检查
	Q 热	贝纳柯克斯体	其他	9 ~ 30 日	起病急，高热（多为弛张热），伴寒战、严重头痛及全身肌肉酸痛。少数患者可出现咽痛、恶心、呕吐、腹泻、腹痛及精神错乱等表现。无皮疹，常伴有间质性肺炎、肝功能损害等表现	气溶胶传播、接触传播、经食物传播	免疫学检测、分子生物学检测、动物接种和病原体分离

抗力强的病原体被环境压力选择，有的甚至能在消毒剂和生理盐水存活或繁殖，从而引起医院感染。常见的如铜绿假单胞菌、克雷伯菌和鲍曼不动杆菌等经常能从医院环境中分离出来，而乙型肝炎病毒能长期存活，抵抗力亦较强。

（3）常具有耐药性：由于抗生素的广泛应用，微生物的耐药性快速提升，呈交叉耐药或多重耐药甚至泛耐药，耐药菌株可相互发生耐药基因传递，可在医院患者之间传播，也可由院外感染传入医院，导致耐药现象扩大流行。临床上进行目标检测的耐药菌株主要有耐甲氧西林金黄色葡萄球菌、耐万古霉素肠球菌以及耐三代头孢的革兰氏阴性杆菌等。

2．常见的医院感染 医院感染暴发是医院感染危害性的集中体现，也是危害程度最高的表现，一旦发生，将对患者造成伤害和财产损失，甚至可能导致无法弥补的严重后果。

（1）鲍曼不动杆菌医院感染：鲍曼不动杆菌也称鲍氏不动杆菌，在外界环境中广泛分布，易在潮湿环境中生存，为机会致病菌。传染源可以是患者，也可以是带菌者或隐性感染者。传播途径有接触传播和空气传播。易感人群为老年患者、新生儿、接受手术者、受到创伤者等免疫力低下者。世界卫生组织公布的12种致命超级细菌清单里，鲍曼不动杆菌排在首位，是目前引起严重医院感染的致病菌（特别是多重耐药鲍曼不动杆菌的感染暴发），且其耐药率不断升高。它可以导致一系列的疾病，包括肺部感染、菌血症、脑膜炎、伤口及皮肤感染、泌尿生殖系统感染等。引起多重耐药鲍曼不动杆菌医院感染暴发的主要原因多是隔离措施不规范、侵入性操作多、医院人员手卫生意识差、环境清洁与物品消毒落实不到位。

鲍曼不动杆菌可通过实验室检测如染色镜检、分离培养、生化鉴定等确定，可应用脉冲场凝胶电泳技术、聚合酶链反应（PCR）技术和随机扩增多态性DNA（RAPD）技术进行同源性研究和基因分型研究。

（2）诺如病毒引起的急性胃肠炎：诺如病毒具有快速变异、快速传播的能力以及高度传染性，其感染多发生于住院的婴幼儿和老年人，在医院内可通过粪-口途径或接触传播。除患者之外，隐性感染的医护人员也是传染源之一，尤其是手部带菌的护工在护理不同住院患者时存在交叉感染可能。诺如病毒引起的急性胃肠炎的潜伏期通常为12～48小时，最常见的症状是腹泻和呕吐，其次为恶心、腹痛、头痛、发热、畏寒和肌肉酸痛等。实验室检测可通过PCR技术和抗原检测（如ELISA）确定诺如病毒。保持良好的手卫生是预防诺如病毒感染和控制其传播最重要、最有效的措施。

（3）医院内疥疮感染：疥螨是一种永久性寄生螨类，侵犯并寄生于人体皮肤，引起剧烈瘙痒，造成丘疹、脓疱、结节、斑块或水疱等皮肤病灶，即疥疮。挪威疥疮（痂皮性疥疮）是一种严重的疥疮，多发生于身体虚弱或免疫功能低下者，该类型的疥疮分布广泛，且有特殊臭味。疥疮主要通过直接接触传播，如与患者握手、同床睡眠等，也可通过患者的衣物和被褥等间接传播。对疥螨的检测可采用针挑法和皮肤刮片法取出疥虫进行镜下观察。

为控制医院感染，应采取隔离患者、对环境物品和患者衣物进行有效消毒和积极治疗患者等综合性防控措施。

3．医院感染的监测与控制

（1）医院环境微生物的监测：按照2015年版的《医疗机构消毒技术规范》，对消毒灭菌设备、程序、方法和效果进行重点监督和评价，主要包括压力蒸汽灭菌效果监测、干热灭菌效果监测、紫外线消毒效果。对经灭菌的敷料、缝线、一次性使用的医疗用品、无菌器械等进行无菌检验。采集消毒剂样本时选择合适的中和剂，并对该中和剂溶液进行菌落计数或其他微生物指标检测。

（2）医院感染的预防与控制：对易感者进行隔离防护，必要时进行预防性接种。对患者和医护人员进行双向的隔离防护，防止病原体由患者传播给医护人员或医护人员传播给患者，也要避免通过污染的工作服传播给其他患者或污染环境。按照清洁区、半污染区、污染区对

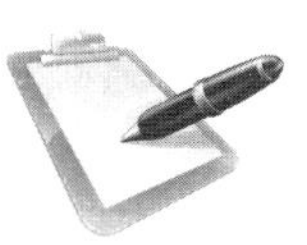

病区进行消毒隔离。按照清洁伤口、感染伤口、隔离伤口的顺序进行换药。此外，还应加强对空气、手、物体表面、医疗用品、医疗器械、患者衣物、床上用品、病历单据、地面等的消毒。对消毒后的医院各处的染菌量及使用中的消毒剂染菌量进行常规监测。集中监测医院感染的高危部门、侵入性操作、常见感染部位和特殊病原体，有效防止医院感染暴发。加强对医护人员的免疫预防接种，如在流感高发期应对医护人员接种流感疫苗，预防流感在医护人员之间的传播。

在医疗实践中要严格执行无菌的操作规程，尽量缩短体内留置导管时间，避免交叉感染。合理使用抗菌药物，避免抗生素的误用和滥服，减少细菌耐药性的产生。严格按照医疗管理条例及管理办法处理感染性废物，加强个人防护，对医疗垃圾进行分类收集和焚烧，避免传染性病原体传播或环境污染事故的发生。医院污水的处理和排放要符合国家卫生标准，防止将医院中的病原体扩散并污染至外环境。

有关医院感染的预防和控制具体措施，我们还将在第五章第三节进行阐述。

（二）人兽共患病（zoonosis）

许多病原体可以引起人或动物发病，目前已经发现200多种动物传染病和寄生虫病可以传染给人类，如SARS、牛海绵状脑病（疯牛病）等已经给人类造成了灾难性的危害，这些人兽共患病通过各种途径频频突袭人类。很多社会因素会引起各种新发传染病，如莱姆病，新发传染病也越来越多地呈现出“人畜共患”的关系。

1．人兽共患病的病原微生物及其特点　人兽共患病是人与动物之间自然传播的传染病，其病原体包括细菌、病毒、真菌、支原体、衣原体、立克次体、寄生虫等。

（1）病原菌以动物为宿主，引起人类疾病：宿主不发病或未发生可观察到的动物疫情。如大肠杆菌O157 ：H7的天然宿主为牛、猪、羊、家禽等动物，但多数情况下携带该病原菌的动物不发病，而是通过粪 - 口途径感染人类引起人的出血性腹泻和肠炎。美国、日本、瑞典等多个国家相继报道了人群的散发感染和暴发流行。

（2）病原菌引起动物和人类疾病：鼠疫耶尔森菌以野生动物为宿主，可以引起野生动物疫情和人间疫情。布鲁氏菌病以家畜为宿主，通过被该菌感染的动物性食品、直接接触损伤皮肤和黏膜等途径感染，引起经济动物疫情和严重的人间疫情。有些引起人类发病的菌株和引起动物发病的菌株的分类有区别，如结核杆菌，结核分枝杆菌主要引起肺结核，牛分枝杆菌引起牛结核，禽分枝杆菌引起禽结核。有些引起人类发病的病原体和引起动物发病的病原体的毒力基因不同。

（3）病毒引起人畜共患病的特点：病毒引起的人畜共患病的疫情较为严重，发病率和病死率较高。引起人兽共患病的病毒虽然只有数百种，但可以引起人类、动物或者人兽共患的严重传染病，如近年来的高致病性禽流感病毒、马尔堡病毒、沙拉热病毒、埃博拉病毒、西尼罗病毒等新发现的病毒，给人类健康和社会经济造成极大损失。在引起人兽共患病的数百种病毒中，有一百余种可引起神经系统的感染，造成脑膜炎、脑炎甚至脑膜脑炎。

2．常见的人兽共患病

（1）狂犬病（rabies）：狂犬病是由狂犬病毒引发的人畜共患的一种接触性传染病，为我国法定乙类传染病，传染源是患病动物和带毒者，他们通过咬伤、抓伤其他动物或人而使其感染。该病潜伏期通常为1 ～ 3个月，临床症状表现为极度的神经兴奋，狂暴，特异性恐风、恐水和意识障碍等，继而导致局部或全身麻痹而死亡。发生咬伤时应迅速进行狂犬病疫苗紧急接种。

（2）炭疽病（anthrax）：炭疽病是由炭疽芽孢杆菌引起的人畜共患的一种急性、导致败血症的传染病，传染源是患病动物，可经消化道、皮肤、呼吸道感染，牛、羊、马和猪最容易感染。疾病结局以急性死亡为主，特征为皮下和浆膜下有出血性胶冻样浸润、脾高度肿大、尸体极度腐败等。破损皮肤伤口感染炭疽芽孢杆菌可能会导致炭疽病。

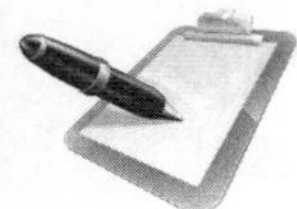

（3）布鲁氏菌病（brucellosis）：布鲁氏菌病是由布鲁氏菌引起的人畜共患的慢性传染病，传染源是患病动物及带菌动物，经消化道、呼吸道、生殖系统黏膜及损伤的皮肤等途径传播。羊、牛、鹿和人最易感，主要症状是发热、乏力、流产、关节炎、生殖器官和胎膜炎症等。

3．人畜共患病的预防控制 急性传染病的发生和流行常造成突发公共卫生事件，针对急性传染病流行的基本环节，可从控制传染源、切断传播途径和保护易感人群这三方面采取应对措施。很多传染病患者在发病前已经具有传染性，在初期表现出症状时传染性最强。因此，对传染病患者要尽可能做到早发现、早诊断、早报告、早治疗、早隔离。感染人畜共患病的动物也是传染源，也要及时处理，防止疾病的流行和暴发。

在发生人畜共患病疫情时，应对疫区或可能污染的区域进行消毒处理、消灭媒介生物，切断疾病自然传播途径。另外，也要切断与医疗、科研相关的传播途径，加强致病微生物实验室安全管理，防止传染病的医源性感染、实验室感染以及致病微生物的扩散。在传染病流行期间要保护易感者，进行传染病相关疫苗的预防接种以提高易感人群的抵抗力和特异性免疫力，防止易感者和传染源接触，以控制传染病的暴发和大规模流行。严重的慢性传染病发病相对隐蔽，需要加强人群监测，评估其严重程度和发生情况，以制定有效的防控措施。

（三）公共场所感染

公共场所（public places）是指人群聚集的场所，是为了满足人们的各种需求，由人工建成的供公众进行工作、学习、休息、娱乐、体育、参观和旅游等活动的空间。根据国务院1987年颁布的《公共场所卫生管理条例》可将公共场所归为七类共计28种：①宾馆、饭馆、旅店、招待所、车马店、咖啡馆、酒吧、茶座；②公共浴室、理发店、美容店；③影剧院、录像厅（室）、游艺厅（室）、舞厅、音乐厅；④体育场（馆）、游泳场（馆）、公园；⑤展览馆、博物馆、美术馆、图书馆；⑥商场（店）、书店；⑦候诊室、候车（机、船）室、公共交通工具。随着社会的发展和经济建设的需要，一批新兴的公共场所应运而生，如地铁、轻轨等轨道交通设施，证券交易厅等营业场所，桑拿房、影楼等公共娱乐场所；老年活动中心、儿童活动中心和网吧等也属于公共场所。

公共场所人群密集，人员流动性大，公共设施及物品供公众重复使用，人群中健康人与患者或病原携带者混杂并可能会密切接触，而且不同公共场所管理较困难。这些生境有利于病原体传播，甚至造成疾病的暴发与流行。

1．公共场所感染的病原微生物的来源

（1）自然来源的微生物：自然环境中存在大量微生物，这些微生物可随灰尘、落叶和枯草等被气流卷入空气中，附着于灰尘微粒上。因此，公共场所有很多自然来源的细菌、放线菌和真菌。

（2）人为因素产生的微生物：公共场所人群密度大、活动频繁。它既存在地面扬尘，又存在大量的呼出气体，还存在不少人体脱落物。因此，空气中含有各种各样的病原微生物，如结核分枝杆菌、白喉棒状杆菌、流感病毒和麻疹病毒等。作为空气污染指示菌的链球菌，其检出率与室内人群密度、空气污染程度及细菌总数呈正相关。

2．公共场所感染的病原微生物的种类

（1）空气中的微生物：公共场所空气中的微生物来源于人们各种活动所造成的污染和土壤污染。空气中的微生物多种多样，主要有细菌、病毒、立克次体、放线菌和真菌等，其中细菌占大多数，且细菌中又以球菌比例最高，以革兰氏阳性菌、兼性厌氧菌为主。近年来有不少关于空气中真菌污染率增高的报道。不同公共场所空气中微生物污染的程度不同。有学者对不同场所空气中细菌总数进行检测，结果表明城市较农村污染严重，人群活动频繁、密集的交通干道、商场、影院等地污染严重。由于空气微生物来源和种类的多样性、沉积的再生性、播散

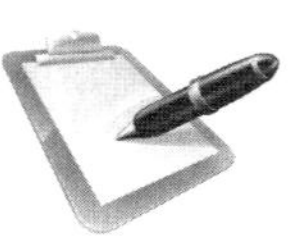

的多样性、感染的广泛性、呼吸系统对其的易感性，造成了相关微生物感染性疾病在人群中的传播与流行。另外，空气中的微生物与物体表面的微生物又可相互交换，再加上其可经气溶胶传播，使空气中的微生物感染在公共场所感染中起重要作用。

（2）公共用品上的微生物：不同公共场所的公共用品受不同种类的微生物污染，常见的病原微生物有金黄色葡萄球菌、溶血性链球菌、铜绿假单胞菌、真菌、乙肝病毒、寄生虫卵等。各种类型公共场所的不同公共用品均有不同程度的微生物污染，主要问题是细菌总数和大肠菌群超标、真菌污染，以及与人体密切接触的公共用品表面被乙肝病毒污染。公共用品的污染主要通过日常生活接触传播，主要引起消化道疾病，也可引发皮肤的细菌、真菌感染，甚至可以使人感染乙肝病毒。

3．公共场所易感染的疾病

（1）呼吸道传染病：主要在冬、春季流行，包括流感、流行性脑脊髓膜炎、上呼吸道感染、肺结核。这几种疾病是病原体通过空气，借助飞沫经呼吸道侵入人体引起感染导致的，因此上述疾病易在公共场所内传播和流行。

（2）肠道传染病：多见于夏、秋季节，且易在公共场所造成暴发和流行。这类疾病主要包括甲型肝炎、伤寒、霍乱、细菌性痢疾，它们可通过公共场所的食品、公共用具和公共用品、水源而传播。

（3）虫媒传染病：如流行性乙型脑炎、斑疹伤寒。这两种疾病的流行多见于夏、秋季，公共场所的蚊、虱为传播媒介。

此外，在公共场所中，主要可通过公共浴池、公共毛巾传播寄生虫病，通过场所内的公共用品传播沙眼、流行性结膜炎，通过公共浴池的拖鞋、浴巾和修脚工具传播手足癣等皮肤病。

4．公共场所微生物的预防控制　加强公共场所卫生的研究、强化公共场所的预防性卫生监督是控制公共场所微生物感染的关键。为提高公共场所卫生质量，在任何公共场所开业前的卫生审查中应对经营场所的卫生状况、消毒设施、卫生制度、预防性健康检查以及卫生知识培训进行全面的审查，严格执行《公共场所卫生管理条例》和《公共场所卫生标准》的要求。要把预防疾病的传播作为卫生工作的首要目标，强化卫生监督。

要加强常规公共场所卫生检验，做好消毒工作。针对不同的公共场所特点进行各种卫生检验，并坚持经常性地对公共场所及场所内的公共用品消毒。消毒主要包括空气消毒、公共用品消毒和游泳池水消毒等。要加强对从业人员的健康检查。公共场所从业人员的健康检查是保护顾客、旅客以及广大群众健康的重要措施之一，对预防和控制疾病、保护人群健康有极其重要的意义。

加强健康教育，利用各种媒体和机会对全民进行卫生常识、疾病预防、健康维护的教育活动，让公众认识疾病发生的原因、了解基本的预防措施。实践证明，这是预防疾病、保障大众健康的行之有效的措施。政府还应加大公共设施的投资力度、改善公共场所环境，为广大群众娱乐、健身创造一个良好的环境。

（四）微生物实验室感染

从微生物实验室存在以来，就存在着微生物实验室获得性感染问题，其感染源主要是该微生物实验室研究的对象，如各种实验微生物以及实验室环境微生物，另外废弃物也多具有感染性，且消毒、灭菌等方法的经常使用可能会产生选择性适应的超级微生物。微生物实验室可以在本地区或国家尚未流行某种传染病之前，就已经开始相应的实验研究；反之，有些传染病也可能从实验室中传出。

1．微生物实验室感染病原微生物来源及种类　实验室所用设备、器材和操作技术不当可

能造成气溶胶的产生、接触感染和迸溅污染。病原微生物多通过微生物气溶胶经呼吸道感染或通过物体与液体表面经接触感染实验者，实验者如患有感染性疾病或传染性疾病，其携带的病原微生物将扩散到实验室中。实验室感染大多由细菌引起，其次为病毒和立克次体。布鲁氏菌病、伤寒和Q热是最常报道的实验室感染性疾病。据报道，微生物实验室感染中的一半以上发生在科研单位，其次是临床诊断实验室，这与科研人员每天接触大量致病因子和微生物种群有关。其中，未受训人员（实习大学生、实验室助手、其他非专业工作人员等）在实验室中的感染率相当高。

2．微生物实验室感染 近年，实验室管理制度不完善或忽视管理规章制度导致的微生物实验室感染仍然存在，甚至有导致死亡的事故发生。如果不严格遵守实验室工作守则，任何一种病原微生物都可能造成实验室感染。实验室感染事件的发生有可能使微生物实验室其成为传染源，造成危害公众健康的严重后果。

（1）事故性感染：一般是因为实验人员操作过程中的疏忽，使本来接触不到的微生物污染环境，直接或间接感染实验人员。1956年苏维埃社会主义共和国联盟（苏联）曾发生实验事故，由于未及时处理及采取必要的措施，也未进行彻底消毒，造成多名工作人员感染病毒。

（2）实验室动物引起的感染：是由于实验人员接触了被微生物感染的实验动物导致的感染。例如，1998年我国西安某高校的学生在使用大白鼠进行实验时，有学生被大白鼠咬伤，还有一些学生对实验的老鼠进行放血、解剖。在实验过程中，这些学生均未按照要求戴手套操作，结果多名实验学生感染了流行性出血热。

（3）气溶胶导致的感染：是由于实验室中的病原微生物以气溶胶的形式飘散在空气中，人呼吸了这种空气导致的感染。最严重的一次实验室气溶胶感染事故是1961年在莫斯科的一家研究所发生的。实验人员从流行性出血热疫区捕捉到一些野鼠带回实验室，由于疏忽把这些野鼠放在了室内暴露的场所。不久之后，该实验室的很多人出现发热的症状。本次事故被认为是野鼠身上带有的病毒以气溶胶的形式污染了空气所致。

（4）人为破坏：生物武器可以说是一种人为的实验室感染。日本侵华战争时期的731部队在中国犯下了制造实验室感染和细菌武器的滔天罪行。2001年以来，美国发生多起炭疽攻击事件，有人把含有炭疽芽孢杆菌的信件寄给数个新闻媒体办公室以及参议员，这属于新的生物恐怖事件。

3．微生物实验室微生物的预防控制 微生物感染的控制应注意的技术操作过程主要有注射、接种、混匀、研磨、移液、离心、倾倒、开封和搬运等。实验室建筑设计阶段要考虑其结构与布局应合理。按生物安全防护水平将微生物实验室分为P1至P4 4个级别；根据不同实验室的生物安全级别（P级）和实验要求装备生物安全柜。所有的实验室应建立实验室管理条例、进出实验室程序要求、个人防护规则、技术操作规范等制度。从事微生物检验的人员和科研人员，如果操作较固定的微生物种类或临时进入疫源地或疫区工作，应免疫接种来进行应急处理。处理危险性为1级和2级的微生物的实验室要常备消毒液、洗眼液、含漱消毒液和抗毒素血清，供应急处理和救治。

第二节 微生物感染与群体性疾病

微生物感染，尤其是新发传染病的病原微生物感染，具有传播速度快、波及范围广等特点，不仅可引起个体感染发病，还可引发局部地区或全球的流行，已成为全球重要的公共卫生问题，对整个人类构成严重威胁。疾病流行强度指在一定时期内某疾病在某地区人群中发病率的变化及病例之间的联系强度，常用散发（sporadic）、暴发（outbreak）、流行（epidemic）及大流行（pandemic）表示。通常以发病率描述某种疾病在某地区人群单位时间内新发病例数量

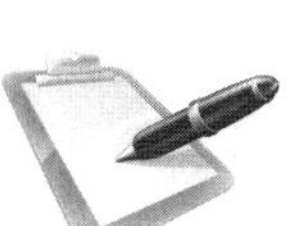

的变化特征，以便确定防治策略。

一、微生物感染与疾病暴发

暴发是指局部地区或集体单位，在短时间内突然发生很多症状相同患者的现象。这些人多有相同的传染源或传播途径，常同时出现在该疾病的最短和最长潜伏期之间，如托幼机构的麻疹、手足口病、腮腺炎、甲型病毒性肝炎等疾病的暴发。

（一）暴发类型

各种微生物感染引发的疾病均可发生暴发。暴发类型很多，时间分布也有所不同。暴发可根据暴露于病原体的性质和时间长短、蔓延和传播的方式以及暴发和流行的间期分为同源流行、蔓延流行和混合型流行。

1．同源流行（common source epidemic） 是指易感人群同时或先后暴露于同一感染源所引起的流行。流行中被感染者一般不再传播给其他易感者，如食物中毒暴发常在数小时或数十小时内发生，多因共同食入致病微生物感染的某种食物所致。患者突然增加，很快达到高峰，随后下降。患者常集中发生在同一潜伏期内，流行曲线呈单峰型。

2．蔓延流行（propagated or progressive epidemic） 是指宿主间传播或人传人所引起的流行。宿主间传播可以是直接传播，也可以是间接传播。蔓延流行从起始传染源到新的感染者，再连续传播给其他易感者，呈连锁式反应。群体免疫屏障的产生可降低易感者与感染者的接触机会。蔓延流行中有时病例可以分批出现，潜伏期变异较大时，则分批情况不明显。潜伏期短且容易传播的疾病，蔓延流行的曲线可以呈单峰，与同源流行的曲线很相似。潜伏期较长的疾病，其蔓延流行过程发展较缓慢，流行曲线较平缓，病例数较少。对于隐性感染比例较高的疾病，如脊髓灰质炎，流行曲线仅反映临床病例，实际感染的蔓延传播情形比流行曲线所反映的程度更严重。

3．混合型流行（mixed epidemic） 是同源流行和蔓延流行的结合。同源流行后继发蔓延流行的流行曲线表现为陡峭的单峰曲线右侧拖一长尾。

伤寒暴发多见的有水型伤寒暴发和食物型伤寒暴发两种。以地面水为水源的地区，暴发常发生于大雨之后，这与雨水冲刷地面而污染水源有关。伤寒患者数在 1 ～ 2 周内迅速增加，以后逐渐减少，病例分布于一个最长潜伏期内。患者地区分布与水源供给范围一致，流行曲线为在暴发后常可见到拖长的流行波，称为“接触性尾巴”，是因日常生活接触形成。食物型伤寒暴发多由带菌者或患者污染物品引起，可发生在任何季节。其患者数因污染食物种类、食用人数及污染持续时间不同而异。在短期内患者数急剧升高，若非持续性污染则患者数很快下降，若为持续性污染则流行曲线可呈长期波动或出现第二高峰。

（二）代表性疾病

1．严重急性呼吸综合征 严重急性呼吸综合征（severe acute respiratory syndromes，SARS），又称传染性非典型肺炎，具有传播快、病情发展迅速、病死率高等特点，可通过多种传播途径造成区域性、聚集性的暴发。2002 年 11 月在我国广东省佛山市出现第一例 SARS 病例，其后迅速蔓延至全国 26 个省（自治区、直辖市）及全世界 30 多个国家和地区，引起全球公众、各国政府和科研人员的高度关注。该次流行到 2003 年 7 月终止，在世界范围内累计感染 8 000 余人，死亡 900 余人，病死率接近 11%。之后在新加坡、北京等地出现 SARS 实验室感染病例，2004 年初广东省出现零星散发病例。

在 SARS-CoV 发现以前，人类冠状病毒是已知的唯一与人类疾病有关的属，常引起人的普通感冒，患者极少发生肺炎等并发症死亡。而 SARS-CoV 从核酸序列及氨基酸序列上无法

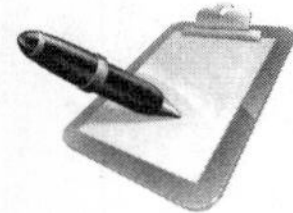

归于现有的3个血清型，其所致的临床表现和流行病学特点差别较大，是引起人类严重疾病的第一个冠状病毒。SARS暴发后，各国科学家在寻找该病的病原体方面做出了不懈的努力。2003年3月12日，WHO发布SARS全球警告，3月17日由10个国家和地区的13个实验室组成的国际合作研究网络成立，共同鉴定引起SARS的病原体。经过多个实验室共同努力，WHO在4月16日基于已经取得的研究成果，正式宣布这种新型的冠状病毒就是引起SARS流行的病原体，称为SARS-CoV。

（1）病原学特征：SARS-CoV为单股正链RNA病毒，属于巢状病毒目、冠状病毒科、冠状病毒属。基因组长度约为30 000 nt，具有典型的冠状病毒基因组特征。SARS-CoV基因组包含5个主要的开放阅读框，分别编码复制酶蛋白（replicase，R）、刺突蛋白（spike，S）、包膜蛋白（envelop，E）、膜蛋白（membrane，M）和核衣壳蛋白（nucleocapsid，N）。SARS-CoV呈球形，有包膜。包膜表面覆盖有20 nm长的棒状或花瓣状纤突，呈冠状排列。包膜上主要有3种糖蛋白，分别是S蛋白、M蛋白和E蛋白，以S蛋白最为重要。S蛋白是一种刺突糖蛋白，为病毒主要的抗原蛋白，在病毒与宿主细胞表面受体结合及介导膜融合进入细胞的过程中起重要作用。SARS-CoV对外界抵抗力和稳定性要强于其他人类冠状病毒。

SARS-CoV侵入呼吸道上皮细胞从病毒的S蛋白与靶细胞的受体分子结合开始，病毒在局部增殖并感染局部炎症病灶中的巨噬细胞和淋巴细胞。它们将病毒带入血液和免疫器官，进一步感染血液和免疫器官中的单核细胞和淋巴细胞，特别是T淋巴细胞。SARS-CoV也可由感染的血管内皮细胞直接释放入血液。一开始进入肺内的SARS-CoV，经血液重新进入肺内的SARS-CoV和渗出到肺组织中的淋巴细胞、单核细胞携带的SARS-CoV在肺内聚积、增殖，导致广泛性肺泡上皮细胞和血管内皮细胞损伤、大量炎症细胞渗出和大量炎症介质释放，造成肺内毛细血管的通透性显著增高，最后引起弥漫性肺泡损伤发生。当病毒从肺部清除后，迅速扩散到了脑部。病情继续发展，到达高峰期，患者出现严重的呼吸困难，甚至发生急性呼吸窘迫综合征。同时其他重要器官也有不同程度的功能障碍和实质性损害，这与缺氧、中毒和过量炎症介质释放密切相关，也不能排除激素和抗病毒药物的不良反应。

（2）流行病学特征：SARS病例主要分布在亚洲、欧洲和美洲。亚洲发病的最主要国家为中国、新加坡和越南等。中国既是SARS暴发的起源地，也是疫情最严重的地区。国内26个省（自治区、直辖市）报告SARS病例，其中11个省为SARS流行区。北京市和广东省报告病例最多，山西省、内蒙古自治区、河北省和天津市四地也是疫情严重的地区，其发病人数占全国SARS病例总数的94%。中国（数据包括香港、澳门、台湾）共报告病例7 748例，死亡829例，病死率为10.7%。其中我国内地累计出现病例5 327例，死亡349例，病死率为6.6%。从2002年11月首发病例出现到2003年2月，SARS已经呈现出全球流行的态势，但病例主要集中在2003年3月至5月。作为SARS的最初疫源地，广东省流行曲线高峰明显早于全国其他地区，广东省以外地区SARS的流行时间主要集中在4月初到5月初。SARS在各年龄组均可发病，但以青壮年为主。中国内地病例发病年龄多在20～60岁，约占全部病例的85%。其中20～29岁占比最高，达30%以上；9岁以下儿童占1%；70岁以上占5%。SARS发病率在性别上无差异，但却有明显的职业特点：医务人员构成比最高，其次为干部、工人和学生。

急性期SARS患者是本病的主要传染源。部分重症患者因频繁咳嗽或需要气管插管、呼吸机辅助呼吸等，呼吸道分泌物多，传染性强。个别患者体内的病毒载量很高，传染性极强，可造成数十甚至上百人感染。SARS患者发病的第2周传染性最强。SARS-CoV可能存在动物宿主，已经从多种动物中检测到SARS-CoV核酸或抗体，但仍有许多问题有待进一步研究证实。SARS-CoV主要通过飞沫和密切接触传播，且接触愈密切、时间愈长，被感染的可能性越大。人群对SARS普遍易感，但患者的密切接触者如家庭成员，同一病房的患者，同一病区的医务

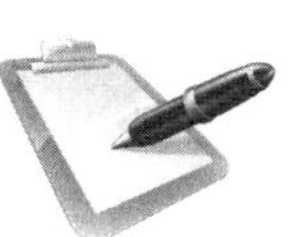

人员、护工和探视者等属于高危人群。SARS 患者 IgG 抗体水平在发病 2 年后呈明显下降趋势，3 年后抗体滴度降低到保护性水平以下。

（3）临床表现：大多数国家报道的 SARS 潜伏期中位数为 4 ～ 6 天，最长潜伏期不超过 10 天。一般认为潜伏期患者的传染性不强。SARS 起病急；以急性发热为首发症状，可有畏寒，体温常超过 38℃，呈不规则热或弛张热、稽留热等，热程多为 1 ～ 2 周；伴有头痛、肌肉酸痛、全身乏力和关节酸痛，部分患者有腹泻，无上呼吸道卡他症状。起病 3 ～ 7 天后患者出现干咳、少痰，偶有血丝痰、胸痛，部分患者可闻及少许湿啰音。病情于 10 ～ 14 天达到高峰，发热、乏力等全身感染、中毒症状加重，并出现频繁咳嗽、气促和呼吸困难，以及低氧血症，略有活动则气喘、心悸，被迫卧床休息。这个时期易发生呼吸道的继发感染。病程进入 2 ～ 3 周后，发热渐退，其他症状与体征减轻乃至消失。肺部炎症的吸收和恢复则较为缓慢，体温正常后仍需 2 周左右才能完全吸收、恢复正常。轻症患者临床症状轻、病程短；重症患者病情重、进展快，易出现呼吸窘迫综合征；儿童患者的病情较成人轻。

目前对于 SARS 还缺乏特异性治疗手段。临床上对 SARS 患者采取的治疗措施以综合性支持和对症治疗为主。治疗总原则为早期发现、早期隔离、早期治疗。所有的患者应集中隔离治疗，疑似患者和确诊患者应分别治疗。大部分 SARS 患者经综合治疗后可痊愈，少数患者可进展至 ARDS 甚至死亡。重症患者及患有其他严重基础疾病的患者病死率明显较高，少数重症患者出院后随访发现肺部有不同程度纤维化。

（4）实验室检查

1）血常规和血生化检查：检查异常包括淋巴细胞减少、白细胞减少、血小板减少、乳酸脱氢酶（LDH）升高、ALT 和（或）AST 升高、肌酸激酶（CK）升高。

2）血清学检测：可通过间接免疫荧光抗体试验（IFA）和酶联免疫吸附测定（ELISA）检测血清中 SARS-CoV 特异性抗体。IgG 抗体在起病后第 1 周检出率低或无法检出，第 2 周末检出率为 80% 以上，第 3 周末为 95% 以上，且效价持续升高，在病后第 3 个月仍保持很高的效价。

3）分子生物学检测：以逆转录聚合酶链反应（RT-PCR）法检查患者血液、呼吸道分泌物、粪便等标本中 SARS-CoV 的 RNA。

4）病毒分离。

（5）诊断：中国卫生部 2003 年印发的《传染性非典型肺炎临床诊断标准（试行）》中关于诊断的内容主要包括以下几点：

1）流行病学史：①与发病者有密切接触史，或属受传染的群体发病者之一，或有明确传染他人的证据；②发病前 2 周内曾到过或居住于报告有传染性非典型肺炎患者，并出现继发感染疫情的区域。

2）症状与体征：起病急，以发热为首发症状，体温一般＞ 38℃，偶有畏寒；可伴有头痛、关节酸痛、肌肉酸痛、乏力、腹泻；常无上呼吸道卡他症状；可有咳嗽，多为干咳、少痰，偶有血丝痰；可有胸闷，严重者出现呼吸加速，气促或明显呼吸窘迫。肺部体征不明显，部分患者可闻及少许湿啰音，或有肺实变体征。

3）实验室检查：外周血白细胞计数一般不升高，或降低；常有淋巴细胞计数减少。

4）胸部 X 线检查：肺部有不同程度的片状、斑片状浸润性阴影或呈网状改变，部分患者进展迅速，呈大片状阴影；常为多叶或双侧改变，阴影吸收消散较慢；肺部阴影与症状体征可不一致。

5）诊断标准：符合上述流行病学史① + 症状与体征 + 实验室检查，或流行病学史② + 症状与体征 + 胸部 X 线检查，或症状与体征 + 实验室检查 + 胸部 X 线检查。

6）临床诊断标准：符合上述流行病学史② + 症状与体征 + 胸部 X 线检查（或满足更多条

件)，或流行病学史②+症状与体征+胸部X线检查+抗菌药物治疗无明显效果，或流行病学史②+症状与体征+实验室检查+胸部X线检查。

7）医学观察诊断标准：符合上述流行病学史②+症状与体征+实验室检查结果。

8）重症非典型肺炎诊断标准：符合下列标准中的1条即可诊断为重症非典型肺炎。标准包括：①呼吸困难，呼吸频率＞30次/分。②低氧血症，在吸氧3～5 L/min条件下，动脉血氧分压（PaO_2）＜70 mmHg，或脉搏容积血氧饱和度（SpO_2）＜93%；或已可诊为急性肺损伤（ALI）或急性呼吸窘迫综合征（ARDS）。③多叶病变且病变范围超过1/3或X线胸片显示48小时内病灶进展＞50%。④休克或多器官功能障碍综合征（MODS）。⑤具有严重基础性疾病、合并其他感染或年龄＞50岁。

（6）预防控制：2003年我国将SARS列入法定传染病管理范畴，2004年将其列为乙类法定传染病，但其预防和控制措施采取甲类传染病的方法执行。建立早期快速的SARS诊断方法，在疾病的临床前期做好早发现、早报告、早隔离、早治疗的“四早”预防工作，以控制疾病的发展和恶化，同时减少疾病的传播。加强医院感染的控制，医护人员严格按标准做好个人防护；严格执行传染病隔离制度，SARS患者必须严格隔离在负压病房治疗，患者的污染物和周围环境要进行严格的消毒。追踪SARS病例的所有密切接触者，对其进行严格的留验观察。

2．埃博拉病毒病 埃博拉病毒病（Ebola virus disease，EVD）是由埃博拉病毒（Ebola virus，EBV）引起的一种病死率极高的急性烈性出血性传染病。人主要通过接触患者或感染动物的体液、排泄物以及分泌物等感染，临床主要表现为高热、全身关节疼痛、腹部疼痛和头痛等症状，这些症状可进一步发展为呕吐、腹泻、结膜炎、肝和肾等器官损伤、蛋白尿以及出血等。该病病死率可高达90%，是病死率极高的传染病之一。

1976年6月至11月，在苏丹南部和扎伊尔北部的埃博拉河沿岸的55个村庄出现一种新型疾病，一切治疗方法都难以奏效，患者3天左右迅速死亡。同年夏天，一位名叫Nhog Mushola的医生首次描述了一种可怕的新型疾病的临床表现。1976年10月，美国亚特兰大疾病预防控制中心Frederick Murphy博士从该地一患者体内首次分离出该病毒，该病毒属丝状病毒科，与同科的马尔堡病毒同属，为具有高致病性的甲类病毒。由于该地附近的一条河流叫埃博拉河，因此该病毒被命名为埃博拉病毒。

（1）病原学特征：埃博拉病毒为有囊膜、不分节段的单股负链RNA病毒，大小为18.9kb。在电子显微镜下，该病毒一般呈线形结构，也可能出现“U”形、“6”字形、缠绕状、环状或分枝状等多种形态。病毒体长度平均为1 000 nm，直径为70～90 nm。病毒有脂质包膜，包膜上有呈刷状排列的突起，主要由病毒蛋白组成。在病毒体中心结构的核衣壳蛋白由螺旋状缠绕的基因体RNA与核蛋白（NP）以及蛋白质病毒蛋白VP35、VP30、L组成。每个病原体都是由链状的负链核糖核酸病毒体构成。埃博拉病毒的基因排列顺序为3'-NP-VP35-VP40-GP-VP30-VP24-L-5'，两端的非编码区含有重要的信号以调节病毒的转录、复制和新病毒颗粒的包装。因为缺少相应的蛋白质，基因组本身并不具备感染性。埃博拉病毒在常温下比较稳定，对热有中等程度抵抗力，需要60℃的温度持续30分钟方能消除其感染性，或者使用紫外线照射2分钟可使之完全灭活。一些研究表明，埃博拉病毒对化学药品及放射线均敏感，乙醚、去氧胆酸钠、甲醛等消毒剂可以完全消除其感染性，^{60}Co（钴）照射、γ射线也能使之失去感染性。埃博拉病毒在血液样本或患者尸体中可存活数周，-70℃条件下可长期保存。

病毒通过典型的C型凝集素或其他模式识别受体进入未成熟的单核细胞、巨噬细胞和树突细胞，使细胞成为功能未放开和无法表达共刺激分子或促炎性细胞因子的淋巴细胞，即未成熟T细胞。该过程是病毒入侵免疫系统的首要步骤。埃博拉病毒感染引起的凝血功能障碍是导致患者死亡的重要原因，在病毒的致病作用下，单核-吞噬细胞系统（MPS，主要是单核细

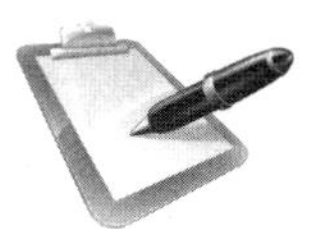

胞和巨噬细胞）释放许多与凝血功能异常密切相关的因子，包括细胞因子和趋化因子等细胞活性物质。单核-吞噬细胞系统刺激组织因子过度表达触发DIC，同时启动凝血因子Ⅸ和凝血因子X，启动内、外源性两种凝血级联放大效应，阻碍凝血级联反应正常运转。埃博拉病毒感染的单核细胞和巨噬细胞释放多种促炎性细胞因子，导致单核细胞和巨噬细胞进一步聚集、增加病毒的复制并通过体循环加速其传播扩散、激活中性粒细胞、诱导多形核细胞脱颗粒、以正反馈的方式扩大炎症反应。

目前已知的埃博拉病毒的亚型共有5种，分别为埃博拉病毒-扎伊尔（Ebola-Zaire，EBV-Z）、埃博拉病毒-苏丹（Ebola-Sudan，EBV-S）、埃博拉病毒-莱斯顿（Ebola-Reston，EBV-R）、埃博拉病毒-塔伊森林（Ebola-Tai Forest,EBV-T）和埃博拉病毒-本迪布焦（Ebola-Bundibugyo，EBV-B）。不同的亚型毒力不同，其中毒力最强的是EBV-Z，人感染之后病死率最高；EBV-S毒力次之；EBV-T目前发现对黑猩猩有致死性，对人的毒力较弱；EBV-R对非人类灵长动物有致死性，对人不致病；EBV-B是最近发现的一种病毒亚型。

（2）流行病学特征：感染埃博拉病毒的人和非人类灵长类动物均可为本病传染源。埃博拉病毒的自然储存宿主及其在自然界的自然循环方式尚不清楚，首发病例的传染源也不清楚，但首发病例与续发病例均可成为传染源而造成流行。在非洲大陆，感染埃博拉病毒和与雨林中死亡的黑猩猩、大猩猩、猴子等野生动物接触有关。另有研究人员猜测，蝙蝠、鸟类可能是该病的自然宿主。埃博拉病毒的传染性很强，传播途径多样，主要通过接触病毒携带者的血液、体液及污染物感染，接触猴类或患者的唾液、汗液和其他分泌物或其他体液也会导致感染；还可以经皮肤、呼吸道或结膜感染和通过空气传播等。人群对埃博拉病毒普遍易感，患者以成年人居多，女性略高于男性。医护人员和患者家属感染发病的风险较大，考虑与人群暴露因素有关。大多数疫情暴发地区的原发病例均是深入林区作业的猎人、淘金者、砍伐工等，继发感染人群则是与之有密切接触的患者家属或医务人员，且暴发疫情基本上以指示病例的家庭和所住医院为中心进行传播扩散。

EVD疫情早期主要分布于非洲中部的5个国家，患者主要来自相对封闭的偏远农村地区，在非洲西部的科特迪瓦和南部的南非也出现过散发病例。2014年后，EVD的暴发疫情主要分布于西非的几内亚、利比里亚、塞拉利昂、尼日利亚4个国家，患者主要来自人口比较密集的大城市，如科纳克里、蒙罗维亚、弗里敦、拉各斯。到2014年下半年，西非疫情扩散到尼日利亚、塞内加尔等国家。此外，刚果民主共和国在2014年也发生了另一起疫情。自1976年发现埃博拉病毒病至2015年2月11日，非洲地区共报告患者25 322例，死亡10 799例，其中大部分患者来自于2014年西非地区的暴发疫情。非洲地区共发生25次人类埃博拉病毒病疫情，其中暴发21次，散发4次；另外，在非洲以外地区，共发生实验室感染3次。在动物间发生7次EVD疫情，其中5次发生在猕猴中，2次发生在猪中，在与动物疫情相关的人群中检测出3次EBV抗体。埃博拉病毒病疫情未显示特定的季节性特征，暴发年份间暂未发现显著的相关性。

（3）临床表现：EVD的潜伏期为2～21天，一般为5～12天。尚未发现潜伏期患者有传染性。临床主要表现为突然发病，有发热、剧烈头痛、肌肉关节酸痛，时而有腹痛，病程2～3天时可出现恶心、呕吐、腹痛、腹泻、排黏液便或血便，腹泻可持续数天。病程4～5天时进入极期，发热持续，出现意识变化，如谵妄、嗜睡。此期出血常见，可有呕血、黑便、注射部位出血、鼻出血、咯血等，孕妇可出现流产和产后大出血。病程6～7天时躯干可出现麻疹样斑丘疹并扩散至全身各部位，数天后脱屑，以肩部、手心、脚掌多见。重症患者常因出血，肝、肾衰竭或严重的并发症死于病程第8～9天。非重症患者，发病2周后逐渐恢复，大多数患者出现非对称性关节痛，可呈游走性，以累及大关节为主；部分患者出现肌痛、乏力、化脓性腮腺炎、听力丧失或耳鸣、结膜炎、单眼失明、葡萄膜炎等迟发性损害。另外，因病毒

持续存在于精液中，可引起睾丸炎、睾丸萎缩等。急性期并发症有心肌炎、肺炎等。

发病早期可出现白细胞减少（可低至 1 000 个 / 微升）、淋巴细胞减少以及中性粒细胞减少，白细胞在发病第 7 天后可由于继发的细菌感染而出现上升，并可出现异型淋巴细胞，此外也可出现血小板的减少。可见谷草转氨酶和谷丙转氨酶的升高，且前者升高的幅度大于后者。尿常规异常以早期出现蛋白尿为主。

埃博拉病毒病是一种急性传染病，传播速度快、范围广，目前全球医学界尚无特效治疗方法。一旦遭受感染，患者少有生还希望。目前治疗主要以对症和支持治疗为主，包括注意水、电解质平衡，控制出血，肾衰竭时进行透析治疗等。

（4）实验室检查

1）病毒抗原检测：用 ELISA、免疫荧光技术和免疫组化法检测病毒特异性抗原。血清特异性 IgM、IgG 抗体最早可于病程 10 天左右出现；IgM 抗体可持续存在 3 个月，是近期感染的标志；IgG 抗体可持续存在很长时间，主要用于血清流行病学调查。

2）病毒分离：采集急性发热期患者血标本，用 Vero 细胞、Hela 细胞等细胞进行病毒分离。

3）病毒核酸检测：采用 RT-PCR 等核酸扩增方法检测病毒核酸。这些检测必须在 P4 级实验室中进行，以防感染扩散。

（5）预防控制：埃博拉疫苗已经完成临床试验，试验显示其具有良好的保护效果和安全性。但尚未在高危地区启动大规模人群接种项目。无论是否应用疫苗，及时发现并隔离患者、加强个人防护都是防控埃博拉病毒病的关键措施。防控的基本要求包括及时收治和隔离患者、做好密切接触者追踪和管理、做好隔离治疗设施和医疗人员的感染防护、妥善处理患者尸体。

3. 肠出血性大肠埃希菌所引起的食源性疾病 肠出血性大肠埃希菌 O157 ：H7（enterohemorrhagic *Escherichia coli* O157 ：H7，EHEC O157 ：H7）又称产志贺样毒素大肠埃希菌（Shiga toxin producing *E.coli*，STEC）或产 Vero 毒素大肠埃希菌（Verotoxin producing *E.coli*,VTEC），是一种最为严重的导致腹泻的大肠埃希菌。EHEC 因能引起出血性肠炎而得名，其中又以 O157 ：H7 血清型最为多见。EHEC 能引起一系列人类疾病，如腹泻、出血性肠炎、溶血性尿毒症综合征、血栓性血小板减少性紫癜等。大多数病例的疾病是自限性的，但幼儿及年长者易发生溶血性尿毒症综合征，甚至危及生命。自 1982 年美国首次发现肠出血性大肠埃希菌 O157 ：H7 致病性血清型后，全球六大洲的许多国家相继发生多起由该菌引起的食物中毒。暴发的主要原因是由于食用了生的或未煮熟的碎肉制品、生牛奶以及被粪便污染的蔬菜。

（1）病原学特征：EHEC 属于肠杆菌科的埃希菌属，最主要的成员是肠出血性大肠埃希菌 O157 ：H7。EHEC 为革兰氏阴性、中等大小的杆菌，无明显荚膜，无芽孢，有鞭毛，能运动；但也有无鞭毛、不运动的变异株。生化反应活泼，能分解葡萄糖、乳糖、麦芽糖、蔗糖、甘露醇等多种糖类，产酸、产气。EHEC 不能利用枸橼酸盐，靛基质试验及甲基红试验均呈阳性，V-P 试验阴性。EHEC O157 ：H7 与其他肠道菌群的重要区别是 EHEC O157 ：H7 不发酵山梨醇，而绝大多数其他肠道菌群可发酵山梨醇。EHEC O157 ：H7 还有几个糖发酵的特点：① EHEC O157 ：H7 不能分解 4- 甲基伞形花内酯 -β-D- 葡萄糖醛酸苷；②几乎所有的 EHEC O157 ：H7 都发酵棉子糖和卫茅醇；③几乎所有的 EHEC O157 ：H7 都能够利用鸟氨酸和赖氨酸。EHEC O157 ：H7 对酸有较强的抵抗力；对热敏感，75℃条件下 1 ～ 3 分钟即可死亡。

EHEC O157 ：H7 的重要毒力因子有志贺样毒素、溶血素、对肠道上皮细胞具有附着和破坏力的因子等。EHEC O157 ：H7 能产生志贺样毒素（又称 Vero 毒素）。它为主要致病因子，主要作用是抑制蛋白质合成，毒力强，对细胞破坏力大。溶血素可分解红细胞产生的血红蛋白和血红素，EHEC O157 ：H7 以其为原料，快速生长繁殖，产生更多毒素，造成更大的破坏，引起出血性结肠炎及溶血性尿毒症综合征。

（2）流行病学：EHEC 感染为人兽共患病。反刍动物是其重要的宿主，其中牛是最重要的

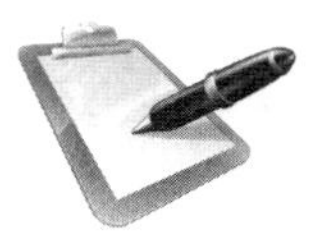

储存宿主；在人传人过程中，人也可以作为储存宿主。其他的反刍动物，如绵羊、山羊、鹿也被认为是重要的宿主，某些哺乳动物（如猪、马、兔、狗、猫）以及鸟类（如小鸡、火鸡）也偶尔会感染。EHEC 主要是经粪 - 口途径，通过食物、水和日常生活接触传播，个别情况下也会发生经空气传播，有些 EHEC 暴发则由多途径引起。人对 O157 ：H7 大肠埃希菌普遍易感，感染可发生于任何年龄的人。老年人和儿童（5 岁以下）免疫功能低下，最易发病且往往症状较严重，常伴有并发症。托幼机构、学校、敬老院、疗养院等集体单位是容易发生暴发的场所。人在感染后可获得一定程度的特异性免疫力，但持续时间较短。

自美国 1982 年首次发生 EHEC O157 ：H7 感染的暴发流行以来，世界上许多国家均相继发生了 EHEC O157 ：H7 感染的流行。目前报道的 EHEC O157 ：H7 感染主要集中在美国、加拿大、英国、意大利和日本等发达国家。这一方面与 EHEC O157 ：H7 的生存条件和环境因素密切相关，另一方面也与这些国家的饮食习惯、食品的加工供应等有关系。发达国家的检测水平和对 O157 ：H7 感染的重视程度都比较高，病例报告比较完整。近年来，报告 EHEC O157 ：H7 感染的国家和地区不断增多，原有感染发生的国家和地区的患者数量也在不断上升。

在北美洲、欧洲、南美洲南部和非洲南部地区和日本，EHEC 感染已成为一个重要的公共卫生问题。美国北方比南方病例更多，加拿大西部比东部病例更多。1996 年，日本发生涉及上万人的 EHEC O157 ：H7 感染的暴发流行。我国疫情主要集中在经济不发达的农村地区，近年以中东部农村地区为主。我国自 1986 年首次报告后，已先后有江苏省、山东省、河南省、安徽省、北京市等十几个省（自治区、直辖市）发现了 EHEC O157 ：H7 感染的散发病例。1999 年 4 月至 9 月，江苏、安徽两省的毗邻地区发生了较大的一次暴发疫情，发生严重并发症——溶血性尿毒症综合征的患者多达 195 人，其中 177 人因急性肾衰竭而死亡，流行时间长达 7 个月。2000 年 3 月至 8 月，江苏、安徽两省的 EHEC O157 ：H7 疫情又卷土重来，并扩散到其他县、市和接壤省。此起重大疫情的发生表明，EHEC O157 ：H7 已对我国的人民健康构成十分严重的威胁，应成为我国之后防治的重点急性肠道传染病。

EHEC O157 ：H7 的感染全年均可发生，但其发病有明显的季节性，多发生于 6 月至 9 月，又以 7 月至 8 月为发病高峰，11 月至次年 2 月则很少发生。各年龄均易感，虽然幼儿及年长者更易发展为重症及溶血性尿毒症综合征，但是健康的年龄较大的儿童及年轻人也可以出现重症。在全球范围内，儿童具有较高的发病率，而且病情更危重，大多数发展成溶血性尿毒症综合征。而我国重症病例以老年人居多，儿童较少。

（3）临床表现：EHEC 感染潜伏期为 1 ～ 14 天，中位数为 4 ～ 8 天。轻者可不出现任何症状和体征，或仅出现轻度腹泻。部分患者有发热或上呼吸道感染（上感）症状，发热为自限性，一般 1 ～ 3 天消退。多数患者 5 ～ 10 天痊愈。重者则可引起出血性肠炎，少数患者（尤其是儿童和老年人）可在病程 1 ～ 2 周出现溶血性尿毒症综合征或血栓性血小板减少性紫癜等并发症：①出血性肠炎在 EHEC 感染中较为常见。典型表现为右下腹剧烈疼痛、腹泻，早期可为水样便，接着表现类似下消化道出血的鲜血便或鲜血样便，量中等，常伴低热或不发热。病程为 7 ～ 10 天，有时可延长至 12 天。部分患者感染后 1 周发生溶血性尿毒症综合征。乙状结肠镜检查见肠黏膜充血、水肿，肠壁张力低下。钡灌肠 X 线检查可见升结肠、横结肠黏膜下水肿。其实，早在 20 世纪 70 年代，美国、日本、欧洲等地均报道过局部出血性肠炎的散发病例，但直到 1982 年才明确了 EHEC O157 ：H7 感染与出血性肠炎的关系。②溶血性尿毒症综合征（hemolytic uremic syndrome，HUS）为一系列由不同病因通过不同发病机制引起的多因素疾病。除 EHEC 外，许多细菌和病毒都可引起溶血性尿毒症综合征，如志贺菌、伤寒沙门菌、肺炎链球菌、立克次体样微生物、EB 病毒、柯萨奇病毒等。溶血性尿毒症综合征的主要表现为急性肾衰竭、血小板减少症和微血管病性溶血性贫血。主要临床症状为血尿、少尿、无尿、皮下黏膜出血等。在 EHEC O157 ：H7 大肠杆菌感染的人群中，儿童和老年人最易患

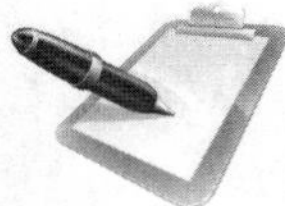

溶血性尿毒症综合征，其病死率可高达30%。③血栓性血小板减少性紫癜在临床特点上与溶血性尿毒症综合征很像，但神经系统症状及发热更明显。病情发展迅速，90天内有70%的患者死亡。多数血栓性血小板减少性紫癜患者具有5种表现，即发热、血小板减少症、微血管病性溶血性贫血、肾功能异常（血尿、蛋白尿、急性肾衰竭）和神经系统症状（头痛、轻瘫、昏迷、间歇性谵妄）。

（4）实验室检查

1）生化试验：可采用山梨醇发酵试验、葡萄糖醛酸酶试验、棉子糖发酵试验、卫矛醇发酵试验、鸟氨酸和赖氨酸试验进行初筛，然后用O157 ：H7抗血清玻片凝集试验进行鉴定。

2）血清学试验：主要是检查肠出血性大肠埃希菌菌体抗原O157和鞭毛抗原H7，包括试管凝集试验、玻片凝集试验和针对O157抗原而发展起来的一些其他方法。但生化试验和血清学试验均不能诊断非O157血清型的肠出血性大肠埃希菌感染。

3）DNA探针技术：目前已根据肠出血性大肠埃希菌的质粒和其致病性有关的假设，发展了特异性的DNA探针。该探针已被国际公认，并在世界上多数实验室试用，其特异度和灵敏度均可达99%以上，成为鉴定肠出血性大肠埃希菌菌株的关键技术。但由于该方法对技术要求较高，主要用于临床研究或流行病学调查。

4）PCR技术：用于对肠出血性大肠埃希菌的DNA序列进行分析。该方法特异、敏感、快速，可在3～4个小时内出结果。

5）毒素检测：由于肠出血性大肠埃希菌可产生志贺样毒素，其中23%的粪便中存在可中和的志贺样毒素（SLT-Ⅰ或SLT-Ⅱ）。因此又发展了检测患者粪便中的志贺样毒素和血液中志贺样毒素抗体的方法。但这种方法需要细胞培养的技术和条件，费时、费力，特异性不高，因此一般不采用。

（5）预防控制：预防和控制EHEC感染性腹泻，关键在于全面掌握和消除危险因素，尽早确诊和管理感染者，迅速有效地控制疫情，美国、加拿大、日本、瑞典及中国等国家均已将其作为法定报告传染病。为确保早期发现、及时报告疫情，辖区的疾病预防控制机构要对疑似及确诊病例进行个案调查，并在疫情可能波及的范围内开展相关疑似病例的搜索、调查和采样，尽快核实诊断、追溯传染来源、确定疫点范围，并及时采取控制措施。必要时应开展传染源、传播途径及暴露因素的专题调查。此外，以医院的肠道门诊作为监测点，主动对腹泻病例开展EHEC的检测，对病例的早期发现也至关重要。预防EHEC O157 ：H7感染应特别注意食品卫生和个人卫生。一旦做出疑似诊断，至关重要的就是指导家庭成员经常性地（特别是排便以后）用肥皂和水洗手，处理弄脏的尿布和患者的废弃物，以及预防食物和饮料污染，借此来阻断人与人之间的传播。

4．新型冠状病毒肺炎 新型冠状病毒肺炎（novel coronavirus pneumonia，NCP），简称新冠肺炎，世界卫生组织将其命名为2019冠状病毒病（coronavirus disease 2019，COVID-19），其病原体是新型冠状病毒（severe acute respiratory syndrome coronavirus 2，SARS-CoV-2）。2019年12月，湖北省武汉市出现了新冠肺炎疫情，随着疫情的蔓延，我国其他省份及境外多个国家也相继发现了此类病例。疫情发生后，国家卫生健康委员会将COVID-19列为《中华人民共和国传染病防治法》规定的乙类传染病，采取甲类传染病的预防及控制措施。从疫情发生至2020年6月1日24时，全球200多个国家和地区累计报告确诊病例超过600万例，累计死亡病例37万例；其中我国（数据包含港、澳、台地区）累计报告确诊病例84 588例，累计死亡病例4 645例。

（1）病原学特征：SARS-CoV-2属于β属的冠状病毒，有包膜，颗粒呈圆形或椭圆形，常为多形性，直径60～140 nm。其基因特征与SARS-CoV和MERS-CoV有明显区别，研究显示SARS-CoV-2与蝙蝠SARS样冠状病毒（bat-SL-CoVZC45）同源性达85%以上。在体外

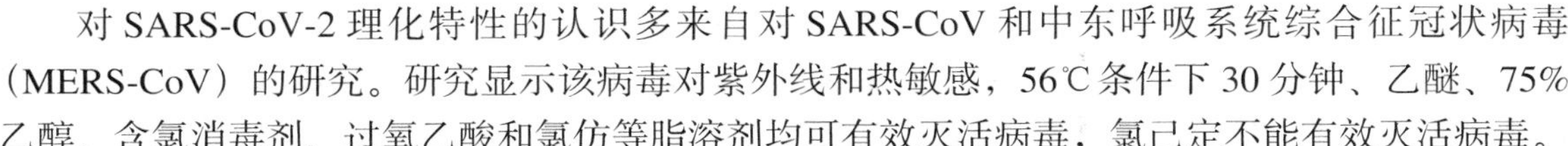

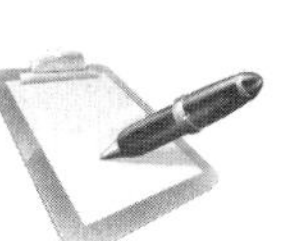

分离培养时，SARS-CoV-2约96个小时后即可在人呼吸道上皮细胞内发现，而从Vero E6和Huh-7细胞系中分离培养需约6天。

对SARS-CoV-2理化特性的认识多来自对SARS-CoV和中东呼吸系统综合征冠状病毒（MERS-CoV）的研究。研究显示该病毒对紫外线和热敏感，56℃条件下30分钟、乙醚、75%乙醇、含氯消毒剂、过氧乙酸和氯仿等脂溶剂均可有效灭活病毒，氯已定不能有效灭活病毒。

基于前期对SARS-CoV-2感染机制的研究发现，冠状病毒包膜上的刺突蛋白（spike protein，S蛋白）在病毒感染过程中起着识别宿主细胞受体的关键作用。如SARS-CoV的S蛋白能与肺泡上皮细胞和小肠上皮细胞的血管紧张素转化酶2（angiotensin converting enzyme 2，ACE2）蛋白结合，从而介导病毒入侵细胞发生感染。由于SARS-CoV-2 S蛋白与SARS-CoV S蛋白基因序列存在相似性（约为80%），也存在结构相似性，同源性建模显示SARS-CoV-2与SARS-CoV具有相似的受体结合域结构。尽管一些关键残基存在氨基酸变异，但研究仍然提示SARS-CoV-2在病毒感染过程中识别宿主细胞受体的机制与SARS-CoV可能相同。SARS-CoV-2除了直接导致肺组织损伤外，其引发的细胞因子风暴会进一步加重炎症反应。异常升高的细胞因子与过度激活的免疫细胞在肺组织中激活，进而造成肺毛细血管内皮细胞以及肺泡上皮细胞弥漫性损伤，大量渗出液聚集使气道阻塞，导致肺功能恶化急剧加重，引起急性呼吸窘迫综合征和呼吸循环衰竭。更严重的是疾病可发展为不受控制的全身性炎症反应，这也是导致COVID-19重型患者死亡的重要因素。

（2）流行病学特征：目前学界认为，传染源主要是感染SARS-CoV-2的患者、隐性感染者（即无症状感染者）。潜伏期患者和恢复期患者的传染性还有待研究。经飞沫传播和密切接触传播是主要的传播途径。由于在粪便及尿液中可分离到SARS-CoV-2，应注意粪便及尿液对环境的污染，避免造成接触传播。气溶胶传播和母婴传播等途径有待研究证实。因人群对SARS-CoV-2没有免疫力，人群普遍易感。研究显示老年人和患有糖尿病、哮喘、心脏病等基础疾病的人感染病毒的风险更高，密切接触新冠肺炎患者及隐性感染者的人群是SARS-CoV-2的高危人群。

（3）临床表现：基于目前的流行病学调查，新冠肺炎的潜伏期为1～14天，多为3～7天。以发热、干咳、乏力为主要表现。少数患者伴有鼻塞、流涕、咽痛、肌痛和腹泻等症状。重型患者多在发病1周后出现呼吸困难和（或）低氧血症，严重者可快速进展为急性呼吸窘迫综合征、脓毒症休克、难以纠正的代谢性酸中毒和出凝血功能障碍及多器官功能衰竭等。值得注意的是重型、危重型患者病程中可表现为中低热，甚至无明显发热。部分儿童及新生儿病例症状可不典型，表现为呕吐、腹泻等消化道症状或仅表现为精神弱、呼吸急促。轻型患者仅表现为低热、轻微乏力等，无肺炎表现。多数患者预后良好，少数患者病情危重。感染后的远期并发症仍需进一步研究。老年人和有慢性基础疾病者预后较差。患有新冠肺炎的孕产妇临床过程与同龄患者相近，儿童病例症状相对较轻。

疑似及确诊病例应在具备有效隔离条件和防护条件的定点医院隔离治疗，疑似病例应单人单间隔离治疗，确诊病例可多人收治在同一病室。危重型病例应当尽早收入ICU治疗。截至2020年6月1日，尚无有效的抗病毒药物和有效疫苗，各国也在加紧推进药物和疫苗的研发。临床上对COVID-19患者的治疗主要以对症支持治疗为主，主要包括卧床休息、注意水和电解质平衡、密切监测生命体征、及时给予有效氧疗措施、抗病毒治疗（使用α-干扰素、利巴韦林等）和恰当使用抗菌药物治疗。重型、危重型病例的治疗原则是在对症治疗的基础上，积极防治并发症，治疗基础疾病，预防继发感染，及时进行器官功能支持。

（4）实验室检查

1）一般检查：发病早期外周血白细胞总数正常或减少，可见淋巴细胞计数减少，部分患者可出现肝酶、乳酸脱氢酶、肌酶和肌红蛋白增高；部分危重者可见肌钙蛋白增高。多数患者

C 反应蛋白和红细胞沉降率（ESR）升高，降钙素原正常。严重者 D- 二聚体升高、外周血淋巴细胞进行性减少。重型、危重型患者常有炎症因子升高。

2）病原学检查：采集鼻咽拭子、痰和其他下呼吸道分泌物、血液、粪便等标本，采集后尽快送检。采用 RT-PCR 和第二代测序（NGS）方法可在标本中检测 SARS-CoV-2 核酸。检测下呼吸道标本（痰或气道抽取物），结果更加准确。

3）血清学检查：SARS-CoV-2 特异性 IgM 抗体多在发病 3 ～ 5 天后开始呈阳性，IgG 抗体滴度恢复期较急性期有 4 倍及以上增高。

4）影像学：早期呈现多发小斑片影及间质改变，以肺外带明显；进而发展为双肺多发磨玻璃影、浸润影。严重者可出现肺实变，胸腔积液少见。

（5）诊断标准

1）疑似病例：有流行病学史中的任何一条，且符合临床表现中任意 2 条；或无明确流行病学史，符合临床表现中的 3 条。其中流行病学史包括：①发病前 14 天内有疫区旅行史或居住史；②发病前 14 天内与 SARS-CoV-2 感染者（核酸检测阳性者）有接触史；③发病前 14 天内曾接触过来自疫区及周边地区，或来自有病例报告社区的发热或有呼吸道症状的患者；④聚集性发病［2 周内在小范围，如家庭、办公室、学校班级等场所，出现 2 例及以上发热和（或）呼吸道症状的病例］。临床表现包括：①发热和（或）呼吸道症状；②具有上述新冠肺炎影像学特征；③发病早期白细胞总数正常或降低，淋巴细胞计数正常或减少。

2）确诊病例：疑似病例同时具备以下病原学或血清学证据之一可诊断为确诊病例，包括：①实时荧光 RT-PCR 检测 SARS-CoV-2 核酸阳性；②病毒基因测序，与已知的 SARS-CoV-2 高度同源；③血清 SARS-CoV-2 特异性 lgM 抗体和 lgG 抗体阳性，血清 SARS-CoV-2 特异性 lgG 抗体由阴性转为阳性或恢复期较急性期 4 倍及以上升高。

（6）预防控制：控制措施主要包括以下几点。①分区、分级精准防控，动态开展分析研判，及时调整风险等级，在病例数保持稳定下降、疫情扩散风险得到有效管控后，及时分地区降低应急响应级别或终止应急响应；②早发现、早报告、早隔离、早治疗；③流行病学调查和密切接触者追踪和管理；④重点场所、机构和人群防控；⑤院内感染控制、特定场所消毒和人员防护；⑥宣传教育与风险沟通。

二、微生物感染与疾病流行

流行是指在某地区某病的发病率显著超过该病历年发病率水平。相对于散发，流行出现时各病例之间呈现明显的时间和空间联系。一般认为发病率超过该病历年散发的发病率水平 3 ～ 10 倍即可判为流行。当某地出现某种疾病的流行时，提示当地可能存在共同的传播因素。与个体微生物感染现象不同，流行是在人群中发生的群体现象。流行过程必须具备传染源、传播途径和易感人群 3 个基本环节。这三个环节相互依赖、协同作用，共同影响疾病的流行。缺少任何一个环节，传染病就不能在人群中传播和流行。

（一）疾病流行的影响因素

影响疾病流行环节相互作用的因素就是人类在生产和生活中所处的环境条件，包括自然因素、社会因素和生物学因素。这些因素相互联系，不断变化，使流行过程表现得更加错综复杂。

1．自然因素 包括气候、地理、土壤和动植物等，以气候和地理因素的影响最为显著。自然疫源性疾病呈现出地方性和季节性特点，这主要与自然环境对动物的影响有关。自然因素可制约媒介生物的地理分布、季节消长、活动能力以及病原体在媒介生物体内的发育、繁殖等，从而影响传染病的流行特征。自然因素也可以通过影响人类的生活习性和机体抵抗力等而

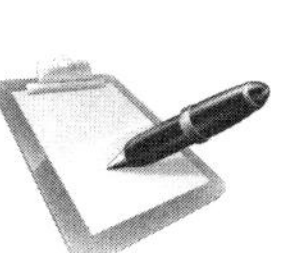

改变传染病的流行特征。

2．社会因素 包括人类的一切活动，如生产和生活条件、生活方式、医疗卫生状况、人口密度、社会制度、居住环境、经济、文化等。与自然环境相比，社会因素对传染病的流行影响更大。政府对传染病预防与控制的重视程度直接影响传染病的流行与蔓延。

3．生物学因素 微生物进化是导致新病原微生物出现的内在因素。一些细菌或病毒在外界环境因素的作用下，基因发生了变化：可以是原为不致病的病原体增加了可以致病的毒力基因；也可以是原来的基因发生了突变，成为一种新的病原体，引发该疾病的流行。为了适应抗生素的攻击、环境的变化（如空气的污染），病原体不断地发生着变异。

（二）代表性疾病

1．发热伴血小板减少综合征 发热伴血小板减少综合征（severe fever with thrombocytopenia syndrome，SFTS）是由一种新型布尼亚病毒（又称发热伴血小板减少综合征病毒，severe fever with thrombocytopenia syndrome virus，SFTSV）引起的急性传染病，其主要临床表现为发热伴血小板减少，少数患者病情较重且发展迅速，可因多器官功能衰竭而死亡。

（1）病原学特征：新型布尼亚病毒属于布尼亚病毒科、白蛉病毒属，病毒颗粒呈球形，直径 80 ~ 100 nm，外有脂质包膜，表面有刺突糖蛋白。病毒感染后细胞质内可出现明显的致密包涵体，并可见亚细胞结构改变，如细胞器肿大等。病毒基因在细胞质内复制。

SFTSV 的基因组包含 3 个单股负链 RNA 片段（L、M 和 S），病毒基因组 3' 末端和 5' 末端序列互补。L 片段全长为 6 368 个核苷酸，含有一个开放阅读框，编码由 2 084 个氨基酸组成的 RNA 依赖的 RNA 聚合酶；M 片段全长为 3 378 个核苷酸，含有一个开放阅读框，编码有 1 073 个氨基酸的膜蛋白前体，膜蛋白翻译后经宿主细胞内蛋白酶的修饰形成 Gn 和 Gc 两个膜蛋白；S 片段全长为 1 744 个核苷酸，属双义 RNA，有两个方向相反的阅读框，中间间隔 54 个核苷酸，分别编码核蛋白 NP 和非结构蛋白 NSs。

目前 SFTSV 的致病机制尚不明确。首先，SFTSV 可以抑制宿主免疫反应来帮助病毒迅速复制。首先临床上观察到在感染期间患者的 T 淋巴细胞，尤其是 $CD4^{+}$ T 淋巴细胞亚群的数量和比例严重下降。其次，SFTSV 的 NSs 蛋白和 NP 蛋白能够抑制感染宿主细胞的干扰素信号通路和 NF-κB 信号通路。当初次免疫应答不能抑制病毒复制时，病毒可以诱导靶细胞释放过量的细胞因子，进而导致免疫性病理损害。再者，SFTSV 的非结构蛋白 NSs 能够将信号转导及转录激活蛋白 2（STAT2）和 STAT1 隔离到病毒包涵体内，并且破坏干扰素诱导的 STAT2 磷酸化和两种 STAT 的核易位，导致抑制干扰素通路信号的传导和干扰素刺激基因（ISG）的表达。此外，血小板减少也是本病的重要特征和高危表现，但目前仅在小鼠模型中探讨了吞噬细胞吞噬作用与血小板减少的关系。

（2）流行病学特征：SFTSV 可在脊椎动物宿主和节肢动物媒介的组织内复制。病毒可持续感染媒介昆虫，可以经节肢动物的卵和交配行为传播；而节肢动物又可叮咬多种动物宿主，因此持续感染的动物宿主是 SFTSV 最主要的传染源。SFTSV 可能的宿主动物种类较多，多种家畜动物、野生大型哺乳动物以及鸟类均可成为其宿主；它还可在一定条件下造成人的感染。目前多认为其传播与蜱叮咬有关，可通过蜱感染人类。研究证实，SFTS 急性期患者血液具有传染性，在特定条件下，重症患者可以通过体液将病原体传播给密切接触者。在围生期传给新生儿以及通过输血传播给受血者是需要注意和警惕的传播途径。从目前的病例资料看，人群普遍易感，年龄大者更容易感染、发病，这可能与个体的生活习惯和免疫力等相关，此问题仍需进一步的深入研究。

SFTS 主要流行于亚洲地区。2009 年，SFTS 首先报告于中国河南省，随后相继发现于韩国和日本。在中国，研究显示 SFTS 病死率为 10% ~ 30%。一项基于 8 年的随访的研究确认

SFTS 病死率为 15.6%。SFTS 主要发生于中国的中东部地区，目前已有 23 个省的多项研究对 SFTS 进行了临床病例的报告，主要集中于河南、山东、湖北、江苏、安徽、浙江、山西等省。大部分 SFTS 高发地区气候湿润，尤其是拥有较多灌木丛、森林、旱作农田等的山区和丘陵地带与 SFTS 的发生密切相关。在日本，SFTS 首次被发现于山口市。在韩国，SFTS 首次发现于济州岛。据韩国国家疾病控制中心报告，截至发现病例的同年年底，韩国的 SFTS 患者中共有 17 人死亡，病死率高达 50% 左右，多数报告病例集中于气候温暖的韩国南部地区。发热伴血小板减少综合征呈现明显的季节分布，每年 3 月开始出现散发病例，高发于 5 月至 7 月，在 11 月至 12 月终止，这可能与蜱的活动周期有关。SFTSV 感染人群的年龄分布在 7 ~ 86 岁，其中 50 岁以上患者占大部分；从性别上看，女性患者多于男性，但没有明显性别差异；从职业上看，97% 以上的患者为生活在山地和丘陵地带的农民，发病前曾在田间劳作或野外活动，其他为接触蜱等传播媒介的林业工人、退休教师、学生，以及赴该类地区户外活动的旅游者等。

（3）临床表现：发热伴血小板减少综合征的发病特点是急性起病的高热症状并伴随呼吸道或消化道症状，随后是进行性的血小板和白细胞计数下降。该疾病典型的感染过程包括 4 个时期：潜伏期、发热期、多器官功能衰竭期和恢复期。潜伏期平均为 7 ~ 14 天。发热期主要表现为流感样症状，如持续的发热、头痛、全身乏力、肌肉酸痛、淋巴结肿大，部分患者伴胃肠道症状。实验室检查可见明显的血小板和白细胞减少。在发热期因病毒载量逐渐升高而可在患者外周血中检测到病毒核酸，病毒核酸浓度是重要的临床诊断和预后判断依据。多器官功能衰竭期和恢复期重叠，在危重或死亡病例中病情快速恶化为多器官功能衰竭，在好转和康复病例中则表现为自限性的恢复过程。多器官功能衰竭进展迅速，首发于肝和心脏，后为肾衰竭和呼吸衰竭。多器官衰竭期可与发热期交叉发生。病毒载量在这一期发生明显分歧，在生存病例中逐渐下降，而在死亡病例中维持较高水平，并且死亡和生存病例在谷草转氨酶、肌酸激酶、乳酸脱氢酶等生物标志物水平上也存在明显差异。在此期，患者会出现出血和神经系统症状、弥散性血管内凝血、多器官功能衰竭和持续的血小板减少等表现。这些是发热伴血小板减少综合征患者死亡的危险因素。发热伴血小板减少综合征从发病到死亡的平均天数是 9 天。虽然大多数患者的预后良好，但是存在基础疾病、病程中出现脑炎症状和出血倾向的高龄患者预后不佳。生存病例平均在发病后 15 天开始进入恢复期，临床症状逐渐消失，实验室检查随之逐渐恢复正常。

本病目前尚无特异性的治疗手段，主要方法为对症、支持治疗。目前一项研究发现在发病早期的低病毒载量时期，使用利巴韦林治疗有一定效果。法维拉韦对 SFTS 的治疗效果也在评价中。如果患者能及时接受治疗，绝大多数患者预后良好。如患者出现败血症、中毒性休克、中毒性心肌炎、急性肾衰竭、呼吸窘迫综合征、弥散性血管内凝血及多器官功能衰竭等严重并发症，易死亡。

（4）实验室检查

1）血常规检查：外周血白细胞计数减少，多为（1.0 ~ 3.0）$\times 10^9$/L，重症可降至 1.0×10^9/L 以下；中性粒细胞比例、淋巴细胞比例多正常；血小板降低，多为（30 ~ 60）$\times 10^9$/L，重症者可低于 30×10^9/L。

2）尿常规检查：半数以上病例出现蛋白尿（+ ~ +++），少数病例出现尿潜血阳性或血尿。

3）血生化检查：可出现不同程度的 LDH、CK 及 AST、ALT 等升高，尤以 AST、CK-MB 升高为主。常有低钠血症，个别病例有血尿素氮（BUN）升高。

4）病原学检查：血清新型布尼亚病毒核酸检测阳性，血清中分离新型布尼亚病毒。

5）血清学检查：血清中存在新型布尼亚病毒 IgG 抗体。

SFTS 的临床诊断需要依据患者的流行病学史（流行季节在丘陵、林区、山地等地工作、生活或旅游史等或发病前 2 周内有蜱叮咬史）、临床表现和实验室检测结果。

疑似病例为具有上述流行病学史、发热等临床表现，且外周血血小板和白细胞降低者。

确诊病例为疑似病例且具备下列之一者：①病例标本的新型布尼亚病毒核酸检测阳性；②病例标本检测新型布尼亚病毒 IgG 抗体阳转或恢复期滴度较急性期增高 4 倍以上；③病例标本中分离到新型布尼亚病毒。

（5）预防控制：发热伴血小板减少综合征病是一种新发传染病，虽然发病率不高，但却容易误诊、漏诊。采取针对性的防控对策与措施至关重要。一般可采取以下措施：加强健康教育、做好个人防护以避免蜱叮咬、提高医疗卫生工作人员诊疗水平、控制传播媒介与宿主动物、加强疫情监测、妥善管理患者的血液和分泌物等。

2．血吸虫病 血吸虫病（schistosomiasis）是由血吸虫寄生于人体所致的疾病，据世界卫生组织 2007 年统计，血吸虫病流行于 74 个国家和地区，受威胁人口约 6.5 亿，估计感染人数达 2 亿余。

（1）病原学特征：血吸虫属吸虫纲（*Class Trematoda*）、复殖目（*Order Digenea*）、裂体科（*Family Schistosomatidae*）、裂体属（*Genus Schistosoma*）。成虫寄生于人体和多种哺乳动物的静脉血管内，亦称裂体吸虫（*schistosoma*）。该吸虫终宿主为人和家畜等 40 多种哺乳动物，中间宿主为湖北钉螺（*Oncomelania hupensis*）。成虫分雌、雄，雌雄异体，雌虫常居于雄虫的抱雌沟内，呈合抱状。虫体呈圆柱状，雄虫较粗短，雌虫细长。血吸虫的生活史包括在终宿主体内的有性世代和在中间宿主钉螺体内的无性世代。生活史主要包括虫卵、毛蚴、母胞蚴、子胞蚴、尾蚴、童虫和成虫 7 个阶段。

能寄生于人体的血吸虫主要有 5 种，即日本血吸虫（*Schistosoma japonicum*）、曼氏血吸虫（*S. mansoni*）、埃及血吸虫（*S. haematobium*）、湄公血吸虫（*S. mekongi*）和间插血吸虫（*S. intercalatum*）。日本血吸虫病流行于中国、印度尼西亚和菲律宾。曼氏血吸虫病流行于非洲、中东和拉丁美洲。埃及血吸虫病流行于非洲和中东。湄公血吸虫病见于柬埔寨和老挝。间插血吸虫病见于中非地区。其中，日本血吸虫病是人类血吸虫病中危害最大的一种。

日本血吸虫的成虫雌、雄合抱寄生于终宿主的门静脉 - 肠系膜静脉系统。雌、雄成虫交配后，雌虫在肠系膜静脉末梢处产卵。产出的虫卵一部分随血流到肝，一部分沉积于肠壁静脉中。初产卵约经 11 天左右发育为含毛蚴的成熟卵。在肠黏膜下层小静脉或黏膜层的成熟卵通过引发炎症（由于成熟卵内毛蚴的分泌物可通过卵壳微孔，引起虫卵周围组织和血管壁炎症、坏死）。在血管内压、肠蠕动和腹内压作用下，含有虫卵的坏死组织溃破落入肠腔，进而随终宿主粪便排出体外。未能排出的虫卵沉积于组织中逐渐死亡、钙化。由于雌虫产卵成串排出，故可见在宿主肝、肠组织血管内虫卵多呈念珠状沉积。成熟卵在宿主组织内一般经过 10 ～ 11 天后死亡。故虫卵自产出到死亡寿命约为 21 天，但有报道认为，虫卵寿命可长达 2 个多月。

（2）流行病学特征：血吸虫病是人兽共患寄生虫病。寄生于人体的日本血吸虫、曼氏血吸虫、埃及血吸虫、湄公血吸虫和间插血吸虫均可以不同程度地在某些哺乳动物体内寄生，其中以日本血吸虫自然感染、寄生的动物宿主种类最多。钉螺是日本血吸虫的唯一中间宿主，是造成血吸虫病流行的最重要的生物因素。血吸虫的传播途径的全过程包括虫卵入水、毛蚴孵出、侵入钉螺、尾蚴从螺体逸出和侵入终宿主。在传播途径的各个环节中，含有血吸虫卵的粪便污染水体、水体中存在中间宿主钉螺和人群接触疫水是 3 个最重要的环节。

血吸虫病的分布与钉螺的地区分布一致。钉螺的分布有严格的地域性，这决定了血吸虫病分布的地域性。一年四季，人、畜都能感染血吸虫，但以春夏感染机会最多，冬季最少；急性感染常发生在春夏之交和炎热的夏季。流行病学调查时所见不同组别人群之间的差异，主要反映了他们接触疫水的机会不同。血吸虫病与人群在性别、年龄和职业上的分布存在密切的关系，共同反映了因生活、生产而与疫水接触的机会，这类会接触疫水的活动又因地方的风俗习惯而异。

（3）临床表现：血吸虫病临床表现复杂多样、轻重不一。由于感染的程度、时间、部位

和病程不同，我国将血吸虫病主要分为以下3型：急性血吸虫病、慢性血吸虫病和晚期血吸虫病。急性血吸虫病的临床表现为畏寒、发热、多汗；淋巴结肿大及肝大，常伴有肝区压痛，肝大在左叶较明显，肝质地较软、表面光滑；脾大常见于重症感染；消化系统症状表现为食欲减退、恶心、呕吐、腹痛、腹泻、排黏液血便或脓血便等；呼吸系统症状多表现为干咳，痰中偶可带血丝，有气促、胸痛表现，X线胸片检查可见点状、云雾状或雪花状浸润性阴影，多在发病后月余出现，一般持续2～3个月消失。重症患者可有神志不清、反应迟缓、黄疸、腹水、高度贫血、消瘦等症状。患者除有皮疹外，还可能出现荨麻疹、神经血管性水肿、出血性紫癜、支气管哮喘等过敏反应。急性期症状消失而未经病原学治疗者，或经反复轻度感染而获得免疫力的患者常出现隐匿性间质性肝炎或慢性血吸虫病引发的结肠炎。由于反复或大量感染，虫卵肉芽肿严重损害患者的肝，最终导致干线型肝硬化。晚期血吸虫病患者在临床上会出现肝脾大、门静脉高压和其他综合征。

血吸虫病治疗分为病原学治疗和支持、对症治疗。病原学治疗药物以吡喹酮为首选。对重症患者，可先用氢化可的松或地塞米松加入补液的液体中静脉滴注，退热、症状改善后开始病原学治疗。血吸虫病患者如能早期接受病原学治疗，预后大多良好。晚期血吸虫病患者有大量顽固性腹水，并发上消化道大出血、黄疸、肝性脑病、原发性腹膜炎者预后较差，有死亡风险。

（4）实验室检查

1）病原学检查：从粪便内检查虫卵或孵化毛蚴以及从直肠黏膜活体组织中检查虫卵。以下几种方法较常用：①直接涂片法，感染严重地区患者粪便或急性血吸虫病患者的黏液血便中常可检查到血吸虫虫卵，方法简便，但虫卵检出率低；②毛蚴孵化法，可以提高阳性检出率；③定量透明法，可测定血吸虫虫卵计数。④直肠黏膜活体组织检查，慢性及晚期血吸虫病患者肠壁组织增厚，虫卵排出受阻，故粪便中不易检查到虫卵，可应用直肠镜检查。

2）免疫学检查：①皮内试验，一般皮内试验与粪检虫卵阳性的符合率为90%左右，但可出现假阳性或假阴性反应，与其他吸虫病可产生较高的交叉反应，并且患者治愈后多年仍可呈阳性反应。此法简便、快速、通常用于现场筛选可疑病例。②检测抗体，血吸虫病患者血清中存在特异性抗体，包括IgM、IgG、IgE等。如受检者未经病原学治疗，而特异性抗体呈阳性，对于确定诊断意义较大。如已经病原学治疗，特异性抗体呈阳性，则并不能确定受检者体内是否仍有成虫寄生。因血吸虫病治愈后，特异性抗体在体内仍可维持较长时间。③检测循环抗原，由于治疗后抗体在宿主体内存留较长时间，其阳性结果往往不能区分现症感染和既往感染，也不易于评价疗效。循环抗原是生活虫体排放至宿主体内的大分子微粒，主要是虫体排泄物、分泌物或表皮脱落物，具有抗原特性，又可为免疫学试验所检出。从理论上讲，循环抗原的检测有其自身的优越性，它不仅能反映活动性感染，而且可以用来评价疗效和估计虫种。

血吸虫病是危害我国人群健康的极为严重的一种寄生虫病。但由于血吸虫病的流行环节多，且地理环境和人的行为等影响传播的因素极为复杂，防治措施必须是综合性的，并因地、因时选择适当的主导措施。准确地确定血吸虫病患者并及时、有效地进行治疗，是控制来自人群的传染源的重要手段。管理好粪便是控制血吸虫病传播的一项重要措施。灭螺是控制血吸虫病传播的有效措施。消灭钉螺要全面规划，因时、因地制宜。加强健康教育，引导人们改变行为和生产、生活方式，对预防血吸虫感染具有十分重要的作用。同时穿戴防护器具和使用药物防护，也可防止人们感染血吸虫病，保护易感人群。

3．手足口病 手足口病（hand-foot-mouth disease，HFMD）是由多种肠道病毒引起的常见的全球性传染病，患者以婴幼儿为主，常出现暴发或流行。临床以发热和手掌、脚掌、口腔黏膜等部位发生皮疹或疱疹为主要特征。疾病进程为自限性，一般症状轻微，预后良好，但少数患者可并发无菌性脑膜炎、脑炎、急性弛缓性瘫痪、呼吸道感染和心肌炎等，个别重症病例

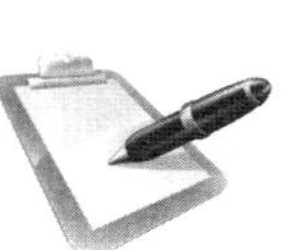

病情进展迅速，病死率较高。

（1）流行史：自 1957 年新西兰首次报告以来，HFMD 已在欧洲、美洲和亚洲多个国家和地区相继发生暴发或流行。20 世纪 90 年代后期，HFMD 的流行在亚太地区如马来西亚、新加坡、韩国和日本等国呈现上升趋势，重症病例及死亡病例数亦增加。我国于 1981 年在上海市首次报道 HFMD，此后，北京、河北、天津、福建、吉林、山东、湖北、青海和广东等省（自治区、直辖市）先后有本病报道。2006 和 2007 年，全国分别报告 HFMD 患者 13 637 例和 83 344 例。2008 年 HFMD 被我国卫生部列入《中华人民共和国传染病防治法》（简称《传染病防治法》）法定报告、管理的丙类传染病。

（2）病原学特征：引起 HFMD 的病毒属于小 RNA 病毒科肠道病毒属，包括柯萨奇病毒 A 组和 B 组、埃可病毒、新型肠道病毒等，其中以 EV-A71 和 CV-A16 较为常见。2013 年以后，部分地区以 CV-A6 为主。引起 HFMD 的病原体核酸为单股正链 RNA，基因长度为 7.4 ～ 7.5 kb，GC 含量约为 47%。它两端为保守的非编码区，在肠道病毒中同源性非常高，中间为连续开放阅读框（open reading frame，ORF）。此外，5' 端共价结合一小分子蛋白质，与病毒 RNA 合成和基因组装配有关；3' 端带有 polyA 尾；结构蛋白参与构成病毒衣壳和基质蛋白，非结构蛋白包括病毒复制相关的酶和调控蛋白等。病毒衣壳由 32 个壳粒组成，每个壳粒含有 4 种壳蛋白，即 VP1—VP4。VP1—VP3 均暴露在衣壳表面，带有中和抗原位点，VP4 则隐藏于病毒衣壳内部。其中 VP1 是病毒主要的中和抗原决定簇，也是肠道病毒血清型的分型依据。

（3）流行病学特征：肠道病毒适合在湿热环境下生存与传播，对紫外线和干燥敏感，而对乙醚和去氯胆酸盐等不敏感。各种氧化剂（高锰酸钾或漂白粉等）、甲醛和碘酊均能灭活病毒，而 75% 酒精和 5% 来苏尔不能将其灭活。病毒在外环境中可以长期存活，在 4℃环境中可存活 1 年，在 –20℃环境中可长期保存，而在 56℃的条件下 30 分钟后可被灭活。

人是人肠道病毒的唯一宿主，患者、隐性感染者和无症状携带者均可成为 HFMD 的传染源。患儿一般可持续通过粪便排毒 50 ～ 80 天，形成新的传染源造成疾病扩散。大龄儿童和成人感染后虽不易发病，但仍能够传播病毒。目前尚无 EV-A71 病毒能够在人和动物之间传播的证据。HFMD 可以通过胃肠道（粪 - 口途径）传播，EV-A71 病毒也可通过呼吸道（飞沫、咳嗽、打喷嚏等）传播。人群间的密切接触也是 HFMD 重要的传播途径。人对肠道病毒普遍易感，各年龄组均可感染，成年人大多已通过隐性感染获得相应的抗体，因此 HFMD 患者以 5 岁及以下儿童为主，尤以 3 岁及以下年龄组发病率最高。病毒显性感染和隐性感染后均可获得特异性免疫力，产生的中和抗体可在体内存留较长时间，对同血清型的病毒能产生比较牢固的免疫力，但不同血清型的病毒间鲜有交叉免疫。

不同时期、不同地区发生的 HFMD 往往呈现不同的流行特点，包括临床特征都有着或多或少的差异。在历次流行中，与流行有关的病毒血清型、流行地区的地理区域、气候因素、社会经济卫生状况、暴露的机会、人群免疫水平、宿主的反应性等许多相互关联的因素都存在变化，因此 HFMD 表现出多种流行形式。HFMD 流行无明显的地区性，世界大部分地区均有 HFMD 流行的报道。1970—2000 年间，3 次由 EV-A71 感染所致的 HFMD 以每 10 年一次的频率在全球范围内暴发：第 1 次发生于 1971—1980 年间，在美国、澳大利亚、日本、瑞典、保加利亚、匈牙利和法国等国流行；第 2 次于 1985 年之后发生在我国、美国和巴西等国，在此期间，1994 年英国发生一起由 CV-A16 引起的 HFMD 暴发；第 3 次则从 1997 年开始，在马来西亚、新加坡、加拿大、澳大利亚、韩国和日本等国出现流行。

亚太地区成为 EV-A71 流行的主要地区，而美国和欧洲的流行情况较轻微。新的流行的特点除了地理分布发生转移之外，疾病谱也从轻症症状扩展到神经系统受累甚至死亡，由病毒引起的神经系统症状（如脑干脑炎）导致的死亡病例数也出现增加，这一现象在 1997 年马来西

亚和 1998 年中国台湾省的 HFMD 暴发疫情中尤为明显。根据中国卫生部的统计数据，2009—2012 年中国大陆 HFMD 报告病例数从 2009 年的 115 万上升到 2012 年的 219 万。在实验室确诊的病例中，EV-A71 是最主要的致病亚型，分别导致了 45% 的轻症病例、80% 的重症病例和 93% 的死亡病例。从 2013 年开始，HFMD 的致病病原谱发生了较大的变化。2013 年 1 月至 3 月全国报告实验室诊断病例中其他肠道病毒（除 CV-A16 和 EV-A71 型别以外的肠道病毒）引起的病例占 44%，与 2012 年同期相比，所占比例上升 26%，超过 EV-A71 成为优势毒株。在其他多个省市和区县也观察到其他肠道病毒比例上升明显，甚至已超过 EV-A71 和 CV-A16。从以上结果可发现 HFMD 病原谱随时间出现变化，其他肠道病毒成为 HFMD 的主要病原体。在其他肠道病毒中进一步分型可发现 CV-A6 感染所占比例升高。而 2013 年 CV-A6 感染所占比例在长春市（66.7%）、广东省（60.3%）、福建省（60.2%）、天津市（54.3%）、西安市（51.0%）、深圳市（47.8%）、北京市（43.1%）等地区超过 EV-A71 和 CV-A16，成为 HFMD 最主要的病原体。CV-A6 从 2013 年开始成为了中国 HFMD 的重要病原体；而 CV-A6 感染在国外则从 2008 年就开始渐渐增多，引起极大关注。2008 年前，CV-A6 作为一种易忽略的肠道病毒血清型引起 HFMD 的相关报道并不多见。2008 年之后，CV-A6 在新加坡（2008）、芬兰（2008）、印度（2009—2010）、法国（2010）、中国台湾省（2010）、日本（2010）、西班牙（2011）、美国（2011—2012）、泰国（2012）、新西兰（2012—2013）和英国（2014）等多个国家和地区出现流行和暴发。

HFMD 暴发之后即进入为期数年的静止期，仅出现散发病例。这可能由于流行期的高感染率使人群获得了免疫，直至出现大量无免疫性的个体，引发又一场大规模流行。HFMD 在热带地区全年均可高发，温带地区以夏、秋季节多见，冬季发病较少。总体上来说，中国 2008—2011 年 HFMD 的发病高峰出现在 5 月至 7 月。HFMD 的发病率存在种族差异；发病年龄集中在 0 ～ 5 岁，重症病例和死亡病例以 3 岁及以下儿童为主；男童发病通常多于女童。

（4）临床表现：HFMD 的潜伏期为 2 ～ 10 天，平均为 3 ～ 5 天，病程一般为 7 ～ 10 天。病毒进入人体后在肠壁细胞中增殖，进入血液，然后从血液中游离至易被压迫的部位或易发生摩擦的部位（手和足），在这些部位的细胞中增殖并引起病变。一般情况下，CV-A16 仅引起轻症 HFMD，多为自限性，病程平均为 7 天，大部分病情较轻；而 EV-A71 引起的 HFMD 多并发严重神经症状，甚至导致死亡。

1）普通病例：多急性起病，初期表现为低热（37.5 ～ 38.5℃）和食欲缺乏，可出现咳嗽和流涕等轻度上呼吸道感染症状。口腔内出现散在的、粟米大小的红色小斑疹或疱疹，周围有炎性红晕，疱内液体较少，常见于舌、牙龈和口腔颊黏膜等处。部分疱疹可能破溃，于 1 ～ 2 天后形成口腔溃疡，继而出现皮肤圆形或椭圆形斑丘疹或疱疹，呈向心性分布，无疼痛及痒感。多数疱疹破溃，愈合后无色素沉着及瘢痕，常见于手掌、足底和臀部等。另外，在颌下或颈侧可触及直径 1 ～ 2cm 大小的淋巴结，有轻微疼痛感。部分患者无发热，仅表现为皮疹或疱疹性咽峡炎。

2）重症病例：少数病例为重症病例，多为 EV71 感染的儿童病例。重症病例可累及神经系统、呼吸系统和循环系统，出现无菌性脑膜炎、脑炎、脑脊髓炎、神经源性肺水肿或肺出血、心肌炎和循环障碍等，甚至可出现心肺功能衰竭；中枢神经系统症状主要表现为肌震颤、共济失调、颅神经受累。极少数病例病情危重，儿童病例可能留下永久性神经系统后遗症，甚至死亡。CV-A6 型 HFMD 的部分患者在出现首发症状数周后易发生甲营养不良（如博氏线或甲脱落）。重症病例的主要表现包括：①神经系统表现，精神差、嗜睡、易惊、头痛、呕吐、谵妄甚至昏迷；肢体抖动、肌阵挛、眼球震颤、共济失调、眼球运动障碍、无力或急性弛缓性瘫痪；惊厥。查体可见脑膜刺激征，腱反射减弱或消失，巴宾斯基征等病理征阳性。②呼吸系统表现，呼吸浅促、呼吸困难或节律改变，口唇发绀，咳嗽，咳白色、粉红色或血性泡沫样

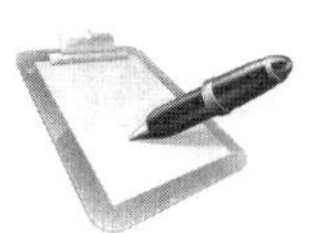

痰液，肺部可闻及湿啰音或痰鸣音。③循环系统表现，面色苍灰、皮肤花斑、四肢发凉、指（趾）发绀，冷汗，毛细血管再充盈时间延长，心率增快或减慢、脉搏浅速或减弱甚至消失，血压升高或下降。

目前 HFMD 尚无特异性治疗方法，原则上以支持疗法为主，绝大多数患者可自愈。要适当休息，清淡饮食，做好口腔和皮肤护理。采用中西医结合治疗应对发热、咳嗽和胃肠道症状，注意对心、肝、肺、脑等重要脏器的保护。临床上主要采用抗病毒药物、甾体类药物和静脉注射免疫球蛋白治疗。目前，尚无针对 EV-A71 感染的有效抗病毒治疗，抗感染治疗的效果也不甚理想。应注意隔离，避免交叉感染。

（5）实验室检查

1）病毒分离：采集咽拭子等呼吸道标本分离肠道病毒。

2）血清学实验：患者血清中特异性 IgM 抗体阳性，或急性期与恢复期血清 IgG 抗体有 4 倍及以上的升高。

3）核酸检测：从患者血清、咽拭子等样本中检测到病原体。

（6）预防控制：目前 EV-A71 疫苗已上市，可接种疫苗预防 EV-A71 感染。但疫苗尚无法很好地预防其他型别的肠道病毒感染，因此预防控制策略的重心仍应主要着眼于控制传染源和切断传播途径，加强疾病监测、准确处理疫情、开展健康教育是控制流行的关键。为降低人群发病率、减少聚集性发病、避免医院感染，HFMD 预防控制的重点人群以散居儿童为主，重点场所以托幼机构、医疗机构为主。公众要做好以养成正确的洗手习惯为主的个人预防措施；集体单位要做好晨检和消毒，必要时采取关班、关园等控制措施；医疗机构要着重强调对婴儿室、新生儿病房、其他儿科病房的保护性隔离以及医护人员手卫生；社区预防则依托于社区公共卫生服务网络，做好疫情的主动发现和疫情及时上报，开展多种形式的健康教育，宣传 HFMD 的防治知识。

三、微生物感染与疾病大流行

大流行是指某病发病率显著超过该病历年发病率水平，疾病蔓延迅速，涉及地区广，在短期内跨越省界、国界甚至洲界形成世界性流行。例如流感和霍乱就曾发生过多次世界性大流行。随着世界经济的快速发展，交通日益便捷，人群与物资流动的频度和速度是空前的。病原体和传染源的快速移动会使某种疾病短时间内传遍全球，因此疾病大流行的危险始终存在。

（一）预防策略和措施

制定预防策略，需要综合考虑多方面的因素，包括疾病的特点、危害、影响因素，以及可利用的资源等。我国对传染病防治一直实行预防为主的方针，坚持防治结合、分类管理、依靠科学和全社会参与。为了提高预防工作的效率，我国充分利用卫生资源，多数情况下同时采用全人群策略和高危人群策略，即联合应用全人群的普遍预防策略和针对高危人群的重点预防策略。

预防控制措施主要包括监测传染病、消除或减少传染源的传播作用、切断传播途径和保护易感人群。

1．传染病监测　传染病监测是公共卫生监测的一种，主要是针对传染病的发生、流行以及影响因素等进行监测。传染病监测是预防和控制传染病的重要举措，世界各国根据自己的情况确定法定报告出传染病的病种。我国目前法定报告传染病为 3 类 40 种，其中甲类 2 种、乙类 27 种、丙类 11 种。

2．针对传染源的措施　主要是为了消除或减少其传播病原体的作用，有效遏制传染病流行。对患者要早发现、早诊断、早报告、早隔离、早治疗。对甲类传染病及采取甲类传染病管理的乙类传染病的病原携带者予以隔离治疗。对于与传染源有过密切接触并可能感染者，应该

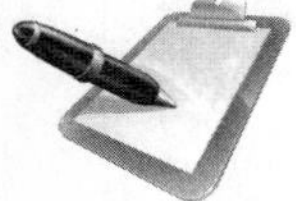

在指定场所对其进行留验，医学观察和采取其他必要的预防措施。

3．针对传播途径的措施 主要是针对传染源污染的环境采取有效措施消除或杀灭病原体。不同传播途径的传染病要采用不同的措施。

4．针对易感人群的措施 主要包括预防接种、药物预防和个人防护。预防接种是人类控制和消灭传染病的重要措施。在传染病流行之前，可通过预防接种提高机体免疫力。降低人群易感性，从而有效地预防相应传染病。对某些有特效药物的传染病，在传染病流行时对易感染人群采取药物预防可以作为一种应急预防措施。在传染病流行时，易感者的个人防护措施对预防感染有重要作用。

（二）代表性疾病

1．鼠疫 鼠疫（plague）又名黑死病，是由鼠疫耶尔森菌引起的一种烈性传染病，主要在啮齿动物及其寄生蚤内循环的自然疫源性疾病，当人类接触染疫动物或其寄生蚤后会感染鼠疫。在历史上鼠疫给人类造成过巨大灾难，我国《传染病防治法》已经将鼠疫列为法定报告、管理的甲类传染病。

（1）流行史：首次鼠疫大流行，发生于公元6世纪，疫情持续了50～60年，流行高峰期每天死亡万余人，死亡总数近1亿人。第二次鼠疫大流行发生于公元14世纪，持续近300年，这次大流行仅在欧洲就造成了2 500万人死亡，占当时欧洲人口的1/4，意大利和英国死亡人数达其人口的半数。第三次发生于19世纪末（1894年），流行持续到20世纪中叶，暴发于中国的广州和香港，波及亚洲、欧洲、美洲和非洲的60多个国家的沿海城市及其附近内陆的居民区，死亡约1 200万人，这次流行传播速度快、传播范围广，疫情超过了前两次。

在防疫措施不断完善的现代，就全世界而言，鼠疫仍有区域性的流行。在20世纪70年代，鼠疫出现发病高峰。1974年世界范围内共发生2 756例，其中越南占1 592例。20世纪90年代以后，鼠疫主要发生在亚洲、美洲及非洲。1994年，东西半球同时发生了严重的鼠疫流行，其中以印度苏拉特邦的暴发为著，共有693例。近年，世界范围内每年报告的鼠疫病例超过2 000例。自1960年以后，我国每年仅发生1～10例鼠疫病例，唯有1995年为12例，1996年为98例。中国鼠疫疫源地分布在17个省（自治区、直辖市）、216个县。动物鼠疫疫情连续不断，人间鼠疫在1985年的青海省、西藏自治区的基础上，新添了云南、内蒙古、新疆、甘肃6个省（自治区）。目前，鼠疫仍是我们应当重点防范的烈性传染病。

第三次世界鼠疫大流行期间，1894年日本学者Kitasato Shibasaburo（北里柴三郎）和法国学者Alexandre Yersin（耶尔森）均在中国香港解剖鼠疫患者尸体时于肿大的腹股沟淋巴结中首次分离到了鼠疫杆菌，1974年修订的《伯杰细菌鉴定手册（第八版）》将其称为鼠疫耶尔森菌。

（2）流行病学特征：啮齿类动物是鼠疫的首要传染源，又是鼠疫耶尔森菌的主要储存宿主。目前已经发现近200种啮齿动物在自然界感染鼠疫。此外，还发现食肉动物、食虫动物、家畜和鸟类能感染鼠疫，这些都可以作为人间鼠疫的传染源。人间鼠疫传染源以家鼠、旱獭以及各型鼠疫患者为主，其中肺鼠疫患者是人间鼠疫最重要的传染源。鼠疫的传播途径多种多样，主要包括媒介传播、接触传播和飞沫传播。鼠蚤是鼠疫的主要传播媒介，人间鼠疫的首发病例多由蚤叮咬所致，最常见的是印鼠客蚤。该蚤主要寄生于家栖鼠类，在世界广泛分布。人类通过捕杀、宰杀、剥皮及食肉等方式直接接触染疫动物也极易感染鼠疫，细菌可经皮肤伤口进入人体内，通过淋巴或血液引起腺鼠疫或败血症型鼠疫。肺鼠疫患者呼吸道分泌物中含有大量鼠疫耶尔森菌，患者在呼吸、咳嗽时将鼠疫耶尔森菌以飞沫形式排入空气中，周围易感者一旦吸入含有鼠疫耶尔森菌的飞沫则容易感染，引起人间肺鼠疫大流行。

鼠疫自然疫源地在亚洲、美洲、非洲在内的58个国家广泛分布，主要集中于北纬55°

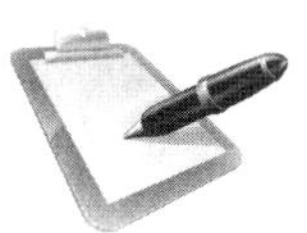

至南纬 40° 之间的热带、亚热带和暖温带。人间鼠疫的地理分布与其自然疫源地分布相一致。我国鼠疫自然疫源地面积广阔、类型复杂。截至 2011 年底，全国共在 19 个省（直辖市、自治区）、299 个县（旗）发现了 12 种不同类型的鼠疫疫源地。某些疫源地内动物鼠疫流行较为活跃，动物鼠疫引发人类染病的风险持续存在。人群对鼠疫普遍易感，没有天然免疫力，病后可获持久免疫力。不同地区、不同性别或年龄的人群的表现有明显的差别，患病季节与鼠类活动和鼠蚤繁殖情况有关。人间鼠疫全年均可发病，发病高峰在 7 月至 10 月，各年龄段、各种职业的人群均可感染发病，在我国，牧民、农民、工人等感染比例较高。

（3）病原学特征：鼠疫耶尔森菌属于耶尔森菌属，典型形态为革兰氏阴性的短粗杆菌，菌体两端钝圆且浓染。菌多为单个散在，偶成双链或短链，有荚膜、无芽孢、无鞭毛，兼性厌氧。

（4）临床表现：人感染鼠疫后有数小时至 1 周的潜伏期。鼠疫通常会出现流感样症状，典型表现为突发高热、寒战、头痛、头晕及消化道症状，有时出现中枢性呕吐、呼吸促迫、心动过速、血压下降等症状。临床上根据感染途径不同主要分为腺鼠疫、肺鼠疫、败血症型鼠疫 3 种类型。

腺鼠疫是最常见的类型，该类型鼠疫具有鼠疫的一般症状外，受侵部位所属淋巴结肿大为其主要特点。其主要特征表现为淋巴结迅速弥漫性肿胀、大小不等、质地坚硬、疼痛剧烈、与皮下组织粘连、失去移动性，周围组织亦充血、出血。常因剧痛而不能活动。肺鼠疫是所有鼠疫类型中传染力最强，但相对少见的类型，可为原发或继发于腺鼠疫，多见于流行高峰期。肺鼠疫发展迅速，患者急起高热，全身中毒症状明显，发病数小时后出现胸痛、咳嗽、咳痰，痰由少量迅速转为大量鲜红色血痰。若不及时给予有效治疗，患者多于发病 2 ～ 3 天后死于中毒性休克、呼吸衰竭和心力衰竭。临终前患者高度发绀，皮肤常呈黑紫色，故有“黑死病”之称。败血症型鼠疫可为原发或继发。原发者病情进展迅猛，全身毒血症症状、中枢神经系统症状及出血现象严重，迅速出现神志不清、谵妄或昏迷、脉搏细速、心律不齐、血压下降、广泛出血等症状，若抢救不及时常于 1 ～ 3 天内死亡。

（5）实验室检查：一般检查程序包括显微镜检查、细菌培养、鼠疫噬菌体裂解试验和动物实验，简称“四步试验”，以上四步均获阳性结果可确诊鼠疫。同时可采用荧光素标记抗体镜检、间接血凝试验、放射免疫沉淀试验、葡萄球菌 A 蛋白的血凝改进方法进行血清学检查。PCR 检测可以在几小时内做出诊断，是一种快速和高度特异的方法，对鼠疫监测、临床早期诊断及分子流行病学调查有重要意义。

（6）预防控制

1）严格控制传染源：发现疑似或确诊患者，应立即按紧急疫情上报。同时将患者严密隔离，禁止探视及患者间互相往来。患者排泄物应彻底消毒，患者死亡后遗体应火葬或深埋。对于肺鼠疫患者要进行严格的隔离以防经空气传播。腺鼠疫患者应隔离至淋巴结肿大完全消散后再观察 7 天，肺鼠疫患者要隔离至痰培养 6 次阴性。鼠疫接触者的检疫期应为 9 天，对曾接受预防接种者，检疫期应延至 12 天。

2）切断传播途径：喷洒安全有效的杀虫剂来消灭患者身上及衣物的蚤，灭蚤必须彻底，对猫、狗，家畜等也要喷药。同时对来自疫源地的外国船只、车辆、飞机等均应进行严格的国境卫生检疫，实施灭鼠、灭蚤和消毒，对乘客进行隔离留检。

3）保护易感者：人们在鼠疫流行时应避免接触蚤，应用适当的杀虫剂为腺鼠疫患者的接触者灭蚤，所有的接触者是否需要用抗生素进行预防服药都需要进行评估。自鼠疫开始流行时，对疫区及其周围的居民、进入疫区的工作人员，均应进行预防接种。常用 EV 无毒株干燥活菌苗、皮肤划痕法接种，即相距 3 ～ 4 cm 滴 2 滴菌液，2 周后可获得免疫。目前的疫苗仍不能对腺鼠疫和肺鼠疫产生长久的免疫保护，因此，一般需要每年接种一次，必要时 6 个月后再接种一次。采取个人防护措施进入疫区的医务人员必须接种菌苗 2 周后方能进入疫区；工作

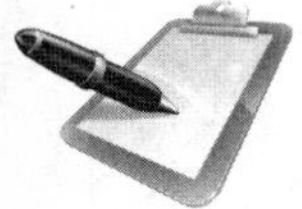

时应穿防护服、胶鞋及隔离衣，戴口罩、帽子、手套、眼镜。

4）健康教育：对生活在鼠疫疫源地及其毗邻地区的群众和进入疫源地的人员等进行鼠疫防治科普知识的宣传。在鼠疫疫源地地区，应当强化群众的爱国卫生运动，全面改善居住环境的卫生状况，减少鼠疫宿主和媒介对人的威胁。在受到鼠疫威胁的地区，可以采取主动的灭鼠、灭蚤措施。

2．霍乱 霍乱（cholera）是由霍乱弧菌引起的一种急性以腹泻为主要症状的传染病。已在霍乱弧菌中发现200多种不同的O抗原血清群，其中仅O1群和O139群能够引起霍乱流行，O1群又被分为埃尔托型和古典生物型。据估计，全球每年约发生550万霍乱病例，引起亚洲约10万和非洲约2万人死亡。由于霍乱起病急、传播快、波及面广、持续时间长，且在一定程度上影响旅游、贸易等国际正常交往，因此被WHO在*International Health Regulations*［国际卫生条例（2500）］中规定为必须实施国境卫生检疫的3种国际检疫传染病之一。我国《传染病防治法》中也将其与鼠疫并列，同属法定报告、管理的甲类传染病。

（1）流行史：霍乱的发展史可以分为3个阶段：第一阶段是1817年以前，霍乱局限于“东方国家”，实际上几乎仅局限于印度；第二阶段是1817—1923年，这期间霍乱不仅自印度蔓延至它以东和以西的若干国家，而且蔓延到几个大洲，形成世界性大流行；第三阶段是自1923年到第二次世界大战结束后的若干年，差不多成为完全发生在“东方国家”的疾病。到目前为止，全球已发生7次霍乱世界大流行。从1817—1923年的100多年间，在亚洲、非洲、欧洲、美洲和澳洲等各大洲，先后出现了6次世界大流行，这6次均由古典生物型霍乱弧菌引起，使人类遭受了巨大的灾难。1961年开始的第7次霍乱世界大流行由埃尔托型霍乱弧菌引起，多年来已经波及五个大洲的140多个国家和地区，报告病例总数约400万例，但实际情况的严重程度难以估计。

（2）病原学特征：霍乱弧菌是革兰氏阴性菌，菌体短小呈逗点状，有单鞭毛、菌毛，无芽孢和荚膜。该菌可通过生物化学实验及其菌体O抗原的血清学多样性进一步分为200多个血清群，再根据霍乱弧菌的抗原特性和致病性等特点将霍乱弧菌分离株分为O1群、O139群、非O1/非O139群3个主要血清群，其中O1群和O139群可引起霍乱流行和大流行。由O1群和O139群霍乱弧菌引起的霍乱分别称为O1群霍乱（古典生物型霍乱、埃尔托型霍乱）和O139群霍乱。

（3）流行病学特征：患者和带菌者是霍乱的主要传染源。患者分为轻、中、重三型，但轻型患者较多，重型患者较少。患者在发病期间，可连续5日排菌，有的长达2周，尤其是中、重型患者排菌量大、污染范围广，是重要的传染源；轻型患者易被忽视，但也是重要的传染源。带菌者指无临床表现而粪便中排出霍乱弧菌的人，分为潜伏期带菌者、恢复期带菌者、慢性带菌者及健康带菌者。霍乱的传播途径比较复杂，水、食物、生活接触和苍蝇均可单一地或交错地传播本病。经水传播的特点是常呈现暴发，患者及带菌者的粪便或排泄物污染水源后引起传播，患者多沿被污染的水体分布。经食物传播的特点是发生病例的数量常与食品供应方式和食用方式有关，还可引起远程传播。生活接触传播多发生于人员密集、卫生水平差的条件下，其中手的作用比较突出。苍蝇是最常见的传播媒介，在疫区捕蝇检测结果证实蝇体表面带有霍乱弧菌，因此苍蝇有在卫生不良环境中传播霍乱的可能性。人群对霍乱弧菌普遍易感，不同性别、年龄、民族和职业的人群无本质差别。由于胃酸具有强大的杀弧菌作用，因此人被感染后不一定发病，只有大量进水、进食或胃酸缺乏，并有足够量的霍乱弧菌进入机体才发病。

霍乱高发地区多分布在沿海，这主要因为霍乱多经水路传播，沿海沿江地区交通便利、渔民活动频繁、传染机会多，同时沿海地区环境条件有利于霍乱弧菌的生长繁殖，且这些地区的居民又多有饮用河水和生食或半生食海产品的习惯，这就更加促进了霍乱的发生和流行。霍乱发病没有严格的季节性，一年四季均可发病。从世界范围看，不同地区霍乱首例发病的日期有

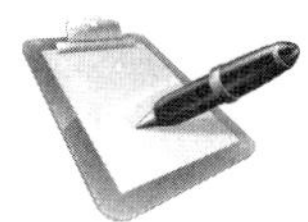

前移趋势，且随着全球气候变暖，霍乱流行期有延长趋势。人群分布上无年龄、性别、民族和职业的本质性差异，所有人都是本病的易感者。不同人的发病概率有所不同，主要取决于各自的易感水平，特别是各自暴露机会的多少。另外，流动人口已成为霍乱的多发和高危人群。

（4）临床表现：霍乱的临床症状轻重差异较大，一般认为 O1 群霍乱弧菌中古典生物型引起的重型者较多，埃尔托型引起的轻型者多，O139 群引起的重型者也较多。在流行期，人群免疫力提高，发病后症状也较轻。霍乱病程主要包括以下几个阶段：

1）潜伏期：数小时到 5 天，1 ～ 2 天者最多见。国际检疫规定表明最长潜伏期为 5 天。

2）泻吐期：多以突然腹泻开始（腹泻是这一时期的首发和最常见症状），继而呕吐。一般无明显腹痛，无里急后重感。每日排便数次甚至难以计数；大便量多，每日 2 000 ～ 4 000 ml，严重者在 8 000 ml 以上。大便初为黄水样，不久转为米泔水水样便，少数患者有血性水样便或柏油样便，腹泻后出现喷射性呕吐和连续呕吐，初为胃内容物，继而为水样、米泔水样。呕吐多不伴有恶心，呈喷射性，其内容物与大便性状相似。少数患者腹泻时不伴有呕吐。由于严重泻吐引起体液与电解质的大量丢失，患者出现循环衰竭，表现为血压下降、脉搏微弱、血红蛋白及血浆比重显著增高、尿量减少甚至无尿。当机体内有机酸及氮素产物排泄受阻时，患者往往出现酸中毒及尿毒症的初期症状。血液中钠、钾等电解质大量丢失，会导致患者出现全身性电解质紊乱。泻吐期持续时间为数小时到 3 天，儿童有时会发热，成人一般不会。由于粪便和呕吐物中还有大量的病原菌，因此可严重污染外环境，增加传播机会。

3）脱水期：持续时间可能是数小时，也可能是 2 ～ 3 天。轻度脱水会引起口渴，皮肤弹性稍差，但神志清醒；严重脱水者出现典型的“霍乱面容”，如眼窝深陷，声音嘶哑，皮肤干燥皱缩、弹性消失，腹下陷呈舟状，唇舌干燥、口渴欲饮，四肢冰凉、体温常降至正常以下，肌肉痉挛或抽搐。

4）恢复期：少数患者（以儿童多见）此时可出现发热性反应，体温升高至 38 ～ 39℃，一般持续 1 ～ 3 天后自行消退，故此期又称为反应期。病程平均为 1 ～ 3 天。

（5）实验室检查：包括常规镜检、革兰氏染色镜检、悬滴或暗视野显微镜检查、增菌培养、细菌分离培养、应用霍乱弧菌“O”抗原的抗血清做玻片凝集试验、PCR 检测，可快速诊断霍乱；也可做血清凝集试验。在发病第 1 ～ 3 天及第 10 ～ 15 天各取 1 份血清，若第 2 份血清的抗体效价比第 1 份增高 4 倍或 4 倍以上，有诊断参考价值。

（6）预防控制

1）经常性预防措施：建立健全各级防病领导机构和各级各类医院的腹泻肠道门诊，一旦发现患者要做到“五早一就”，即早发现、早诊断、早隔离、早治疗、早报告和就地处理，控制霍乱流行的环节。密切接触者需要进行粪便检查和预防性服药。加强卫生宣讲，提高群众自我保健能力，改善个人卫生习惯，特别是要加强对城市流动人口的饮食卫生管理。开展“三管一灭”，即落实管理水源、管理粪便、管理饮食和消灭苍蝇的各项具体要求，确保用水、饮食安全，把好“病从口入”关。做好国境卫生检疫和国内交通检疫，一旦发现患者或疑似患者，应该立即进行隔离治疗，并对交通工具进行彻底的消毒，严防霍乱从国门传入或传出。加强疫情监测、掌握疫情动向、总结防治霍乱的实战经验、摸索霍乱动力学方面的规律，并将其广泛应用于防疫实践，还要全面评价防治措施的实际效果。

2）发生疫情时的应急措施：一旦发生疫情，都要按照有关规定认真处理，做到就地扑灭、不继续扩散。首先，接到疫情报告后，应核实诊断，确定疫点和疫区的范围，并及时隔离传染源、及时消毒处理，患者隔离后，要认真调查与患者接触过的人并进行登记和检疫。开展以饮用水消毒、食品卫生、环境卫生等为主要内容的疫点和疫区内卫生活动及有关知识的宣传教育。在认真经过上述各项措施，特别是在患者隔离和疫点及疫区进行终末消毒后，经过 5 整天再未发现新病例、可疑病例或带菌者时，即可解除对该疫点和疫区的管理。

3．流感 流行性感冒（influenza），简称流感，是流感病毒引起的一种传染性强、传播速度快的急性呼吸道感染性疾病，其主要通过空气中的飞沫、人与人之间的接触或与被污染物品的接触传播。本病具有自限性，但婴幼儿、老年人和存在心肺基础疾病的患者容易并发肺炎等严重并发症而导致死亡。流感是我国法定报告的丙类传染病，其中高致病性禽流感属于乙类传染病，采取甲类传染病的管理措施。

历史上仅甲型流感病毒可以引起世界性的流感大流行。从古希腊时期至今，人类历史中记载发生过十几次流感大流行。过去的百年间，有明确证据的流感流行、大流行出现过5次，累计有数亿人感染和数千万人死亡。流感大流行波及了中国多个地区。

（1）流行史

1）1918年"甲型H1N1流感"：1918—1920年，世界发生了历史上著名的严重流感大流行——"西班牙流感"，由H1N1亚型流感病毒引起。此次流感广泛波及世界各地，几年内共出现了3次流行高潮，临床发病率高达40%以上，并引起多种类型的肺炎并发症，在全球范围内造成了2 500万～4 000万人死亡。这次流感大流行的特点是20～40岁的成年人发病率和病死率最高。从目前的序列分析结果来看，它有可能是直接来源于禽流感病毒，也可能在中间宿主体内适应后，转变而来。

2）1957年"甲型H2N2流感"：1957年2月我国贵州省出现流感暴发，3月传播至其他省份，4月蔓延到香港地区，短时间内导致超过25万人患病。随后经东南亚各国和日本传播到其他国家，形成"1918年甲型H1N1流感"后最严重的大流行。此次流感大流行由H2N2亚型流感病毒引起，在全球造成数百万人死亡，H2N2亚型流感病毒是由当时流行的H1N1流感病毒与禽流感病毒H2N2重配而来。这次大流行是WHO于1952年建立全球流感监测网络后监测到的第一次流感大流行，也是新中国成立以来出现的最严重的流感疫情。

3）1968年"甲型H3N2流感"：1968年7月香港地区暴发流感疫情，约15%的当地居民被感染，8月至9月逐步传入新加坡、泰国、日本、印度和澳大利亚，同年底到达北美洲地区。这次大流行由H3N2亚型流感病毒引起，其强度与1957年的流感相当，导致全球100万～400万人死亡，该病毒由禽流感病毒和当时流行的人流感病毒重配而来。我国内地地区出现了两波疫情，1968年7月至9月从南开始向全国扩散及1970年6月至12月间的夏季南方流行和冬季北方流行。

4）1977年"甲型H1N1流感"：1977年11月流感在苏联远东地区暴发，并蔓延至欧洲、亚洲、美洲乃至大洋洲地区。不同于其他大流行，这次流行的主要感染者为1950年以后出生的青少年。成年人群由于已有过相似毒株的暴露史，具备一定的免疫水平，因此发病率没有显著增高。此外，与1957年及1968年的流感流行不同，此次出现的病毒新亚型并未取代之前流行的病毒株，即由1957年之前在人群中流行的H1N1亚型流感病毒引起。世界卫生组织的报告中并没有将此次流感列为一次流感大流行，仅称为较大规模的流行*。

5）2009年甲型H1N1流感：2009年4月25日，WHO宣布在墨西哥和美国暴发的甲型H1N1流感疫情为"Public Health Emergency of International Concern"（具有国际影响的公共卫生紧急事态）。这次流感大流行在全球估计造成20%～30%的人感染，其中10%～15%的人发病，死亡人数超过28万。在流感大流行结束后，此次流行的甲型H1N1流感与甲型H3N2流感病毒和乙型流感病毒共同在人群中呈季节性流行。

（2）流感病毒：流感病毒在病毒分类学上属于是正黏病毒科，包括人流感病毒和动物流感病毒，人流感病毒分为甲（A）、乙（B）、丙（C）3型，其中甲型流感病毒根据其表面血凝

*注：研究人员发现早在1977年5月下旬，我国天津市、辽宁省及吉林省等地区已经发生了同一亚型流感疫情，随后该病毒由北向南在我国多个城市传播，因此一些专家认为其地理起源可能在中国。

素（HA）和神经氨酸酶（NA）蛋白质结构及其基因特性又可分为许多亚型。已发现甲型流感病毒有16个血凝素亚型（H1—H16）、9个神经氨酸酶亚型（N1—N9），乙型和丙型流感病毒无亚型划分。甲、乙、丙的命名不仅反映了病毒被发现的先后顺序，更重要的是它还反映了对人类危害程度的次序。甲型流感病毒抗原易发生变异，多次引起世界性大流行；它在动物中广泛分布，并且能在动物中引起流感流行和造成大量动物死亡。乙型流感病毒对人类致病性也比较强，常常引起局部暴发，未引起世界性大流行，至今尚未找到它在人之外的其他动物中流行的确凿证据。丙型流感病毒主要以散在形式出现，主要侵袭婴幼儿，引起不明显的或轻微的上呼吸道感染，一般不引起流行。甲型流感病毒于1933年成功分离，乙型流感病毒于1940年获得，丙型流感病毒直到1949年才成功分离。近年来才发现的牛流感病毒将归为丁（D）型。

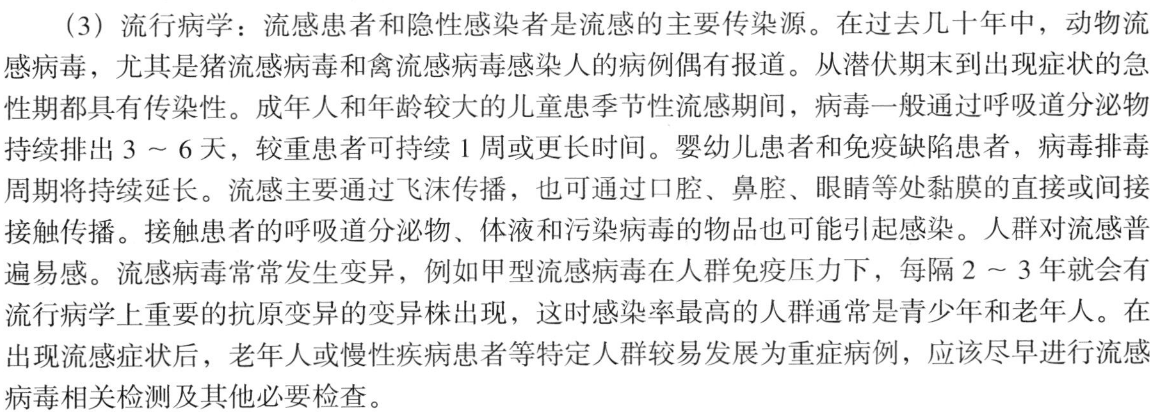

（3）流行病学：流感患者和隐性感染者是流感的主要传染源。在过去几十年中，动物流感病毒，尤其是猪流感病毒和禽流感病毒感染人的病例偶有报道。从潜伏期末到出现症状的急性期都具有传染性。成年人和年龄较大的儿童患季节性流感期间，病毒一般通过呼吸道分泌物持续排出3～6天，较重患者可持续1周或更长时间。婴幼儿患者和免疫缺陷患者，病毒排毒周期将持续延长。流感主要通过飞沫传播，也可通过口腔、鼻腔、眼睛等处黏膜的直接或间接接触传播。接触患者的呼吸道分泌物、体液和污染病毒的物品也可能引起感染。人群对流感普遍易感。流感病毒常常发生变异，例如甲型流感病毒在人群免疫压力下，每隔2～3年就会有流行病学上重要的抗原变异的变异株出现，这时感染率最高的人群通常是青少年和老年人。在出现流感症状后，老年人或慢性疾病患者等特定人群较易发展为重症病例，应该尽早进行流感病毒相关检测及其他必要检查。

流感病毒在人群中引起每年的季节性流行，一般多发于冬季。在北半球温带地区，病毒每年活动高峰常在1月至2月；在南半球温带地区，其每年活动高峰在5月至9月；在热带地区病例常年可发生，多发于雨季。我国北方每年流感活动高峰一般发生在11月底至2月底；而南方除冬季活动高峰外，还有一个夏季的5月至8月的活动高峰。然而，流感大流行可发生在任何季节，不存在明显的周期性。从现有资料来看，每次流感大流行之间的间隔均在10年以上。流感在不同年龄组的流行有明显差别。当新亚型大流行时，常常青壮年发病率最高，学龄儿童也常是发病率和感染率较高的年龄组。在一般流行时，流感发病率也可以是托幼机构或老年人较高。但有时机体免疫状态的不同和变化以及毒株的变异情况会影响流感的人群分布。

（4）临床表现：流感潜伏期一般为1～7天，多数为2～4天。流感类型主要有单纯型流感、轻型流感、肺炎型流感、中毒型流感、胃肠型流感5类。

1）单纯型流感：最常见，常突然起病，患者畏寒、高热，体温可达39～40℃，多伴头痛、全身肌肉关节酸痛、极度乏力、食欲减退等全身症状，常有咽喉肿痛、干咳，可有鼻塞、流涕、胸骨后不适等症状。颜面潮红，结膜外眦轻度充血。如无并发症，此病呈自限性过程，多于发病3～4天后体温逐渐消退，全身症状好转，但咳嗽消失、体力恢复常需1～2周。

2）轻型流感：与普通感冒相似，症状轻，2～3天可恢复。

3）肺炎型流感：实质上是并发了病毒性肺炎，多见于老年人、儿童、原有心肺基础疾病的人群。主要表现为高热持续不退，剧烈咳嗽、咳血痰或脓性痰，呼吸急促、发绀，肺部可闻及湿啰音，可因呼吸衰竭、循环衰竭而死亡。X线胸片提示两肺有散在的絮状阴影。痰培养无致病细菌生长，可分离出流感病毒。

4）中毒型流感：极少见。表现为高热、休克、呼吸衰竭、中枢神经系统损害及弥散性血管内凝血等严重症状，病死率高。

5）胃肠型流感：除发热外，以呕吐、腹痛、腹泻为显著特点，儿童多于成人。一般2～3天即可恢复。

（5）实验室检查：病原学检查主要包括病毒分离，病毒抗原、核酸和抗体检测。病毒分

离为实验室检测的主要方法；病毒的抗原和核酸检测可以用于早期诊断；抗体检测可以用于回顾性调查，但对病例的早期诊断意义不大。

（6）预防控制

1）加强个人卫生知识宣传教育：保持室内空气流通，疾病流行期避免去人群聚集场所；咳嗽、打喷嚏时应使用纸巾等，避免飞沫传播；经常彻底洗手，避免不清洁的手接触口、眼、鼻；加强户外体育锻炼，提高身体抵抗力；秋冬气候多变，应注意加减衣服；流行期间如出现流感样症状要及时就医，并减少接触他人，尽量居家休息；流感患者应隔离 1 周或隔离至主要症状消失，患者用具及分泌物要彻底消毒。

2）加强流感监测：开展流感监测是预防控制流感的关键措施，也是早期预测、预警流感疫情的重要基础。当流感已在社区流行时，同一机构如在 72 小时内有 2 人或 2 人以上出现流感样症状就应警惕，积极进行病原学检查。患者一旦确诊，应要求其入院治疗或居家休养，做好个人卫生，尽量避免、减少与他人接触。当确认为机构内暴发后，应按《传染病防治法》及《突发公共卫生应急条例》的有关规定执行。医院感染暴发时，有关隔离防护等措施应参照相关技术指南的规定来执行。

3）接种流感疫苗：接种流感疫苗是其他方法不可替代的最有效预防流感及其并发症的手段。疫苗需每年接种才能获得有效保护，疫苗毒株的更换由 WHO 根据全球监测结果来决定。

4）抗病毒药物预防：药物预防不能代替疫苗接种，只能作为没有接种疫苗或接种疫苗后尚未获得免疫能力的高合并症风险人群的紧急临时预防措施。应选择对流行毒株敏感的抗病毒药物作为预防药物。

小　结

通过本章学习，要掌握卫生微生物感染常见疾病、传播形式，清晰地了解对不同疾病进行检测时所需要采集的标本类型、要求和需要采用的检测技术，掌握不同环境中的病原微生物传播方式及引起的常见疾病，熟悉不同环境中病原微生物的特点及实验室检查指标，了解病原微生物的种类、分布特征和致病机制、预防控制措施。

（崔富强　卢庆彬　杜　娟　王　帅 编写，王晓霞　韩　俭 审校）

思考题

1．结合不同的环境，简述环境中存在哪些病原微生物。

2．简述环境中的病原微生物如何感染人类及它们有何特点。

3．简述在不同环境下传播的常见传染病，以及它们该如何检测。

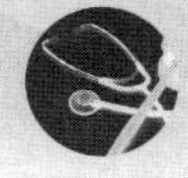

第四章　微生物的检测技术

卫生微生物学的研究内容涉及微生物的生命活动规律、微生物与环境的相互关系、微生物对人类健康影响以及有害微生物的防控策略等。要完成卫生微生物学的研究任务，需要从群体、个体甚至分子水平对卫生微生物展开研究和检验。

第一节　样品的采集与处理

在卫生微生物学研究中，样品的采集与处理方法对研究结果影响显著，为保证研究结果的准确性，研究人员必须根据研究目的选择样品种类，使用规范的方法进行采样、运送、保存和处理。

一、样品采集与处理的总原则

（一）样品采集的原则

样品采集时，采样者必须注意采样的代表性、针对性和及时性，避免污染和其他因素对微生物的不良影响，并做好相应的标记。

1．采样要有代表性与针对性　如果检测目的是通过样品检验结果反映总体情况，要求在样品采集时注意样品的代表性和针对性。

（1）样品的代表性：若研究的目的是了解产品、环境等的微生物污染的总体情况，采样时需要保证样品的代表性，即所采集的样品能反映总体的真实情况。随机抽样是保障样品代表性的重要手段，样品数量也显著影响采样的代表性。

（2）样品的针对性：若检验只为证明样品中是否存在特定的目标微生物，则样品采集应注重针对性，通常根据已掌握的科学规律，尽量采集目标微生物分布数量较多的样品种类或样品部位。微生物在人体内的分布具有组织、器官特异性，疾病发展的不同阶段，微生物的分布也会不同；在环境中，微生物在不同位置的分布也存在差异。这要求采样人员需充分掌握目标微生物在样品中的分布和消长规律。

2．保持样品原有的微生物状态　标本中的活性微生物长时间存放或加入某些物质都会影响其数量和活性状态。

（1）防污染：避免采样时外界微生物对样品的新污染，所有采样用具、容器需灭菌处理，并严格遵循无菌操作要求进行样品采集。同时要注意防止采集的样品对污染环境，需要遵循生物安全要求。

（2）防杀菌：一方面要避免采样时对微生物的杀灭作用和避免引入新的抗菌或抑菌物质。要求采样工具、采样容器不得有消毒剂残留，且避免使用刚烧灼未冷却的采样工具。另一方

面，标本自身含有杀菌或抑菌物质时，应使用特殊的采样液或在采样液中加入中和剂，以中和样品中的杀菌或抑菌物质。

3．详细记录样品信息和标记 样品采集后，应立即标记样品名称、编号、采样时间、采样量、采样者和检测项目等必要信息。

（二）样品的运送原则

样品从现场采集后需要尽快运送至实验室进行检验。送样时应采取措施，确保样品中的目标微生物维持样品采集时的真实状态（种类和数量等不发生变化）。

1．生物安全要求 含病原微生物的标本运送应符合生物安全要求。首先包装方法和包装材料应确保在运送中包装意外受损时也能保护人员安全及标本的完整性。

2．尽快送检 微生物具有随时间生长、繁殖、消亡的生物学特性，时间越长，微生物的数量变化越大。样品采集后，应在尽可能短的时间内（通常规定不超过 3 ～ 4 h）送到实验室检验。这样既可减少目标微生物的死亡，也可防止微生物的繁殖对检测结果的影响。

3．保护样品中待检微生物 样品的运送过程中，应尽可能维持样品微生物的原始状态，避免目标微生物死亡和繁殖。可通过温度调节、加入保护剂和去除其他不利于待测微生物生存的因素等方法，保护待检微生物。

（1）调节温度：微生物的生长繁殖有一定的温度范围，标本的运送应选择既不能杀灭微生物，又不会使微生物明显繁殖的温度条件。低温运送是最常采取的措施，可以采用冰袋、冷藏箱等保存和运送样品。但需要注意某些特定的微生物不能低温保存运送，如奈瑟菌在低温条件下容易死亡，应在室温下立即送检。此外，冷藏食品或冷冻食品在样品采集后，应当维持采样时的样品温度，可分别采用冰袋、泡沫隔热箱等盛装、运送样品。

（2）加入保护剂、去除对待测微生物不利的因素：运送或保存样品时，加入甘油、小牛血清等保护剂可以保护样品中的微生物，减少其死亡率。厌氧菌的检验样品应置于厌氧运送培养基中运送。

4．完善样品交接 送往实验室的样品，必须附有样品送检单，实验室收到样品应按送检单逐项核对，检查样品是否符合检验要求，确证无误方可签收、待检。

（三）样品储存的原则

样品送到实验室后，应尽快进行检验。对用于病原微生物分离培养的标本，最好立即进行检验，放置时间越长，微生物的分离率越低。若不能及时检验，应将样品妥善保存。

1．低温冷藏保存 对一般微生物检验样品，可置于 4 ～ 8℃冰箱中保存，但保存时间不宜过长。

2．超低温冷冻保存 需要长期保存的样品，可置于 -80℃的冰箱中冷冻保存。应在用于分离病毒的标本中加入防冻剂，如甘油等；也可以将其置于液氮中保存。需注意的是冷冻保存会使部分微生物损伤甚至死亡，不适于进行培养计数的检测。

（四）卫生微生物学检验的样品处理

卫生微生物研究的标本来源范围广，不局限于人体，也来源于空气、水、食品等环境，而且致病微生物的数量在环境标本中很少。所以为了保证检验结果的代表性，除注意采样的部位和采样量外，样品接种前要充分的混匀。为提高检出率，除可通过增加接种量外，还应采取相应的方法浓缩待测微生物或采取措施对样品中的损伤菌进行复苏。

1．样品混匀 样品混匀对于保证检验结果的客观性和准确性具有重要意义。让样品充分破碎、混匀，不但有利于样品的代表性，而且可将样品内部的待测微生物释放，利于检验。但

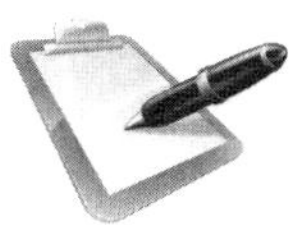

混合的时间过长和过猛会对微生物产生损害。根据样品性状的差异，应采取不同的混匀方式。液体样品常通过电动混合、手摇混合或敲打震荡混匀。固体样品可剪碎、研磨均匀后进行稀释，也可以采用商品化均质器进行均质处理和稀释。

2．样品浓缩　环境样品中的目标微生物含量常常较低，直接检测难以检出，需要对样品进行浓缩以富集目标微生物。常用的样品浓缩方式有沉淀浓缩法、过滤浓缩法、吸附浓缩法和免疫磁珠法。

（1）离心浓缩法：细菌可通过普通离心机离心沉淀而浓缩，或者通过差速离心，去除杂质、收集菌体；病毒浓缩需采用高速或超速离心机。该法适用于含有形成分较少的液体标本。

（2）过滤浓缩法：让样品在压力作用下通过特定孔径的滤膜（细菌用 0.45 μm 滤膜，病毒用 0.22 μm 滤膜），大于滤膜孔径的微生物被阻留在膜上，从而达到浓缩的目的。滤膜上的微生物经洗脱后即可进行后续检验。滤膜过滤不但可浓缩微生物，还可消除样品中的可溶性杀菌或抑菌物质。

（3）吸附浓缩法：可分为非特异性吸附和特异性吸附两类。非特异性吸附可利用化学制剂使细菌沉淀，如在检测水中的致病菌时，在水样中加入碳酸钠，再加入硫酸亚铁形成沉淀，形成的沉淀吸附水中细菌从而使其得以富集。特异性吸附方法利用抗体等物质与目标微生物有特异性亲和作用的原理，达到特异性吸附、浓缩的目的。如要将样品中流感病毒富集，可利用该病毒具有血凝素、能与红细胞结合的特点，在样品中加入红细胞吸附病毒，低速离心收集红细胞而达到浓缩病毒的目的。

（4）免疫磁珠法：指将微生物相应的特异性抗体连接于磁珠，用磁分离技术分离和浓集待测微生物的方法。免疫磁珠吸附的一般程序是样品经简单处理后与免疫磁珠混合，在一定温度孵育一定时间后，用磁分离器分离，收集免疫磁珠 - 菌体复合物，之后洗涤、除去干扰杂质。该法具有较高的特异性，有利于降低标本中其他混杂微生物的干扰。

3．损伤菌的复苏　环境样品中的微生物，因经受冷、热、脱水干燥、辐照、高渗透压或消毒剂的作用，可能有亚致死性损伤。受损伤的微生物用一般的培养方法不易培养，需预先进行复苏或修复后，才能进行常规的检测。修复的基本方法是在细菌繁殖之前，将其置于无选择压力的培养环境中，改变培养温度和时间等，以促进损伤细菌的恢复。

二、空气、水和食物标本的采集与处理

（一）空气标本

微生物在空气中以气溶胶形式存在，所以采集空气中的微生物的实质就是采集含微生物的气溶胶。微生物气溶胶的采集方法分为自然沉降采样法、惯性撞击采样法、液体冲击采样法、过滤阻留采样法、静电沉着采样法、温差迫降采样法等。每种方法的采样原理不同，对微生物气溶胶的采样效率也有差异，工作中应根据研究目的和实际条件合理选用。在卫生微生物学研究中，自然沉降采样法和惯性撞击采样法的使用最广泛。

1．自然沉降采样　空气中的微生物气溶胶粒子在重力作用下会沉降。利用此原理，将培养基暴露于空气中，一定时间后即可收集到沉降于其中的微生物。该法最常采用固体培养基平板进行，所以也称为沉降平板法。预先制备所需的培养基平板，采样时，将平板打开平放，待放置达规定时间后，将采样平板取出进行培养。根据平板上生长的目标微生物菌落数，通过公式 4-1 可计算出空气中该（类）微生物浓度。室内采样时，根据房间大小，设置不同数量的采样点，放置平板的高度距地面 1.0 ～ 1.5 m。采样点应该避开通风口、通风道等，注意关闭房间门窗、减少空气流动。

$$空气中菌落数（CFU/m^3）=\frac{5\,000\,N}{A\times t} \quad 公式 4\text{-}1$$

公式中，N 为培养后平皿上菌落数，A 为平皿面积（cm^2），t 为暴露时间（min）。

空气中气溶胶粒子大小不同，其沉降速度也不同，粒子越小，沉降越慢，所以自然沉降采样法不适于采集空气中粒径小的微生物气溶胶。当粒径足够小时，气溶胶能在空气中长时间悬浮，这类微生物常被称为浮游菌；较大粒径的气溶胶能沉降，这类微生物被称为沉降菌。自然沉降采样法采集到的是沉降菌，不能采集浮游菌。

自然沉降采样法操作简便，所获结果能反映沉降菌的数量，可用于大致了解空气中细菌的污染状况。但该法采用的计算公式为经验公式，导致最终结果与实际结果间存在偏差；且对于空气中含量极少的微生物种类，该法难以测定。

2．惯性撞击采样 惯性撞击采样法的原理是随气流运动的微生物气溶胶粒子具有惯性，当气流运动方向或速度改变时，气溶胶粒子的惯性使其脱离气流而撞击至固体采样介质上而被捕获。根据这种原理设计的空气微生物采样器称为惯性撞击采样器。

最常用的固体惯性撞击采样器为安德森六级筛孔采样器，由顶罩、六级筛板、3 个弹簧锁以及抽气嘴所构成（图 4-1、图 4-2）。该采样器最上部为一个类似倒置漏斗状的进气罩，然后是六级筛板，每级筛板均有 400 个均匀分布的圆形小孔，依次向下其小孔的孔径渐次减小（分别为 0.0 465、0.036、0.028、0.021、0.0 135、0.01 英寸，1 英寸 = 2.54 厘米）。当以固定流量抽气时，含气溶胶粒子的气体从进气罩进入，由于各级筛板小孔直径不同、造成气体流速不同、气溶胶粒子的惯性不同，越大的粒子越容易在靠上的筛板上被采集下来。

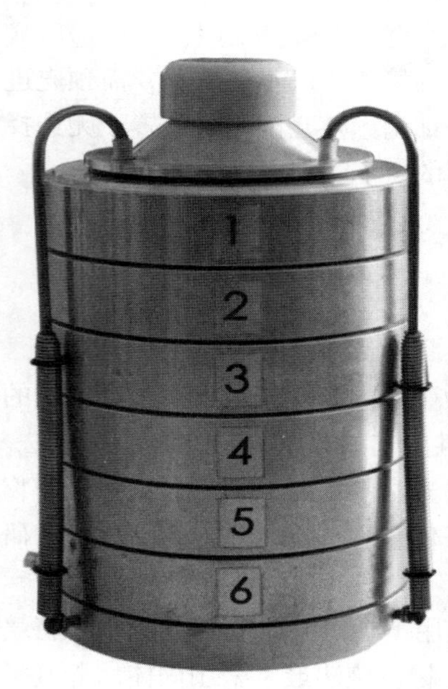

图 4-1 安德森六级筛孔采样器外观

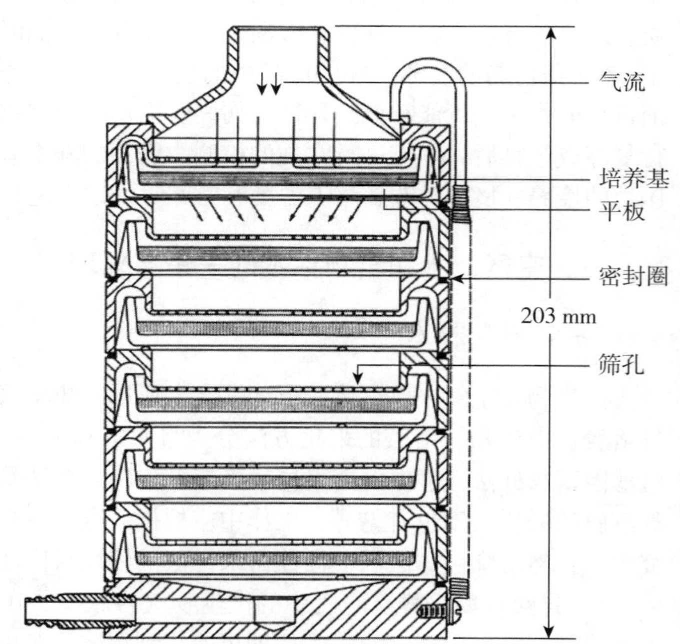

图 4-2 安德森六级筛孔采样器剖面示意图

安德森六级筛孔采样器是检测空气微生物粒子的标准采样器，能采集粒径为 0.3 ～ 15 μm 的气溶胶粒子（表 4-1），分别计数各级平板上的菌落数，计算微生物气溶胶的粒径分布。安德森六级筛孔采样器具有采样粒谱宽、采样效率高、生物失活率低、敏感性高、操作简便等优点，在空气微生物检验中应用广泛。

表4-1　安德森六级筛孔采样器不同级数的筛板采集的气溶胶粒径范围

级数	采样粒径（μm）
1	＞ 8.2
2	5.0 ～ 10.4
3	3.0 ～ 6.0
4	2.0 ～ 3.5
5	1.0 ～ 2.0
6	＜ 1.0

使用安德森六级筛孔采样器采集空气微生物前，要预先制备好采样所用的培养基平板。采样时，取下平皿盖后，将培养基平板依次放置于采样器的各级筛板中，用弹簧锁锁好，保证各级筛板间密封。将采样器安置于设定的采样位置，启动抽气泵，以设定的流量采样至预定时间。然后取回各培养基平板，计数菌落数。空气中微生物菌落数按公式 4-2 计算。

$$\text{空气中菌落数（CFU/m}^3\text{）} = \frac{N}{28.3 \times t} \times 1\,000 \qquad \text{公式 4-2}$$

式中，N 为培养后 6 级平皿上菌落数总和，28.3 为气体流量（L/min），t 为采样时间（min）。

使用安德森六级筛孔采样器有几个方面需要注意：①采样流量。经典的安德森六级筛孔采样器要求采用 28.3 L/min（1 ft^3/min）的流量。一方面，流量过大或过小会影响气溶胶粒子的惯性，从而改变各级平板上微生物气溶胶的粒径；另一方面，流量不准确也会使计算得到的菌落数出现偏差。②采样时间。采样时间过长，会使过多微生物撞击在同一点，产生重叠，培养后只显示一个菌落或菌落重叠无法计数，从而产生误差；反之，如果采样时间过短，可能导致某几级筛板上的采样平板无微生物生长，不能评价环境中微生物气溶胶的粒径分布。所以，采样时应该对现场空气微生物含量进行估计，便于设定采样时间。常用的预估方法是进行预采样，也可采用自然沉降采样法。③无菌操作。采样后，各级筛板以及进气罩会可能附着有微生物气溶胶，影响下次采样结果，需要进行消毒。通常用沾 75% 乙醇消毒液的脱脂棉球擦拭采样器内外，再在火焰上点燃剩余乙醇，待燃尽后即达到消毒目的。其次，放和取培养基平板时，均应注意减少污染。④筛板顺序。正确的采样器筛板顺序能保证气溶胶粒子的速度依次加快，从而能将气溶胶粒子以从大到小的顺序在各级筛板的平板上被采集；如果筛板顺次错误，将影响所采集到的微生物气溶胶粒子分布，在一定程度上也会影响微生物总浓度结果。

3．液体冲击采样　液体冲击采样法的原理是利用喷射气流将空气中的微生物气溶胶粒子冲击到采样液中，从而捕获空气中的微生物气溶胶。采样液可以用于微生物分离、培养、检测。液体冲击采样器见图 4-3。

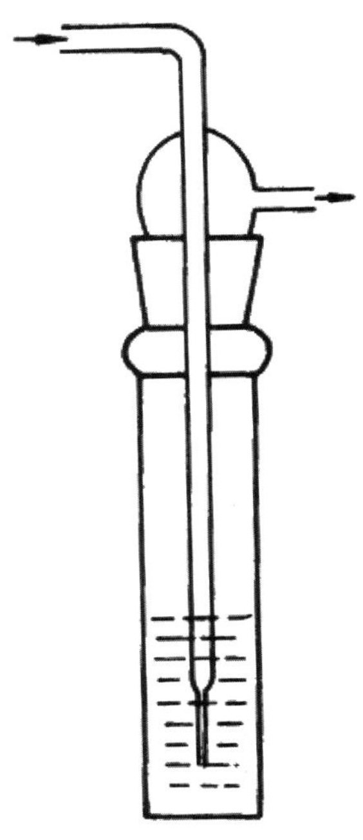

图 4-3　液体冲击采样器

液体冲击采样法的优点主要为：①适合微生物含量较高的空气采样，能有效避免固体撞击采样所产生的重叠现象；②采集所得的样品液可进行不同的微生物分析，有利于多目标检测；③液体冲击采样以及后续的混匀操作可以促进气溶胶粒子上的微生物释放，结果更能反映空气中微生物的数量（惯性撞击采样法结果反映的是微生物气溶胶粒子的数量）；④液体冲击采样的捕获率高，尤其适合于粒径小的气溶胶粒子；⑤采样液有保护作用，对病毒、立克次体等脆弱的微生

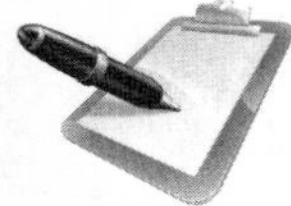

物也适用；⑥使用方便，液体冲击采样器常用玻璃作为制作材料，便于消毒和重复使用。

液体冲击采样法的缺点主要为：①不适于低温采样，当环境气温低于5℃时，喷嘴容易堵塞而无法采样，可在采样液中加入某些对微生物无害的防冻物质，也可以用附加装置对采样器保温从而达到防冻目的；②不适合对微生物含量低的空气采样；③不适于长时间采样，会导致采样液蒸发。

（二）水标本

1．生活饮用水与水源水的采集 采样点应设在水处理前的吸水处、处理后出厂水的出水处及管网系统的末端出水处。成品包装的饮用水按产量和批次进行随机抽样。水样微生物检验的标本采集要求采用硬质玻璃瓶，并经灭菌处理。同一水源、同一时间采集几类检测指标的水样时，应先采集微生物检测的水样。

在采取自来水末梢水时，先用酒精灯将水龙头烧灼（对于不便于酒精灯烧灼的水龙头，可以采用75%乙醇棉球对水龙头外部及管口进行擦拭消毒）。灭菌后将水龙头完全旋开，放水5～10 min，待积留于水管中的水排净后，用灭菌瓶接取水样。采集含有余氯的自来水样时，应在采样瓶内于灭菌前加入适量的硫代硫酸钠溶液以还原余氯。

采集井水、江水、河水、湖水、水库水等地面水水样时、应在距水面10～15 cm深处采样，采样点应距岸边一定距离。采集河水时，要考虑水深和河面宽度，以及是否有支流进入（有支流进入后横向扩散会迟缓，特别在主流、支流存在温差时更难以混合均匀）。采集湖水、水库水等地面水源水时，应分别在入口、出口及湖水中心设置采样点。

采集出厂水时，在供水单位水处理工艺过程完成、进入输送管道前进行样品采集。二次供水需要分别采集水箱（或蓄水池）的进水、出水以及末梢水的样品。

水样采集、运送和保存应有详细的记录，如应记录清楚采样地点、水样来源、采样人、采样时间、水温、水pH值、保存条件、运送方式等。水样在运送过程中应避免阳光直射，最好使用棕色瓶。水样采集后，置于0～4℃避光保存，应尽快送检。对细菌总数的测定和总大肠菌群的检验应在水样采集后4 h内进行。

2．游泳池水的采集 根据泳池大小采集多个代表性水样，采样点距池壁1 m，距水面30 cm；在采样瓶内加入适量的硫代硫酸钠以还原余氯。

（三）食物标本

1．用于食品监测与监督检验的样品采集 以此为目的的样品采集应考虑其代表性。在采样时要精心设计，周密考虑。最常采取的措施是在一批次的食品样品中，按照随机原则采集足够的样品。

（1）采样数量：采集样品的数量必须满足实验室分析检验以及必要时重复检验的需要，具体采样数量要根据食品种类和数量而定。国际食品微生物标准委员会（International Commission on Microbiological Specification for Foods，ICMSF）提出了二级采样法和三级采样法，它根据统计学原理进行设计，确定检查一批产品所需的检样数量，确保样品的代表性，以客观地反映该产品的质量。这种方法使采样更加科学化，已在国际上普遍推广和采用。

（2）采样方法：对于有密封包装的食品，如袋装、瓶装或罐装食品，直接按照随机原则采集一定数量的包装完好的食品样品即可；若包装太大或没有包装，则采用无菌采样器取样，置于灭菌的容器中密封。粉末状样品应边取样边混合，液体样品采集前应摇匀。样品采集后，及时、准确地进行记录和标记。

（3）采集样品的贮存和运输：冷冻食品应保持冷冻状态，非冷冻食品需要0～5℃中保存，要尽快送往实验室检验；如不能及时运送，应在接近原有贮存温度条件下贮存。运输时应保持

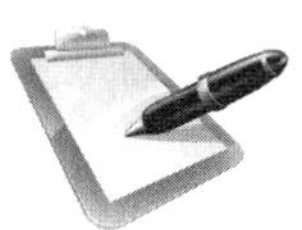

样品完整。

2. 用于食源性疾病调查的样品采集　用于食源性疾病调查的样品采集并不强调其代表性，而是要强调针对性，即根据流行病学调查和现场情况，尽量采集最有可能受到目标微生物污染的样品。最常采集的样品包括剩余可疑食物、食物原料、食物烹饪及加工工具、厨师或食物加工人员标本等。

（1）剩余可疑食物：用灭菌用具采取剩余可疑食物，置于灭菌容器内；如没有剩余食物，可用棉拭子在盛装可疑食物的容器内进行涂擦采样。

（2）炊事用具：锅、盆、碗、刀、切菜板等用棉拭子涂擦采样；切菜板也可用刀刮取表面，将木屑放入灭菌容器内。

（3）患者标本：呕吐物和粪便标本可直接放入灭菌容器内，可用消毒棉拭子在咽喉涂抹采样，血清标本在患者急性期和恢复期各采集 1 次。

（4）厨师或食物加工人员标本：如需采集厨师或食物加工人员标本时，可采集咽拭子、粪便标本或肛拭子，手部采用棉拭子涂擦采样。

三、特殊材料样品的采集与处理

（一）药品样品

1. 样品采集　药品的样品采集应强调代表性，遵循随机原则。所采集的药品样品应保持最小包装原始完好，避免污染、破损。开启包装进行检验时，可用消毒液对其外表面进行消毒处理而不影响其内在的微生物。

2. 样品处理　样品外包装采用消毒液擦拭消毒后，打开包装，取一定量样品，根据样品的理化性质及特性，采用恰当的方法制备成均匀的检液（供试液）。检液的制备原则是使样品中的微生物充分释放至检液中，分散均匀。视样品性状不同，可采取不同的制备方法。当样品中含有杀菌、抑菌成分时，需要加入中和剂或采取其他有效方法去除杀菌或抑菌成分的干扰。制备检液后应当及时进行后续微生物培养、检验。

（二）化妆品样品

1. 样品采集　化妆品监督检验要求采集样品为未开启使用的包装完好的产品；若欲了解化妆品生产环节的微生物污染情况，为改进生产工艺、保障产品质量提供依据，也可采集化妆品生产的原辅料、生产用水、生产工具等标本进行检验。化妆品监督检验要求样品具有代表性，应随机抽取所需数量的包装单元。

2. 样品处理　开启包装时，可用消毒剂对样品的外包装进行消毒后，以无菌操作方式打开。根据化妆品性质，分别采取不同方法进行样品处理。

（三）医疗及卫生用品样品

1. 样品采集　医疗用品、卫生用品的监督采样要求样品具有代表性，一般按照随机抽样原则进行样品采集。根据产品性质与包装情况，从不同批次的样品中进行抽样。从每个批号产品中随机抽取同等数量的样品，尽量选自多个大包装，避免从同一批号内的同一包装内的邻近部位集中选取所需全部样品。采样、运送、保存过程中，均应注意保证所采集样品的最小销售包装完整无破损，检测前不得开启。

2. 样品处理　不同类型的医疗用品和卫生用品，其产品性质、包装情况不同，检验目的也有不同，分别需要有针对性地进行样品处理。对于输液器、注射器等医疗用品，取无菌洗脱液注入（或吸入）其管道内，充分振摇后收集洗脱液作为检液；对于其他具有较大表面的医疗

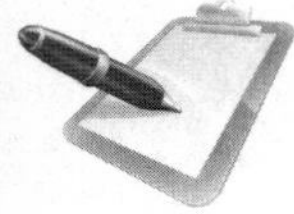

用品，采用无菌棉拭子进行涂抹采样；对于手术衣、辅料等织物类医疗用品，可从不同部位剪取一定面积，置于洗脱液中振摇洗脱后作为检样。

四、特殊环境的标本的采集与处理

（一）患者临床标本

临床微生物标本最重要的用途是分离和鉴定是否存在特定的致病微生物，以明确诊断及指导治疗。用于微生物培养的标本应尽量在治疗前采集（避免治疗措施对微生物的杀灭），并注意保护标本中目标微生物的实际状态。

1．血液标本　用于细菌培养的血标本常采用全血，采血后应该立即送检。如不能立即送检，需室温保存或置于 35 ～ 37℃孵箱中，切勿冷藏。一般用注射器采集后直接用于检验，也可以直接将血液采集到血培养瓶中。用于病毒培养、检验的血液标本可以用血浆或血清，也可以用全血；用于抗体检测的血液标本为血清或血浆。

2．尿液标本　正常人外尿道口存在正常菌群，所以采样应更注意无菌操作。采集尿液标本时，需先用清水洗净尿道口及局部，排尿 20 ～ 30 ml 后，用灭菌瓶接取所需体积尿液作为标本。不能自主排尿者，可用导尿法或者膀胱穿刺法采集尿样。尿液标本采集后应在 1 h 内接种培养，若不能及时送检，置于 4℃的环境中暂存，以防止微生物生长。

3．粪便标本　嘱咐患者排便于灭菌集便器中，取需要量的粪便置于无菌容器保存和送检。脓血便应注意重点采集脓、血和黏液部分。排便困难者可用直肠拭子采样（采样前拭子用无菌水浸湿），置于装有保存液的试管中送检。粪便中的某些微生物在温度下降、pH 发生变化时不易存活，应立即送检。对体检人群或带菌者进行检查时，可将专门的采便管或棉拭子插入肛门内约 5 cm，转动几次，将采便管（或棉拭子）置于无菌容器中保存和送检。

4．呼吸道标本　呼吸道分为上呼吸道和下呼吸道，上呼吸道中存在数量庞大的正常菌群，下呼吸道中微生物种类和数量均较少。

（1）上呼吸道标本：最常采用鼻咽拭子法。采样时，将拭子通过鼻子到达鼻咽腔，转动拭子采集标本，置于运送培养基中送检。若采集咽部、口腔和咽后壁等部位的标本，可让受检者清水漱口后，用压舌板压住舌头再用拭子采样，避免拭子接触非采样部位。

（2）下呼吸道标本：下呼吸道标本以痰标本最为常用，可用自然咳痰法、支气管镜采集法、胃内采痰法和气管穿刺法等。痰标本采集以清晨为佳，采样前充分漱口，以减少口腔正常菌群污染。下呼吸道标本也可用支气管肺泡灌洗液或防污染毛刷导管法采集。支气管肺泡灌洗液一般用于免疫力低下患者，防污染毛刷导管法主要用于严重疾病患者（如糖尿病患者、重症监护的插管患者、肺部广泛病变的患者等）的下呼吸道感染检查。

5．创伤、组织及脓肿标本　组织创伤的标本可用拭子采集，若创伤范围较大，应从不同部位采集多份标本。清创组织、活检组织和尸检组织也可作为微生物检验标本。脓肿标本的采集应包括内部脓液和脓肿壁，用注射器针头吸取脓液注入灭菌试管。如果怀疑为厌氧微生物感染所致时，注射器吸取脓液后立即排出注射器内空气，将针尖插入灭菌橡皮塞内隔绝空气，或将脓液注入厌氧标本瓶中。

6．眼、耳部标本　通常采用拭子采样，中耳炎患者也可用鼓膜穿刺采样。

（二）医院环境标本

1．物体表面标本　通常采用棉拭子涂抹采样。采样时，用浸湿采样液的无菌棉拭子在采样范围内横竖往返均匀涂擦，边擦边转动拭子。采样后剪去手触部位，放入相应采样液试管中送检。根据物体表面积大小，用灭菌规格板划定采样范围。

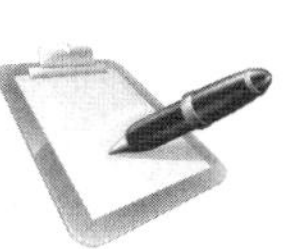

2．空气标本　采样可选自然沉降采样法、惯性撞击采样法，具体参见空气标本部分。对于采用洁净技术净化空气的房间，在净化处理后且从事医疗活动前进行采样。

3．医疗卫生人员手及皮肤黏膜标本　一般在接触患者或健康检查者、从事医疗卫生活动前采样。受检者五指并拢，用含相应中和剂的无菌洗脱液的棉拭子在双手指屈面由指根到指端往复涂擦，边擦边转动棉拭子，采好的棉拭子剪去操作手触部位后放入有相应中和剂的试管中送检。皮肤黏膜采样时，在被检处用灭菌规格板框定采样范围，用含有相应中和剂的无菌洗脱液棉拭子进行涂抹采样。

4．使用中消毒剂与无菌器械保存液　直接用无菌吸管吸取样品液，加入中和剂中混匀，立即送检。

（三）公共场所标本

1．空气标本　公共场所室内空气微生物样品按照本节前述室内空气标本采集方法进行，根据需要选择自然沉降采样法或惯性撞击采样法。

2．公共卫生用品用具标本　根据公共卫生用品用具的大小、形状，可选择采用以下几种采样方法：

（1）涂抹法：用沾着无菌采样液的棉拭子涂抹用品、用具，然后将棉拭子放入原采样液的试管中，及时送检培养。

（2）戳印法：将琼脂培养基倾注入已灭菌的特制戳印平皿内（使培养基平面略高出皿边缘）。采样时，将被检物放平，再将皿盖打开，后将皿盖放在被检物品表面上用手轻按压数秒，取下平皿，盖上皿盖，送检。

（四）宿主动物及媒介昆虫等标本

很多微生物在自然环境中通过其宿主动物，或者通过特定的媒介昆虫而传播疾病。采集相应的宿主动物或媒介昆虫标本进行微生物学检验，有助于了解某些传染病的来源及其传播风险。

小型的宿主动物和媒介昆虫可通过一些特定的工具捕捉，分别置于标本采集容器中保存和运送。大型宿主动物可以根据待测微生物在其体内的分布规律，采集相应的组织标本。

第二节　形态学检验

形态学检验指利用显微镜观察微生物的大小、形状、结构等形态学特征，从而达到对微生物进行检测、鉴别的目的。对细菌和真菌而言，可以采用光学显微镜观察；而病毒则只能在电子显微镜下观察。细菌鉴别的形态学特征包括菌体形状（如球形、杆状、弯曲状等）、排列方式、染色特性和特殊结构（鞭毛、荚膜、芽孢等）；病毒的形态特征主要包括大小和形状，电子显微镜下的形态特征对某些特殊病毒的初步鉴定有很大参考价值，如丝状病毒、弹状病毒、冠状病毒和轮状病毒等；真菌的鉴定在很大程度上依赖于形态结构，如曲霉属的分生孢子头、青霉素的帚状枝、镰刀菌属的镰刀状大分生孢子等特征性结构是真菌鉴定中的重要依据。

一、常用方法

（一）显微镜介绍

1．普通光学显微镜　普通光学显微镜以可见光为光源，光源的来源可以为自然光或者灯光。显微镜能将微小物体放大成像，便于观察。显微镜放大成像由两组透镜——物镜和目镜，共同达成。通常目镜的放大倍数为10或者20，物镜的放大倍数有4、10、40和100，两者组

合最大可以将微小物体放大 1 000 ～ 2 000 倍。人体肉眼能分辨的最小形象约 0.2 mm，细菌一般不小于 0.5 μm，经显微镜最大倍数放大后可以达到 0.5 mm，足以观察到。

通常将放大 10 倍以下的物镜称低倍物镜；放大 10 ～ 25 倍的物镜称中倍物镜；放大 40 ～ 80 倍的物镜称高倍物镜；而放大 90 ～ 100 倍的物镜需要浸油使用，也称油镜。使用光学显微镜观察时，通常先在较低放大倍数的物镜下观察整体情况，找到合适的观察区域后再采用较高放大倍数的物镜进行仔细观察。

2．暗视野显微镜 暗视野显微镜是用特制的暗视野聚光器取代光学显微镜的聚光器，使其中央不透光，光线不能进入镜筒，所以背景视野黑暗。但若光线从聚光镜边缘斜射到菌体上，经散射后光线可进入而镜筒被观察到，看起来像是菌体发光，在黑暗的背景下极易观察。暗视野显微镜常用于观察不染色的标本，如活细菌和螺旋体的动力检查。

3．相差显微镜 相差显微镜利用相差板的光栅作用，改变直射光的光相和振幅，将光位相的差异转变为光强度的差异。标本中的细菌等微生物的折光性与周围环境不同，可以引起光位相的差异，导致细菌的某些结构比其他部分深且暗，对比鲜明便于观察。相差显微镜主要用于观察不染色的活细菌形态和某些内部结构。

4．荧光显微镜 即通过显微镜下观察标本是否产生荧光。在微生物研究中，若能通过一定手段使待观察的微生物带有荧光素，就能通过荧光显微镜进行观察。由于激发光与发射光的波长不同，通过使用滤光片（或光栅）可以阻挡非荧光波长的光线进入目镜，这样就只观察到荧光，背景干扰小。不同荧光素所需的激发光波长和发射出的荧光波长不同，需要针对性地选择滤光片或光栅。根据激发光源光线射入的方向，荧光显微镜分为透射式和落射式两类，后者应用越来越广。

5．电子显微镜 电子显微镜（electron microscope，EM）以波长更短的电子束代替可见光源，以电磁圈取代光学显微镜的放大透镜，使其放大倍数可以达到 10 万甚至 100 万倍，能分辨 1 nm 的微粒。它在微生物学研究中主要用于病毒观察和细菌的某些结构特征观察。电子显微镜必须在真空干燥的状态下进行观察，故不适于观察活的微生物。电子显微镜（电镜）分为透射电镜（transmission electron microscope，TEM）和扫描电镜（scanning electron microscope，SEM）两种：TEM 用于观察微生物内部的超微结构，SEM 便于更清楚地观察微生物的三维立体形象。病毒学检验和研究大多使用 TEM。

（1）扫描电镜：扫描电子显微镜的原理近似于光学显微镜，都是把光源发出的光波汇聚到透明物体上，然后经过物镜等一系列透镜形成放大的图像。扫描电子显微镜利用二次电子成像，信号经光电倍增管放大后，再输送到前置放大器放大，进入调制显像管或其他成像系统。由于样品各部位的质量、厚度不同会引起不同的散射，在荧光屏上形成的终端像中就对应地产生明暗反差的电子显微图像。显微图像可以直接对微生物进行观察和照相，还可对试样进行成分和感应电导等多方面分析。随着对细菌生物被膜的研究日趋深入，扫描电镜被用于观察生物被膜，主要是观测生物被膜的表面形貌和厚度。图像富有立体感、真实感，容易识别。

（2）透射电镜：透射电镜是以波长极短的电子束作为光源，通过电磁透镜聚焦成像的显微镜，具有高分辨率和高放大倍数的特点。透射电镜可采用超薄切片染色法（也称为正染法）和负染法。

1）正染法：待检标本经戊二醛、锇酸固定，脱水和浸透后用环氧树脂包埋，制作成超薄切片，染色后进行观察。正染法染色后被染结构的电子密度增强，在荧光屏上呈现黑色，背景未被染色从而呈现白色。

2）负染法：负染法也称为阴性反差染色，是一种反衬染色法，即染色后背景电子密度增加呈现黑色，标本电子密度低而呈现白色。负染法比超薄切片染色法的分辨率更高，简易快速，在电镜下能更清楚地显示病毒的结构特征。

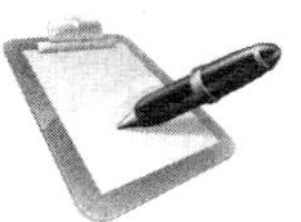

6. 免疫电镜 免疫电镜（immune electron microscope，IEM）是一种免疫组织化学和电镜相结合的技术，能在高分辨率的水平上定位细胞器超微结构中的抗原，在病毒学研究中多用于病毒的鉴定、病毒形态的发生、定位以及病毒性疾病的超微病理研究。由于使用了特异性抗体与标本中的目标微生物结合，能更有效地分辨目标微生物和干扰物，提高电镜观察的特异性。

（二）微生物的形态检查方法

1. 细菌的形态学检查 通过显微镜下观察细菌的形态、排列方式等，可以在一定程度上对细菌进行分类和鉴定；结合染色等方法，能进一步对细菌进行分类和鉴定。

（1）染色检查法：染色后进行光学显微镜观察是鉴别细菌的重要基础实验方法。细菌染色的基本原理是菌体内的蛋白质等成分在特定 pH 条件下带有电荷，能与带异性电荷的染料基团结合而显色。根据染色所用的染料种类，细菌染色分为单染法和复染法，前者使用一种染料对标本进行染色，标本中所有能结合染料基团的物质均呈现相同的颜色；后者采用两种或以上染料进行染色，由于不同菌种、不同成分对各种染料的结合能力不同，从而呈现不同的颜色。

细菌染色的基本程序相同，即染色标本准备→涂片制备→染色。涂片制备的基本程序是将待检标本在玻片上涂抹成薄膜，自然干燥后（必要时也可以稍微加温加速干燥），对标本进行固定处理。固定的目的有 3 点：一是杀死细菌；二是使细菌胞质凝固和增加细菌通透性；三是使细菌牢固地固定于玻片上，避免后续染色过程中脱落。固定的方法有加热法、化学法、冻干法等。细菌学实验室最常采用加热固定法，即将有菌膜的背面玻片在酒精灯的外焰上迅速通过 3 次，待冷却后即可进行后续染色。细菌形态学检查常用的染色方法有革兰氏染色法、抗酸染色法等。

1）革兰氏染色：是一种复染法，使用结晶紫初染、碘液媒染、95% 乙醇脱色和石碳酸复红（或沙黄乙醇液）复染，最终能将细菌分为革兰氏阳性和革兰氏阴性两大类。革兰氏阳性细菌由于细胞壁肽聚糖厚，能抵抗 95% 乙醇脱色，所以不被石碳酸复红复染，细菌染成紫色；而革兰氏阴性细菌的细胞壁不能抗 95% 乙醇脱色，所以被石碳酸复红复染成红色。革兰氏染色是细菌学检验中一项最为基础的实验，结合细菌形态特征，能对细菌进行初步分类，为后续检验、鉴定等提供依据。

2）抗酸染色法：主要用于检验分枝杆菌。分枝杆菌属于革兰氏阳性菌，其细胞壁含有丰富的脂类物质，常规革兰氏染色时不易着色。但当通过加热或延长着色时间后，分枝杆菌能抵抗含 3% 盐酸的 95% 乙醇脱色，不被复染，所以也称为抗酸杆菌。常用的抗酸染色法是齐 - 内抗酸染色法，该法使用石碳酸复红在加热条件下初染，盐酸乙醇脱色，再采用亚甲蓝进行复染。经此抗酸染色后，分枝杆菌呈红色，其他细菌以及黏液等呈蓝色。

3）负染法：指背景着色而细菌本身不着色的染色方法，常用染料有墨汁，也可用酸性染料如刚果红或水溶性苯胺黑等。因酸性染料带负电，故菌体不着色，只有使背景着色。该法主要用于观察活菌。若菌体死亡，可被酸性染料（如刚果红）着色，与背景无法分辨。

4）荚膜的染色：常常将墨汁负染法和单染法（如亚甲蓝）联合使用，可用于检查细菌的荚膜。染色后背景呈黑色，菌体染成蓝色，荚膜不着色，包绕在菌体周围成为一层透明的空圈。

5）芽孢的染色：细菌芽孢壁通透性差，不易着色，一旦着色又不易脱色。因此采用加热的方法促进芽孢染色后，水洗使细菌繁殖体脱色，再用不同颜色的染料对繁殖体进行复染，即可使细菌繁殖体和芽孢呈现不同的颜色而相互区别。常用的芽孢染色法有石碳酸复红法和孔雀绿法。石碳酸复红法是使用石碳酸复红染色后，用碱性美兰复染，芽孢呈红色，菌体呈蓝色；孔雀绿法是使用孔雀绿染色后，用复红复染，芽孢呈绿色，菌体呈红色。能否形成芽孢、芽孢的形状和大小、芽孢在菌体中的位置等是细菌形态学鉴别的依据之一。

细菌的荚膜、芽孢等特殊结构染色法使其特殊结构呈现出不同于菌体的颜色，有利于观

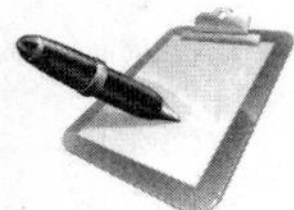

察。但这些方法操作复杂、费时，在常规检验中应用较少。

（2）不染色检查法：观察细菌动力时，也可使用不染色检查法，包括悬滴法和压滴法。悬滴法是将待观察的标本滴于盖玻片上，使液滴类似于悬挂在盖玻片上进行的观察。压滴法是将待观察的标本滴于载玻片上，再压盖盖玻片，观察的标本在两层玻片间形成一定厚度的液膜。用不染色检查法观察时，适当降低聚光器、缩小光圈，以减弱光亮度，便于观察。

观察细菌有无动力时，应选用新鲜的幼龄培养物，并在 20℃以上室温中进行，同时应注意区分细菌的真正运动与布朗运动。

2．真菌的形态学检查 显微镜下形态特征是真菌分类及鉴定的重要依据，如光学显微镜下可观察到曲霉属的顶囊、青霉属的帚状枝、镰刀菌属的镰刀状（豆荚状）大分生孢子，据此可对常见的产毒霉菌进行初步鉴定。

进行霉菌形态学检查时，用接种钩取一小块带培养基的霉菌菌落，置于滴加有乳酸 - 苯酚溶液的玻片上，用两个接种钩撕扯开，盖上盖玻片后即可显微镜下观察。乳酸能保持菌体不变形，苯酚能杀灭霉菌孢子及菌丝。若在其中加入棉蓝，可以使菌丝体着色，更有利于观察菌丝形态。

（三）微生物菌落形态检查

细菌等微生物个体形态微小，无法肉眼观察。但在固体培养基上培养时，单个细菌可在培养基上生长繁殖，产生肉眼可见、有一定形态构造特征的子细胞集团，即菌落。不同类型的微生物形成的菌落形态特征如颜色、形状、大小等均可不同，从而可对不同的微生物进行鉴别。有鉴别意义的细菌菌落特征包括大小、形状（圆形、丝状、多边形、不规则）、突起或扁平、是否凹陷、边缘特点（光滑、波形、锯齿形、卷发状等）、表面光滑或粗糙、透明度（透明、半透明、不透明）。观察霉菌菌落除了要观察大小、形状、颜色以外，还应注意观察菌落的质地、渗出物及其颜色、是否有沟回和皱褶等。霉菌菌落的质地分为绒状、絮状、颗粒状等。

二、新技术应用

激光扫描共聚焦显微镜（confocal laser scanning microscope，CLSM 或 LSCM）是 20 世纪 80 年代发展起来的一种现代化的光学显微镜。激光扫描共聚焦显微镜的原理本质是物像共轭，即照明光源和探测器所处的位置分别与显微物镜焦点位置共轭。CSLM 把单色激光通过一个针孔聚为点光源，点光源以激光扫描束的形式对样品进行逐点扫描，使得共聚焦显微镜的光束表现出亮度高、发散小、空间和时间相干性高等独特的优点，大大地提高了影像的对比度和分辨率。通过扫描装置的移动对样品进行左右、上下扫描，利用光学或数字技术消除了焦平面以外的荧光信号的干扰，使得样品中不同的扫描点始终在物镜和会聚透镜的光轴上。产生的光信号由检测针孔后的光电倍增管逐点接收后，转变为电信号传输至计算机，在屏幕上呈现为清晰的整幅焦平面的图像（图 4-4）。

随着 CLSM 技术的发展，其在微生物研究中的应用也越来越广。CLSM 可用于研究药物对微生物的作用机制、细胞膜结构与通透性、细胞的生理代谢、抗菌剂作用位点以及生物被膜形成与结构等多方面的研究中。CLSM 用于生物被膜研究的显著优点在于可以对较厚的生物被膜进行分层聚焦成像，而不受聚焦区域外光线的干扰，可以获得未脱水生物被膜的三维信息，这在生物被膜结构的研究过程中发挥着很重要的作用。

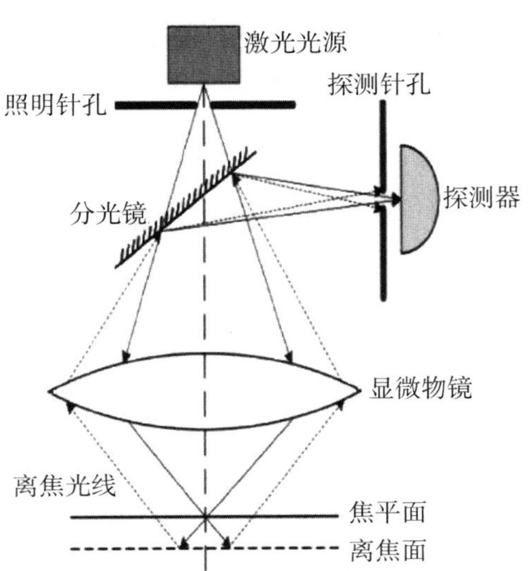

图 4-4　共聚焦激光扫描显微镜的成像原理

第三节　生理学检测

各种微生物的营养代谢方式不同，主要是因为其体内的代谢相关酶的成分及含量有差异，可据此设计一系列的生理生化试验，用于微生物的检测、鉴别。目前，生理学检测主要用于细菌的检测和鉴定。

一、采用生化反应对细菌进行分型与鉴定

利用生化反应检测细菌对不同营养物质的利用能力、代谢产物以及参与代谢过程的不同的酶类等，达到鉴定细菌的目的。

（一）碳水化合物代谢试验

1．糖发酵试验　由于细菌各自具有不同的酶系统，故对糖（醇）类的分解能力不尽相同。该试验设计原理是在基础培养基中加入特殊的糖（醇），接种细菌后培养，观察细菌能否发酵（降解）该糖类。通过培养基中的酸碱指示剂可观察产酸情况，在培养基中放一支倒置的小管可观察其是否产气。

2．氧化发酵（O-F）试验　根据分解葡萄糖过程中是否需要氧的参与，细菌分为氧化型和发酵型。氧化型只能在有氧条件下分解葡萄糖，而发酵型在有氧和无氧条件下均能分解葡萄糖。将待检菌接种至两支相同的含葡萄糖液体培养基，一支有氧条件培养，一支无氧条件培养。若两支均发酵变色，则为发酵型；若只有有氧条件培养的培养基发酵变色，则为氧化型。也可以穿刺接种一支半固体培养基进行试验，氧化型仅上层变色，而发酵型全管变色。

3．甲基红（MR）试验　某些细菌分解葡萄糖的过程中产生丙酮酸，丙酮酸进一步被代谢成为乳酸、乙酸、甲酸等，使培养基的 pH 下降至 4.5 以下，加入甲基红指示剂后出现红色（阳性）；有些细菌分解葡萄糖过程产酸量少，或产生的酸进一步转化为其他物质，最终产生的酸类较少，使培养基 pH 较高，加入甲基红指示剂后呈黄色（阴性）。

4．伏波（Voges-Proskauer，V-P）试验　某些细菌代谢葡萄糖生成中间产物丙酮酸后，进一步产生乙酰甲基甲醇，乙酰甲基甲醇在碱性溶液中被空气氧化生成二乙酰（丁二酮）。二乙酰与培养基内蛋白质的胍基产生反应，生成红色化合物，即为 V-P 试验阳性。在培养基中

加入少量含胍基的化合物（如肌酸或肌酐等），可以加速该反应。

5．β- 半乳糖苷酶试验 细菌对乳糖的发酵需要 β- 半乳糖苷渗透酶和 β- 半乳糖苷酶参与：具有这两种酶的细菌能迅速发酵乳糖，只有 β- 半乳糖苷酶的细菌能迟缓发酵乳糖，两种酶都不具备的细菌则不发酵乳糖。迅速发酵和迟缓发酵乳糖的细菌都能快速分解邻硝基苯 -β-D- 吡喃半乳糖苷（ONPG），产生黄色化合物——邻硝基苯酚（ONP）。将细菌接种在含 ONPG 的培养管中，37℃培养，在数十分钟内呈现黄色为阳性，如 24 h 仍不呈黄色则为阴性。

6．七叶苷水解试验 某些细菌（如粪链球菌）可水解七叶苷，生成葡萄糖和七叶素。七叶素可与培养基中的二价铁离子起反应，使培养基变黑。将待检菌接种于七叶苷培养基，37℃培养 18 ～ 24 h 后观察结果。培养基变黑为阳性，培养基不变色为阴性。

（二）蛋白质或氨基酸代谢试验

1．靛基质（吲哚）试验 细菌分解蛋白胨中的色氨酸，生成吲哚。吲哚可与试剂中的二甲氨基苯甲醛作用，生成红色化合物——玫瑰吲哚。

2．硫化氢试验 某些细菌能分解培养基中的含硫氨基酸生成 H_2S，H_2S 可与加入培养基的铅或铁离子生成黑色硫化物。

（1）琼脂穿刺法：将待检菌穿刺接种到含醋酸铅或硫酸亚铁的培养基中，培养后观察结果，培养基变黑色为阳性。

（2）醋酸铅试纸法：待检菌接种到培养基，在培养基管口悬挂醋酸铅纸条，培养后试纸呈黑色为阳性。该法比琼脂穿刺法更敏感。

3．尿素酶试验 细菌的尿素酶（也称脲酶）能分解尿素产生大量的氨，导致培养基呈碱性，使含有酚红指示剂的培养基变成红色。将待检菌接种于尿素培养基，培养后观察结果，培养基变红为阳性，不变为阴性。

4．明胶液化试验 某些细菌产生明胶酶可使明胶分解，失去凝固力，使其由半固体转化为液体状态。将待检菌穿刺接种于明胶培养基，同时设置对照培养基（未接种细菌），培养观察。培养基不再凝固（变为液体）为阳性。明胶在温度≤ 20℃时为固体，温度≥ 35℃时则为液体。所以，明胶管在温度≥ 35℃条件下培养时，观察结果前必须先放在冰箱或冰浴中冷却一段时间。

5．苯丙氨酸脱氨酶试验 某些细菌产生苯丙氨酸脱氨酶，使苯丙氨酸脱去氨基，形成苯丙酮酸和游离氨。加入的 $FeCl_3$ 试剂与苯丙酮酸螯合后出现绿色产物，随后绿色可褪去。如采用柠檬酸铁与苯丙酮酸反应则产生棕黑色。待检菌浓厚接种于苯丙氨酸琼脂斜面，培养后滴加 $FeCl_3$ 试剂数滴于斜面上，自上流下进行观察。在 5 min 内出现绿色为阳性。用本法测定时应保持菌量较大，否则不够敏感。

6．氨基酸脱羧酶试验 细菌的脱羧酶可使氨基酸脱羧基，生成胺和 CO_2。胺可导致培养基 pH 值升高，使酸碱指示剂变色。常用的氨基酸有赖氨酸、鸟氨酸和精氨酸 3 种。待检菌接种于氨基酸培养基，同时设置对照培养基（无氨基酸），培养后观察。培养基由黄色变紫色为阳性，不变色为阴性，对照培养基应不变色。

（三）有机酸盐和铵盐利用试验

1．柠檬酸盐利用试验 有些细菌能利用柠檬酸盐作为唯一的碳源，能在除柠檬酸盐外不含其他碳源的培养基上生长。细菌分解柠檬酸盐生成碳酸钠，使培养基变成碱性。将待检菌接种于柠檬酸盐琼脂平板上，培养后观察。培养基由淡绿色变为深蓝色为阳性，不变色为阴性。

2．马尿酸钠水解试验 B 群链球菌具有马尿酸水解酶，可使马尿酸水解为苯甲酸和甘氨酸。

（1）三氯化铁法：马尿酸水解产生的苯甲酸与三氯化铁试剂结合，形成苯甲酸铁沉淀。

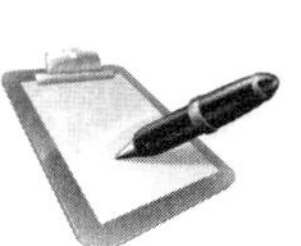

待检菌接种马尿酸钠培养基，培养后离心，取上清液加入三氯化铁溶液混匀，经 10 ~ 15 min 观察结果。出现稳定的沉淀物为阳性，轻摇后沉淀物溶解为阴性。

（2）茚三酮法：马尿酸水解产生的甘氨酸与茚三酮反应，形成紫色化合物。取待检菌与马尿酸钠水溶液混合培养后，加入茚三酮试剂振摇，出现紫色为阳性。

3．丙二酸盐利用试验 某些细菌利用丙二酸盐作为唯一碳源时，丙二酸钠可被分解生成碳酸钠，使培养基变为碱性。待检菌接种于丙二酸盐培养基，培养后观察。培养基由绿色变为蓝色为阳性，颜色无变化为阴性。

（四）酶类试验

1．氧化酶试验（Kovacs 试验） 氧化酶又称细胞色素氧化酶，是细胞色素呼吸酶系统的终末呼吸酶，能使还原型细胞色素 C 氧化为氧化型细胞色素 C，氧化型细胞色素 C 又使对苯二胺氧化，生成红色的醌类化合物。取滤纸片蘸取待检菌落少许，加对苯二胺试剂 1 滴（也可直接将 1 滴试剂滴在待检菌菌落上），观察颜色。立即呈现粉红色或红色为阳性，颜色不变为阴性。不得使用铁的接种环挑取细菌，这会产生假阳性。

2．过氧化氢酶试验 过氧化氢酶又称触酶，可使细菌代谢过程中的过氧化氢分解为水和氧气。挑取待检菌菌落，放于洁净玻片上或试管内，滴加 3% 过氧化氢数滴。30 s 内有大量气泡产生者为阳性，无气泡产生者为阴性。

3．硝酸盐还原试验 某些革兰氏阴性杆菌在代谢过程中，能将培养基中的硝酸盐还原为亚硝酸盐，亚硝酸盐与醋酸作用生成亚硝酸，亚硝酸与试剂中的对氨基苯磺酸反应生成重氮苯磺酸，再与 α- 萘胺结合，生成红色的 N-α- 萘胺偶氮苯磺酸。将待检菌株接种于硝酸盐培养基培养后，加入硝酸盐还原试剂。出现红色为阳性，无颜色变化为阴性。某些情况下，细菌将硝酸盐还原成氮或氨，会出现假阴性。这时可加入少量锌粉，如出现红色则为硝酸盐还原试验阴性，如不变色说明硝酸盐还原试验阳性。在培养基中加一小导管，可以观察细菌是否还原硝酸盐并产气。

4．过氧化物酶试验 过氧化物酶能将过氧化氢的氧转移给可被氧化的物质。常用联苯胺作为被氧化的物质，其氧化后变为蓝色。将盐酸联苯胺溶液与过氧化氢溶液等量混合后，滴加于菌落上，立即观察结果。菌落在 2 min 内呈现蓝色为阳性。

5．脱氢酶试验 细菌的脱氢酶可使相应的底物脱氢，常用亚甲蓝作为受氢体，亚甲蓝接受氢被还原成美白（还原型亚甲蓝，无色）。美白容易被空气氧化，故此试验应在隔绝空气的条件下进行。也可用 2,3,5- 氯化三苯四氮唑（TTC）作为受氢体，TTC 为无色。TTC 接受氢后变成红色的甲臜，甲臜不会再被氧气所氧化，不必在密闭的条件下进行试验。

6．卵磷脂酶试验 卵磷脂酶即 α 外毒素，在有钙离子存在时，能迅速分解卵磷脂，生成水溶性的磷酸胆碱和混浊沉淀状的甘油酯。将待检菌划线接种于卵黄琼脂平皿上培养。产生卵磷脂酶的细菌在菌落周围形成乳白色混浊环。

7．磷酸酶试验 磷酸酶可使磷酸酚酞水解，释放出酚酞，在碱性环境中呈红色。待检菌接种于含磷酸酚酞的平板，培养后于平板盖内加 1 滴浓氨水，熏蒸片刻。菌落立即变为粉红色即为阳性。

8．DNA 酶试验 DNA 酶可将长链 DNA 水解成寡核苷酸链。长链 DNA 可被酸沉淀，水解后产生的寡核苷酸则可溶于酸。将待检菌点状接种于 DNA 琼脂平皿上，培养后用 1 mol/L 盐酸倾注平皿。菌落周围产生透明环为阳性，无透明环为阴性。

9．血浆凝固酶试验 金黄色葡萄球菌可产生血浆凝固酶，使血浆中的血纤蛋白原转变为纤维蛋白，附着于细菌的表面并凝固。凝固酶可分为两种，一种是与细胞壁结合的凝固酶，可用玻片法检测；另一种是菌体生成后释放于培养基中的游离凝固酶，可用试管法检测。

（1）玻片法：在玻片上分别滴加新鲜人或兔血浆及生理盐水各 1 滴，挑取待检菌的菌落，分别与血浆和生理盐水混合，立即观察结果。如血浆中有明显颗粒出现，而生理盐水中未出现自凝现象为阳性。

（2）试管法：在含 0.5 ml 1 ∶ 4 稀释的新鲜人或兔血浆小试管中加入等量待检菌的肉汤培养物，混匀后放置于 37℃环境并观察结果，出现凝固为阳性。要同时做阳性与阴性对照。

（五）其他试验

1．胆汁溶菌试验 胆汁或胆盐能激活肺炎链球菌的自溶酶，从而使肺炎链球菌自溶，而胆汁或胆盐不能使 α- 溶血性链球菌发生自溶。

（1）试管法：取小试管 2 支，各加待检菌的肉汤培养物；其中一支加入去氧胆酸钠（或牛胆汁）溶液，另一支加生理盐水作对照。摇匀后置于 37℃水浴箱，10 ～ 15 min 后观察结果。若加胆盐（或牛胆汁）管培养物变透明，而对照管仍混浊为阳性。

（2）平板法：用接种环取 100 g/L 去氧胆酸钠溶液，滴于血平板待检菌的菌落上，置于 37℃温箱 30min 后观察结果。菌落消失为阳性。

2．氰化钾抑菌试验 沙门菌、志贺菌等细菌可被一定浓度的氰化钾所抑制而不生长。这是由于细胞色素、细胞色素氧化酶、过氧化氢酶和过氧化物酶需以铁卟啉作为辅基，而氰化钾可与铁卟啉结合，使这些酶失去活性，故细菌生长受到抑制。部分细菌（如哈夫尼亚菌属细菌）则不被抑制，在一定浓度氰化钾的培养基中仍能生长，此试验可用以鉴别某些细菌。将待检菌接种到氰化钾培养基中，同时接种一不含氰化钾培养基作为对照，培养观察细菌有否生长。细菌生长（不抑制）为阳性，不生长（抑制）为阴性。

3．奥普托欣（Optochin）试验 奥普托欣即乙基氢化酮蛋白，能抑制肺炎链球菌，机制很可能是干扰其叶酸合成。肺炎链球菌对奥普托欣敏感，其他链球菌则对它不敏感。将待检菌的肉汤培养液均匀涂布于血液琼脂平板上，以无菌镊子取奥普托欣纸片贴于接种区的中央，培养并观察结果。抑菌圈在 18 mm 以上为阳性，无抑菌圈或抑菌圈在 18 mm 以下为阴性。

4．嗜盐与耐盐性试验 不同细菌对盐的需求与耐受性不同，在含不同盐浓度的培养基中培养后，观察其生长情况，有助于对某些细菌的鉴别。将待检菌分别接种到不同盐浓度的葡萄糖蛋白胨水中，培养并观察生长情况。如细菌在 0 g/L 和 50 ～ 60 g/L NaCl 的培养基中均生长，则为耐盐菌；如只在含盐的培养基中生长，则为嗜盐菌；若只在不含盐的培养基中生长，则为非嗜盐菌。

（六）全自动微生物生化鉴定系统

每一项生化试验只能将微生物分成阴性和阳性两大类，要想达到对某种细菌的鉴定，需要将很多生理、生化试验组合或者依次进行才能完成。传统的细菌生化鉴定操作繁琐、耗时。随着信息技术与自动化技术的发展，全自动微生物生化鉴定系统发展迅速，应用越来越广泛。

全自动微生物生化鉴定系统的基本原理是在大量分析的基础上，筛选出一套鉴别价值相对较高的生化试验组合。待检菌同时进行这一套生化试验后，用所得结果（某些系统可以自动观察与记录结果）与系统的数据库进行匹配，找出最相似的生化试验结果模式，计算符合率，从而得出鉴定结果。

二、采用噬菌体对细菌进行分型与鉴定

（一）原理

噬菌体感染宿主菌具有严格的、稳定的宿主特异性，即一种噬菌体只能感染一种或一类敏

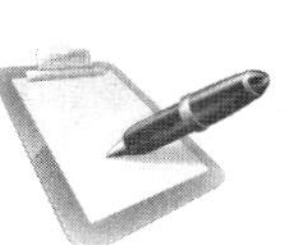

感菌株。利用菌株对噬菌体的敏感性不同，观察其噬菌体敏感谱，可用于细菌鉴定。同一种细菌，根据噬菌体谱的不同，可分为不同噬菌体型。

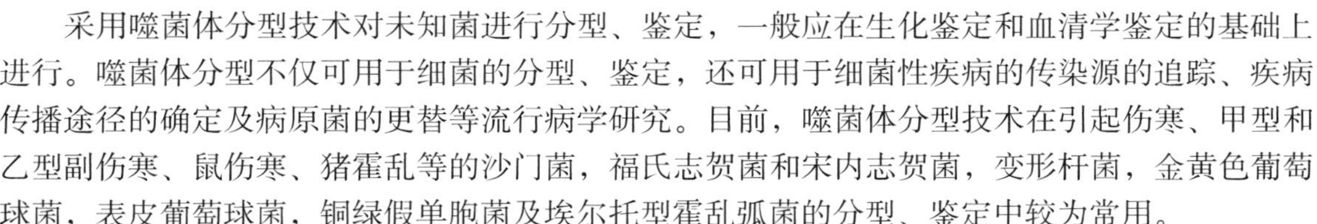

采用噬菌体分型技术对未知菌进行分型、鉴定，一般应在生化鉴定和血清学鉴定的基础上进行。噬菌体分型不仅可用于细菌的分型、鉴定，还可用于细菌性疾病的传染源的追踪、疾病传播途径的确定及病原菌的更替等流行病学研究。目前，噬菌体分型技术在引起伤寒、甲型和乙型副伤寒、鼠伤寒、猪霍乱等的沙门菌，福氏志贺菌和宋内志贺菌，变形杆菌，金黄色葡萄球菌，表皮葡萄球菌，铜绿假单胞菌及埃尔托型霍乱弧菌的分型、鉴定中较为常用。

（二）细菌的噬菌体分型操作基本程序

1．噬菌体的准备　取鉴定用的分型噬菌体，在宿主菌标准株中增殖后调整至所需浓度（效价）。

2．细菌鉴定　取纯化待检菌的新鲜肉汤培养液，稀释后均匀涂布相应平板培养基。待菌膜表面干燥后，依次滴加鉴定用的噬菌体，每个噬菌体 1 滴。待滴加的噬菌体液被琼脂吸干后，培养并观察结果。滴加噬菌体处出现溶菌圈，说明待检菌对该噬菌体敏感。参考已知细菌的噬菌体敏感谱，可以对待检菌做出鉴定。

三、微生物质谱鉴定技术

自 20 世纪初质谱技术发明以来，其在化学分析方面一直发挥着极其重要的作用。20 世纪 70 年代，质谱技术首次用于微生物鉴定。20 世纪 80 年代，电喷雾电离（electrospray ionization，ESI）与基质辅助激光解吸电离（matrix assisted laser desorption ionization，MALDI）两种“软电离”技术的发明，解决了蛋白质、多肽等热不稳定的大分子物质的电离和质谱检测难题，其在微生物鉴定与检测领域的应用逐渐变得广泛。目前，在微生物鉴定领域应用最广泛的质谱鉴定技术是基质辅助激光解吸电离飞行时间质谱（MALDI-TOF MS）。

（一）原理

质谱法检测原理是质谱仪离子源通过辐照或电离效应赋予被测物质以较高的能量，被测物质因吸收能量而被激发。由于吸收能量高，目标物激发后会形成带电离子，此过程称为离子化。离子化后的带电离子被载气带入质谱仪后在电压的作用下加速飞行，因为各离子的质荷比有差异，被测物质得以分离。被捕获后的带电粒子会在检测器上产生不同的信号信息，通过与标准物质质谱谱图数据库中的信息比对，根据被测物与标准物质特征谱图的匹配程度，通过信息计算，可以实现对不同物质的鉴定。

微生物质谱鉴定主要利用各种微生物具有不同于其他微生物的蛋白质质谱（包括成分种类和其相对丰度）的特定来进行。将待鉴定微生物的全部蛋白质释放后，经质谱分离、鉴定，获得待鉴定微生物的蛋白质质谱，与已有的微生物蛋白质质谱数据库进行比对，即可得知待鉴定微生物的种属。在微生物鉴定领域，质谱法目前主要用于细菌和真菌的鉴定。

（二）操作流程

1．菌落准备　将待鉴定微生物于相应固体培养基平板上划线培养，培养后挑取单个菌落进行鉴定；也可以采用液体培养基进行培养，但培养后需要进行适当浓缩。切记鉴定前要保证待鉴定微生物是纯培养物，不得混杂其他微生物。

2．样品制备　分为直接涂抹法及预提取法。直接涂抹法是将待鉴定的纯种微生物菌落涂抹于靶板的孔中进行裂解和基质覆盖，或者是将菌落与基质混合后涂抹靶板。预提取法是指在离心管中将微生物裂解后，再将裂解液加到靶板上。裂解方法有超声裂解、有机溶剂裂解等，

研究显示有机溶剂裂解有利于产生更多的质谱峰，便于鉴别。常用的裂解液有乙醇和甲酸、乙腈和甲酸等。直接涂抹法适用于细菌、酵母菌，难以裂解的微生物（如霉菌）则常用预提取法。点样后待样品自然干燥后，覆盖基质液，自然晾干形成结晶。常用的基质有α-氰基-4羟基肉桂酸（α-cyano-4hydroxy cinnamonic acid，CHCA）或2,5-二羟基苯甲酸（2,5-dihydroxybenzoic acid，DHB）。

3．质谱检测与鉴定 根据设定的质谱检测程序和参数，获得待鉴定微生物的蛋白质图谱。质谱仪根据设定的计算软件，搜索标准微生物质谱谱图数据库（分为网络平台数据库和本机数据库）并进行比对，给出鉴定结果。

（三）影响因素

1．基质 基质是MOLDI离子化过程的能量传递载体，它能增强样品对激光的吸收能力，并通过吸收大部分的激光能量降低。MOLDI-TOF MS鉴定微生物受其基质的影响。

2．微生物样品预处理 微生物样品预处理对MOLDI-TOF MS的鉴定结果有较大影响。一般而言，直接涂抹法无论是采用基质直接覆盖菌落，还是与菌落混合涂抹，所产生的结晶都会成斑点状、不均一，重复性较差；图谱峰数量较少，并且样本量对谱图质量有显著的影响；对于操作者来说，很难控制菌量均一，导致谱图的重复性不理想。与直接涂抹法相比，预提取法样品与基质的结晶均一，具有很好的重复性；蛋白指纹图谱中特征峰更多，更容易获得微生物的特征峰。

3．培养基和培养条件 培养基和培养条件影响微生物的生长状态，对蛋白质图谱有一定影响，但不少研究认为其影响不至于改变微生物种属的鉴定结论。培养基中的某些成分，如盐类、色素等存在于质谱鉴定体系中，会影响其鉴定结果。采用液体培养基时，培养基中成分会影响鉴定结果，需要将培养物进行离心、洗涤，彻底去除培养液。

（四）应用

1．细菌鉴定 MOLDI-TOF MS技术在微生物研究中主要用于细菌鉴定。已经有多个商品化的细菌质谱鉴定系统投入使用，在临床导致感染的细菌的鉴定方面应用已较为普遍。MOLDI-TOF MS技术在细菌检验中的应用包括细菌种属鉴定、同种菌的不同血清型的鉴定以及耐药菌株鉴定。

2．真菌鉴定 MOLDI-TOF MS技术用于酵母菌、霉菌鉴定的研究很多，基本可以鉴定到种的水平，研究报告的鉴定准确率很高。

第四节 血清学检测

抗原与抗体在体内或体外均能发生特异性结合，在体外利用抗原-抗体反应，对待测样本中的抗原或者抗体进行检测的技术便被称为血清免疫学检测技术或血清学检测技术（因为抗体主要来自血清）。

血清学反应的一般特点主要有：①特异性与交叉性，抗原-抗体结合的特异性是抗原分析和微生物检测分型的基础，但不同微生物的部分共同抗原或不同抗原的相同表位可出现交叉反应，后者是区分血清型或亚型重要依据；②结合比例，抗原-抗体结合在两者比例适当时才出现明显可见反应，抗原或抗体过多可抑制可见反应，称为带现象；③可逆性，抗原与抗体亲合力同非共价键性质、数量和距离有关，形成的复合物可以解离，解离常数（K）反映抗体与抗原之间的亲合力，高亲合力的结合不易解离；④反应的阶段性，特异性结合迅速（几秒至几分钟），可见反应阶段较长。

影响血清学反应的因素主要有：①抗体，包括抗体的动物来源、浓度（效价）、亲合性等。②抗原，包括抗原理化特性（可溶性、颗粒性）和抗原表位数目及种类。③电解质，无电解质存在时，不出现可见反应（沉淀或凝集），一般用生理盐水作为抗体和抗原稀释液，有时需特殊电解质，但盐浓度过高会出现非特异性蛋白质沉淀（盐析）。④酸碱度，反应一般在pH6 ～ 9 的范围内进行。⑤温度，一般在 37℃或室温进行，温度较低（如 4℃）时可见反应出现慢，但特异性强；温度过高会使已结合的复合物解离。⑥时间，出现可见反应需要一定时间，应在一定时间内观察结果或终止反应。

血清学检测按抗原 - 抗体反应性质不同，可进一步分为：①凝聚性试验，如凝集试验和沉淀试验；②标记抗体技术，荧光标记、酶标记、放射性同位素标记技术等；③有补体参与的试验，如补体结合试验等；④中和试验，如病毒中和试验等；⑤免疫转印技术和免疫传感器技术等。

血清学检测的优势主要有：①特异性强，灵敏度高；②检测样品用量少，预处理较简单；③试验方法多，可择优选用；④方法简易、快速；⑤可用于抗原或抗体的定性、定量、定位检测。目前已经被广泛地应用于抗原、抗体定性检测，如疾病诊断、血型鉴定和病原微生物分型鉴定；抗原抗体的定量检测，如抗原或抗体效价测定、免疫效果跟踪检测、流行病学调查和其他生物活性物质定量分析；以及抗原定位检测，借助光学显微镜和电子显微镜，在细胞和亚细胞水平研究病原微生物及其表达产物与宿主细胞的关系。

本节内容将重点介绍血清学检测技术中的酶联免疫吸附测定、凝集试验、琼脂扩散试验、免疫荧光技术和放射免疫检测技术。

一、酶联免疫吸附测定

酶联免疫吸附测定（enzyme linked immunosorbent assay，ELISA）从 1966 年开始成为用于抗原定位的酶标抗体技术，并逐步发展成测定液体标本中微量物质的方法。

（一）酶联免疫吸附测定的基本原理

将抗体（抗原）包被在固相载体上，加入待测抗原（抗体）和酶标抗体（抗原），待反应后充分洗涤，使固相上形成的抗原 - 抗体复合物与其他物质分离。最后加入底物，根据酶对底物催化的显色反应程度，而对标本中的抗原（抗体）进行定性或定量检测，这就是 ELISA 的基本原理。由于酶的催化效率很高，故可极大地放大反应效果，从而使测定方法达到很高的灵敏度。ELISA 既可用于测定抗原，也可用于测定抗体。

（二）ELISA 的类型

在 ELISA 中有 3 种必要的试剂：①固相抗原或固相抗体；②酶标记的抗原或抗体；③与酶作用的底物。根据试剂的来源和标本的性状以及具备检测的条件，可设计出各种不同类型的检测方法。

1．双抗体夹心法测抗原 双抗体夹心法是检测抗原最常用的方法（图 4-5）。在微生物检

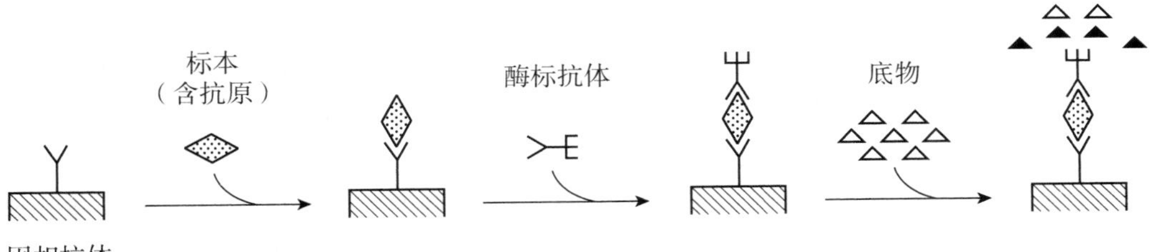

图 4-5 双抗体夹心法测抗原示意图

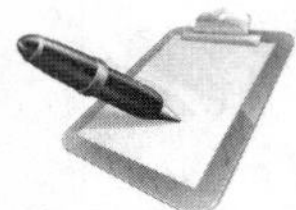

验中，此法适用于检验各种蛋白质、微生物病原体的二价或二价以上的大分子抗原，但不适用于测定半抗原及小分子单价抗原，因其不能形成两位点夹心。乙肝表面抗原（HBsAg）的ELISA 通常就是根据这种原理设计的。

2．双抗原夹心法测抗体 它是一种用特异性抗原进行包被和制备结合物，以检测相应的抗体的方法。根据同样原理，用大分子抗原分别制备固相抗原和酶标抗原结合物，即可用双抗原夹心法测定标本中的抗体。它与间接法测抗体的区别为它以酶标抗原代替酶标抗体。本法的关键在于酶标抗原结合物的制备，需要根据抗原结构的不同，寻找合适的标记方法。人类免疫缺陷病毒（HIV）的抗体检测常采用本法。

3．双位点一步法 在用双抗体夹心法测抗原时，如应用针对抗原分子上两个不同抗原决定簇的单克隆抗体分别作为固相抗体和酶标抗体，则在测定时可将加入标本和加入酶标抗体这两步并作一步（图 4-6）。适用于双抗体夹心法检测的抗原，有些也可用双位点一步法检测（如 HBsAg）。双位点一步法不但简化了操作、缩短了反应时间，如应用高亲合力的单克隆抗体，还能将测定的灵敏度和特异度显著提高。单克隆抗体的应用使测定抗原的 ELISA 提高到新水平。

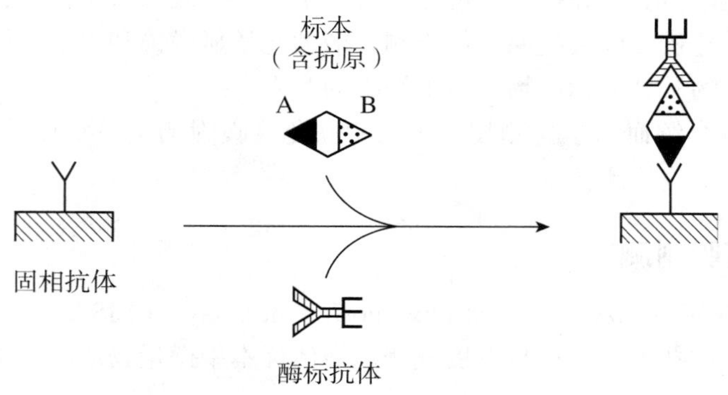

图 4-6　双位点一步法示意图

4．间接法测抗体 间接法是检测抗体常用的方法。其原理为利用酶标记的抗免疫球蛋白抗体（俗称二抗），检测与固相抗原结合的待测抗体（图 4-7）。

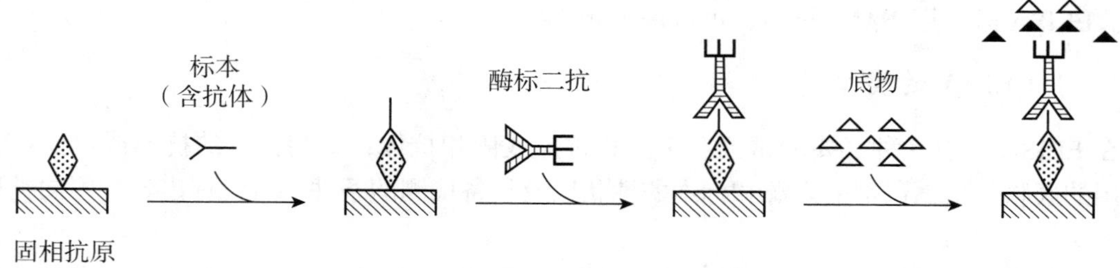

图 4-7　间接法测抗体示意图

间接法在病原微生物抗体检测中应用广泛。例如用于幽门螺杆菌感染诊断的间接法，用幽门螺杆菌的 HpA 蛋白将抗原包被成抗原板，待检血清中的 HpA 抗体与之结合，再加入酶标二抗与之反应，可用于诊断幽门螺杆菌的感染。

5．竞争法测抗原 竞争法可用于测定抗原，也可用于测定抗体。以测定抗原为例（图 4-8），小分子抗原或半抗原因缺乏可作夹心法的两个以上的位点，因此不能用双抗体夹心法进行测定，可以采用竞争法。其原理是标本中的抗原和固相抗原共同竞争一定量的酶标抗体。标

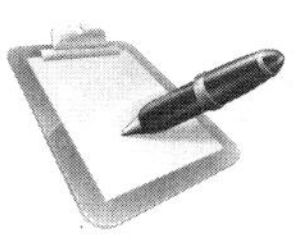

本中抗原含量愈多，结合到固相抗原上的酶标抗体愈少，最后的显色也愈浅。小分子激素、药物等的测定多用此法。丙肝病毒核心抗原（HCcAg）和乙肝病毒 e 抗原（HBeAb）也常采用此法检测，它是对抗体检测的有效补充。

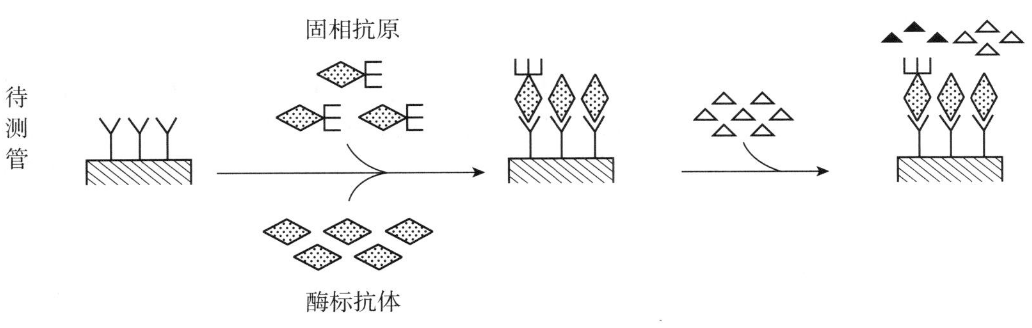

图 4-8　竞争法测抗原示意图

6. 捕获法测 IgM 抗体　血清中某些抗原的特异性 IgM 抗体常和特异性 IgG 抗体同时存在，后者会干扰 IgM 抗体的测定。因此测定 IgM 抗体多用捕获法（图 4-9），先将所有血清 IgM 抗体（包括特异性 IgM 抗体和非特异性 IgM 抗体）固定在固相上，在去除 IgG 抗体后再测定特异性 IgM 抗体。

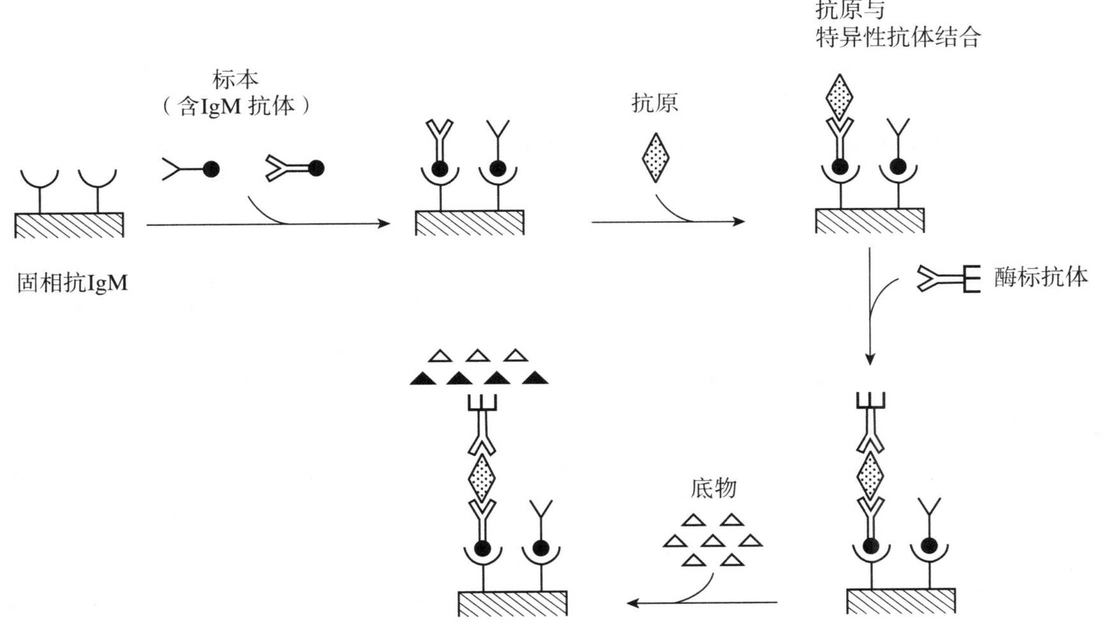

图 4-9　捕获法测 IgM 抗体示意图

二、凝集试验

凝集试验是颗粒性抗原（如细菌、红细胞等）或表面载有抗原的颗粒状物质（如聚苯乙烯胶乳、红细胞、碳素颗粒等），与相应抗体在电解质存在下，结合出现肉眼可见的凝集（agglutination）现象的试验。

凝集试验是一种定性的检测方法，即根据凝集现象的出现与否判定结果为阳性或阴性；也可以进行半定量检测，即将标本做一系列对倍稀释后进行反应，以出现阳性反应的最高稀释度作为滴度。由于凝集试验方法简便，灵敏度高，迄今已成为通用的免疫学试验，广泛应用于临

床检验。

凝集试验可分为直接凝集试验和间接凝集试验两大类。间接凝集试验中的间接血凝试验和胶乳凝集试验应用最为广泛。

（一）直接凝集试验

细菌、螺旋体和红细胞等颗粒性抗原，在适当电解质参与下可直接与相应抗体结合出现凝集，称为直接凝集反应（direct agglutination）。凝集反应中的抗原称为凝集原（agglutinogen），抗体称为法素（agglutinin）。直接凝集试验可分为玻片法、平板法、试管法及微量凝集法等。玻片法常用于细菌鉴定。

（二）间接凝集试验

将可溶性抗原（或抗体）先吸附于适当大小的颗粒性载体的表面，然后与相应抗体（或抗原）作用，在适宜的电解质存在的条件下，出现特异性凝集现象，称为间接凝集反应（indirect agglutination）或被动凝集反应（passive agglutination）。这种反应适用于各种抗体和可溶性抗原的检测，其灵敏度高于沉淀反应，因此被广泛应用于临床检验。

在间接凝集反应中，可用作载体的颗粒种类很多，常用的有动物或人红细胞、细菌和多种惰性颗粒如聚苯乙烯胶乳、活性炭、皂土、脂质体等。根据所用载体不同，间接凝集试验又可分为间接血凝试验、胶乳凝集试验、炭凝集试验、皂土凝集试验、脂质体凝集试验等。

间接凝集反应具有快速、敏感、操作简便、无需特殊的实验设备等特点，而且能用于抗原或抗体的测定，因此在临床检验中广为应用。下面重点介绍最常用的间接血凝试验和胶乳凝集试验。

1. 间接血凝试验 以红细胞作为可溶性抗原的载体来检测抗体，称为间接血凝试验（IHA），也称被动血凝试验（PHA）。如将抗体吸附（致敏）在红细胞上用于检测抗原，则称为反向间接血凝试验。

该方法具有许多优点，如灵敏度高、特异性强、重复性和稳定性好、操作简便、反应迅速、既可以定性又可以半定量、试剂价格低廉、不需要特殊复杂的仪器设备等。但是红细胞凝集易受到红细胞的来源、致敏条件和操作技术等多种因素的影响，同时标本中的杂质、细菌污染和类属抗原存在等又常引起非特异性凝集反应。因此，试验时必须精心操作，注意防止污染，并设置相应对照。

间接血凝试验在临床检验中应用广泛，可用于引起口蹄疫、猪瘟以及弓形体病等的病原体的抗体的检测。反向间接血凝试验还可应用于口蹄疫病毒的检测和定型，以及水疱病病毒抗原、猪传染性胃肠炎病毒抗原和小鹅瘟病毒抗原等的检测。

2. 胶乳凝集试验 胶乳凝集试验也是一种间接凝集试验。所用的颗粒性载体为聚苯乙烯胶乳，是一种直径约为 0.8 μm 的圆形颗粒，带有负电荷，可物理性吸附蛋白质分子，但这种结合牢固性差。聚苯乙烯胶乳也可制备成具有化学活性基团的颗粒，如带有羧基的羧化聚苯乙烯胶乳等，抗原或抗体以共价键交联在胶乳表面。化学交联一般通过缩合剂碳化二亚胺将胶乳上的羧基与被交联物上的氨基缩合在一起。这种用交联致敏的胶乳试剂性能稳定，保存期长。

胶乳凝集试验分为试管法与玻片法。试管法是先将待检标本在试管中用缓冲液做倍比稀释，然后加入致敏的胶乳试剂，反应后观察胶乳凝集结果。玻片法操作简便，1 滴待检标本和 1 滴致敏的胶乳试剂在玻片上混匀后，连续摇动 2 ～ 3 min 即可观察结果。出现凝集大颗粒为阳性反应，保持均匀乳液状为阴性反应。胶乳为人工合成的载体，因此其性能比生物来源的红细胞稳定，均一性好。但胶乳与蛋白质的结合能力以及凝集性能不如红细胞，因此在间接凝集试验中，胶乳凝集试验的敏感度不及间接血凝试验。

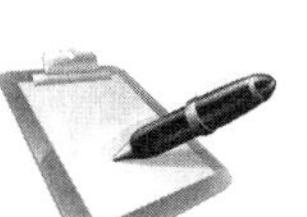

胶乳凝集试验可用于猪伪狂犬病、细小病毒病以及乙型脑炎等的检测。

三、琼脂扩散试验

（一）基本概念

琼脂扩散试验是一种运用沉淀反应原理进行检测的常规实验方法。沉淀反应是利用可溶性抗原与抗体结合，形成肉眼可见的沉淀的一类血清学反应。抗原可以是多糖、蛋白质、类脂等，如细菌内毒素、细菌外毒素、菌体裂解物、病毒悬液、病毒的可溶性抗原、血清、组织浸出液等。沉淀试验包括絮状沉淀试验、琼脂扩散试验、免疫电泳。

（二）基本原理

琼脂扩散法就是使抗原与抗体在琼脂糖凝胶中自由扩散而相遇，从而形成抗原 - 抗体复合物，由于此复合物分子量增大并产生聚集性，不再继续扩散而形成肉眼可见的带状或线状沉淀带。抗原 - 抗体复合物的沉淀带是一种特异性的半渗透性屏障，它可以阻止免疫学性质与其相似的抗原 - 抗体分子通过，而允许那些性质不相似的分子继续扩散。这样由不同抗原或不同抗体所形成的沉淀带有各自的位置，从而可以分离和鉴定混合物。

利用琼脂糖凝胶作为扩散介质是因为一定浓度的琼脂糖凝胶内部为多孔网状，而且孔径很大，可以允许大分子物质（分子量从十几万至几百万以上）自由通过。因为大多数抗原和抗体的分子量都在 20 万以上，所以它们在琼脂糖凝胶中几乎可以自由扩散。而且琼脂糖凝胶又具有化学稳定性良好、含水量大、透明度好、来源方便、处理容易等优点，因此是免疫沉淀检测技术中最理想的扩散介质。

（三）琼脂扩散试验的类型

琼脂扩散试验可在试管内、平皿中以及玻片上的琼脂中进行。它又可分为单向琼脂扩散试验和双向琼脂扩散试验两类。

1．单向琼脂扩散试验　单向琼脂扩散试验是一种常用的定量检测抗原的方法。将适量稀释后的抗体与等量琼脂混匀，浇注成板。凝固后，在板上打孔，抗原就会向孔的四周扩散，边扩散边与琼脂中的抗体结合。如事先用不同浓度的标准抗原制成标准曲线，则从曲线中可求出标本中抗原的含量。本试验主要用于检测标本中各种免疫球蛋白和血清中各种补体成分的含量，灵敏度很高。

2．双向琼脂扩散试验　双向琼脂扩散试验是在测定时将加热溶化的琼脂或琼脂糖浇至玻片上，等琼脂凝固后，打多个小孔。将抗原和抗体分别加入小孔内，使抗原和抗体在琼脂板上相互扩散。当两个扩散圈相遇时，若抗原和抗体呈特异性结合且比例适当，将会形成抗原 - 抗体复合物的沉淀，该沉淀可在琼脂中呈现一条不透明的白色沉淀线。如果抗原与抗体无关，就不会出现沉淀线。因此可以通过该试验，用已知特异性抗体鉴定抗原，或反之用已知抗原鉴定抗体。

另外沉淀线的特征与位置不仅取决于抗原、抗体的特异性和浓度，还与其分子的大小及扩散速度有关。当抗原、抗体存在多种成分时，将呈现多条沉淀线甚至交叉反应线，因此可用来检查抗原和免疫血清的特异性、纯度或浓度比较抗原之间的异同点，应用范围较广。根据所用试剂及检测对象的不同，双向琼脂扩散试验又分为两类：一类利用已知抗原检测抗体，即用于血清流行病学调查，如检测禽流感、蓝舌病、口蹄疫、牛白血病、马传染性贫血、非洲马瘟、禽霍乱等疾病的抗体；另一类是利用已知抗体检测抗原，如马立克氏病羽髓琼扩抗原的检测。

四、免疫荧光技术

免疫荧光技术是标记免疫分析技术中发展最早的一种。很早以来就有学者试图将抗体分子与一些示踪物质结合，利用抗原 - 抗体反应进行组织或细胞内抗原物质的定位。Coons 等于 1941 年首次采用荧光素进行标记而获得成功。这种以荧光物质标记抗体而进行抗原定位的技术称为荧光抗体技术。

免疫荧光法按反应体系及定量方法的不同，还可进一步分为若干种。免疫荧光法无放射性污染，并且大多操作简便，便于推广。由于一般荧光测定中存在本底值较高等问题，免疫荧光技术用于定量测定有一定困难。所以近年来发展了几种特殊的免疫荧光测定方法，如时间分辨荧光免疫分析和解离增强镧系元素荧光免疫分析等，它们与酶免疫测定和放射免疫分析一样，在各种领域的检验中应用广泛。

（一）荧光现象

1．荧光的产生 一些化学物质能从外界吸收并储存能量（如光能、化学能等）而进入激发态，当其从激发态再回复到基态时，过剩的能量可以电磁辐射的形式发射（即发光）。荧光发射的特点为可产生荧光的分子或原子在接受能量后即刻引起发光；而一旦停止供能，发光（荧光）现象也随之瞬间消失。可以引起物质发射荧光的能量种类很多，光激发引起的荧光称为光致荧光，化学反应引起的称为化学荧光，由 X 射线或阴极射线引起的分别称为 X 射线荧光或阴极射线荧光。免疫荧光技术一般应用引发荧光的物质进行标记。

2．荧光效率 荧光分子不会将全部吸收的光能都转变成荧光，总或多或少地将其以其他形式释放。荧光效率是指荧光分子将吸收的光能转变成荧光的百分率，与发射荧光光量子的数值成正比。

荧光效率 = 发射荧光的光量分子数（荧光强度）/ 吸收光的光量子数（激发光强度）

发射荧光的光量子数即荧光强度，除受激发光强度影响外，也与激发光的波长有关。各个荧光分子有其特定的吸收光谱和发射光谱（荧光光谱），即在某一特定波长处有最大吸收峰和最大发射峰。选择激发光波长量接近于荧光分子的最大吸收峰波长，且测定光波接近于最大发射光波峰时，得到的荧光强度也最大。

3．荧光的猝灭 荧光分子的辐射能力在受到激发光较长时间的照射后会减弱甚至猝灭，这是由于激发态分子的电子不能回复到基态，所吸收的能量无法以荧光的形式发射。一些化合物有天然的荧光猝灭作用而被用作猝灭剂，以消除不需要用的荧光。因此荧光物质的保存应注意避免光（特别是紫外光）的直接照射和与其他化合物的接触。在荧光抗体技术中常用一些不产生荧光的色素物质如亚甲蓝、碱性复红。可用伊文思蓝或低浓度的高锰酸钾、碘溶液等对标本进行得当复染，以减弱非特异性荧光本底，使可用特异性荧光能更突出地显示。

（二）荧光物质

1．荧光色素 许多物质都可产生荧光现象，但并非都可用作荧光色素。只有那些能产生明显的荧光现象并能作为染料使用的有机化合物才能称为免疫荧光色素或荧光染料。常用的荧光色素有以下几个：

（1）异硫氰酸荧光素（fluorescein isothiocyanate，FITC）：为黄色或橙黄色结晶粉末，易溶于水或酒精等溶剂。分子量为 389.4，最大吸收光波长为 490 ～ 495 nm，最大发射光波长 520 ～ 530 nm，呈现明亮的黄绿色荧光。

FITC 有两种同分异结构，其中异构体 I 型在效率、稳定性、与蛋白质结合能力等方面都更好，在冷暗干燥处可保存多年，是应用最广泛的荧光素。其主要优点是：①人眼对黄绿色较

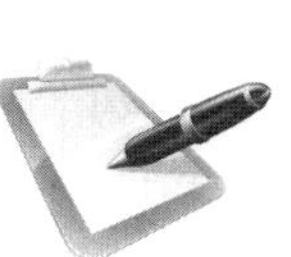

为敏感，②通常切片标本中的本底绿色荧光少于红色。

（2）四乙基罗丹明（rhodamine，RIB200）：为橘红色粉末，不溶于水，易溶于酒精和丙酮。性质稳定，可长期保存。最大吸收光波长为 570 nm，最大发射光波长为 595 ～ 600 nm，呈现橘红色荧光。

（3）四甲基异硫氰酸罗丹明（tetramethyl rhodamine isothiocyanate，TRITC）：最大吸收光波长为 550nm，最大发射光波长为 620nm，呈现橙红色荧光。与 FITC 的翠绿色荧光对比鲜明，可配合用于双重标记或对比染色。其异硫氰基可与蛋白质结合，但荧光效率较低。

2．其他荧光物质

（1）酶作用后产生荧光的物质：某些化合物本身无荧光效应，一旦经酶作用便形成具有强荧光的物质。例如 4- 甲基伞形酮 -β-D 半乳糖苷受 β- 半乳糖苷酶的作用分解成 4- 甲基伞形酮，后者可发出荧光，激发光波长为 360 nm，发射光波长为 450 nm。其他物质还包括碱性酸酶的底物 4- 甲基伞形酮磷酸盐和辣根过氧化物酶的底物对羟基苯乙酸等。

（2）镧系螯合物中某些 3 价稀土镧系元素：如铕（Eu^{3+}）、铽（Tb^{3+}）、铈（Ce^{3+}）等的螯合物经激发后也可发射特征性的荧光，其中以 Eu^{3+} 应用最广。Eu^{3+} 螯合物的激发光波长范围宽，发射光波长范围窄，荧光衰变时间长，最适合用于分辨荧光免疫分析。

3．荧光素的选择 选择荧光素主要考虑以下几点：①高消光系数（extinction coefficient）和光量子产量（quantum yield），这意味着光捕获能力强和效率高；②光稳定性较好；③与常见光源和滤光器匹配性较好；④不干扰抗体反应；⑤水溶性以及 pH 稳定性较好。此外，还需要考虑到荧光素是否有毒以及荧光素的颜色是否与背景颜色反差大、对比鲜明等。

（三）免疫荧光技术平台

1．传统免疫荧光技术 传统荧光免疫技术的原理是应用一对单克隆抗体的夹心法。底物用磷酸 -4- 甲基伞形酮，检测产物发出的荧光。荧光强度与单克隆抗体浓度呈正比，可在 8 min 内得出结果。结果以单克隆抗体每小时释放的速率表示。该法重复性好，线性范围宽，具有快速、敏感、准确的特点。以双抗夹心法为例，首先将特异性抗体与固相载体连接，形成固相抗体。除去未结合抗体，然后加待检标本，使其中的蛋白抗原与固相抗体形成抗原 - 抗体复合物。洗涤除去未结合物，接着加入荧光标记的抗体，使之与蛋白抗原特异性结合，形成抗体 - 抗原 - 抗体复合物。最后根据荧光强度对蛋白抗原进行定量。

2．时间分辨荧光免疫技术 传统的免疫荧光法受本底荧光的干扰较大，时间分辨荧光免疫测定法是以具有特长寿命的稀土金属（如铕）作为标记物，加入反应液后激发测定，能有效去除短寿命本底荧光的干扰。

时间分辨荧光免疫分析（time resolved fluorescence immunoassay，TR-FIA）的基本原理是以镧系元素铕（Eu）的螯合物作荧光标记物，利用这类荧光物质有长荧光寿命的特点，延长荧光测量时间，待短寿命的自然本底荧光完全衰退后再行测定。这时所得信号完全为长寿命镧系螯合物的荧光，从而有效地消除非特异性本底荧光的干扰。所用检测仪器为时间分辨荧光计，与一般的荧光分光光度计不同，它采用脉冲光源（每秒闪烁 1 000 次的氙灯），照射样品后即短暂熄灭。用电子设备控制延长时间，待非特异性本底荧光衰退后，再测定样品发出的长镧系荧光。检测的灵敏度可达 0.2 ～ 1 ng/ml。

解离增强镧系元素荧光免疫分析（dissociation enhanced lanthanide fluoroimmunoassay，DELFIA）是时间分辨荧光免疫分析中的一种。它用具有双功能基团结构的螯合剂，使其一端与铕（Eu）连接，另一端与抗体 / 抗原分子上的自由氨基连接，形成 Eu 标记的抗体（抗原），经过免疫反应之后生成免疫复合物。由于这种复合物在水中的荧光强度非常弱，因此加入一种增强剂，使 Eu^{3+} 从复合物上解离下来。自由态的 Eu^{3+} 同增强剂中的另一种螯合剂螯合形成一种胶态分子

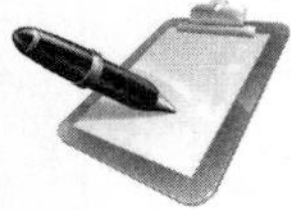

团。这种分子团在紫外光的激发下能发出很强的荧光，荧光信号增强了百万倍。因为这种分析方法使用了解离增强步骤，因此称为解离增强镧系元素荧光免疫分析

3．荧光偏振免疫分析（fluorescence polarization immunoassay，FPIA）技术 这是一种均相免疫荧光分析法，主要用于测定小分子量物质，如测定药物浓度。其原理是标记在小分子抗原上的荧光素经 485 nm 的激发偏振光照射后，吸收光能，变为激发状态。激发状态的荧光素不稳定，很快以发出光量子的形式释放能量而还原。发射出的光量子经过偏振仪形成 525 ~ 550 nm 的偏振光，这一偏振光的强度与荧光素受激发时分子转动的速度呈反比。游离的荧光素标记抗原，分子小，转动速度快，激发后发射的光量子散向四面八方，因此通过偏振仪形成的光信号很弱；而与大分子抗体结合的荧光素标记抗原，因分子大，分子的转动慢，激发后产生的荧光比较集中，因此偏振光信号比未结合时强得多。在测定过程中将待检小分子抗原、荧光标记小分子抗原和特异性大分子抗体同时加入到一反应杯中，经过温育，待检抗原和荧光标记抗原竞争性地与抗体结合。待检抗原越少，与抗体竞争结合的量越少，则荧光标记抗原与抗体结合量就越多。再通过荧光偏振的程度与分子转动速度成反比，计算出其含量。

作为一种均相标记免疫分析技术，荧光偏振免疫分析与其他非均相标记免疫分析方法相比具有显著的优点：①抗原 - 抗体间的反应和样品分子的测定在溶液中进行，避免了固相标记过程中反复多次的洗涤步骤，利于实现自动化控制和提高分析方法的精度。②检测过程仅需加入样品、示踪剂和抗体，混匀数分钟甚至数秒钟，再孵育后即可测定；荧光偏振光强度的测定速度快，有利于大批量样品的分析测试。③因为荧光偏振不受荧光内滤效应的影响，即使是有颜色和浑浊的溶液仍能很好地完成检测任务。④不需要使用放射性同位素，避免了污物不易处理的难题。

五、放射免疫检测技术

1959 年，美国科学家 Berson 和 Yalow 将放射性同位素测量的高灵敏度与抗原抗体的强特异性巧妙地结合起来，创立了放射免疫检测技术。放射免疫检测技术经过半个多世纪的发展，已经被用来分析成百上千种物质，包括激素、维生素、肿瘤相关抗原、抗体、药物、病毒等。使那些曾认为无法检测的微量而又具有重要生物活性的物质得以精确定量，为医学、生命科学的发展做出划时代的贡献。

（一）基本类型和原理

放射免疫检测技术按其方法学原理主要分为两种基本类型：放射免疫分析（radioimmunoassay，RIA）和免疫放射分析（immunoradiometric assay，IRMA）。

1．放射免疫分析 放射免疫分析（RIA）是以放射性核素标记的抗原（Ag^*）与未标记抗原（Ag）会竞争结合特异性抗体（Ab）为基础来对待检样品中的抗原进行定量测定的一种技术。RIA 属于竞争性分析，其基本原理是由于放射性核素标记的抗原（Ag^*）和待测的抗原（Ag）对特异性抗体（Ab）具有相同的结合力（图 4-10）。当三者同时存在于同一反应体系时，同时形成 Ag^*-Ab 和 Ag-Ab 复合物。当 Ag^* 和 Ab 的量固定时，并且 Ag 与 Ag^* 之和大于 Ab 有效结合点数目时，两者结合形成免疫复合物的量就受到 Ag 含量的制约。因此，Ag^*-Ab

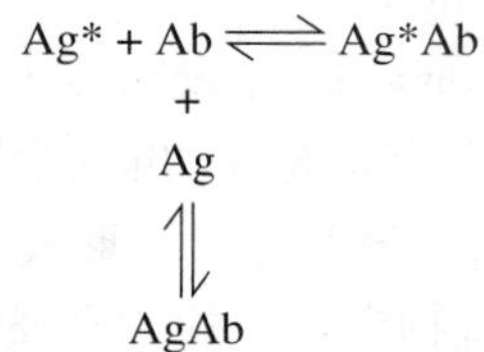

图 4-10　放射免疫分析原理示意图

复合物的形成量与 Ag 含量之间呈一定的负相关函数关系，即随着未标记抗原量的增加，标记抗原被稀释的程度随之增加，继而形成的标记抗原 - 抗体复合物数量减少，测定出的放射性强度就降低。

当反应液中存在一定量的 Ag^* 和 Ab 时，结合型 Ag^*-Ab（B）和游离型 Ag^*（F）的比例是一定的，保持着可逆的动态平衡。在该反应系统中加入待检的 Ag，则 Ag 与 Ag^* 竞争与 Ab 结合，Ag 的量越多，B/F 值或结合百分率（B%）越小。因此，只需把反应液中的 B 和 F 分开，然后分别测定 B 和 F 的放射性，即可计算出 B/F 值和 B%。用已知浓度的标准 Ag 和一定量的 Ag^*、Ab 反应，测出使用不同浓度 Ag 时的 B/F 值或 B%。以标准抗原浓度为横坐标，B/F 值或 B% 为纵坐标即可绘成竞争性抑制反应的标准曲线。在同样条件下测定待检抗原的 B/F 或 B%，即可在标准曲线上查出待检抗原的含量（图 4-11）。

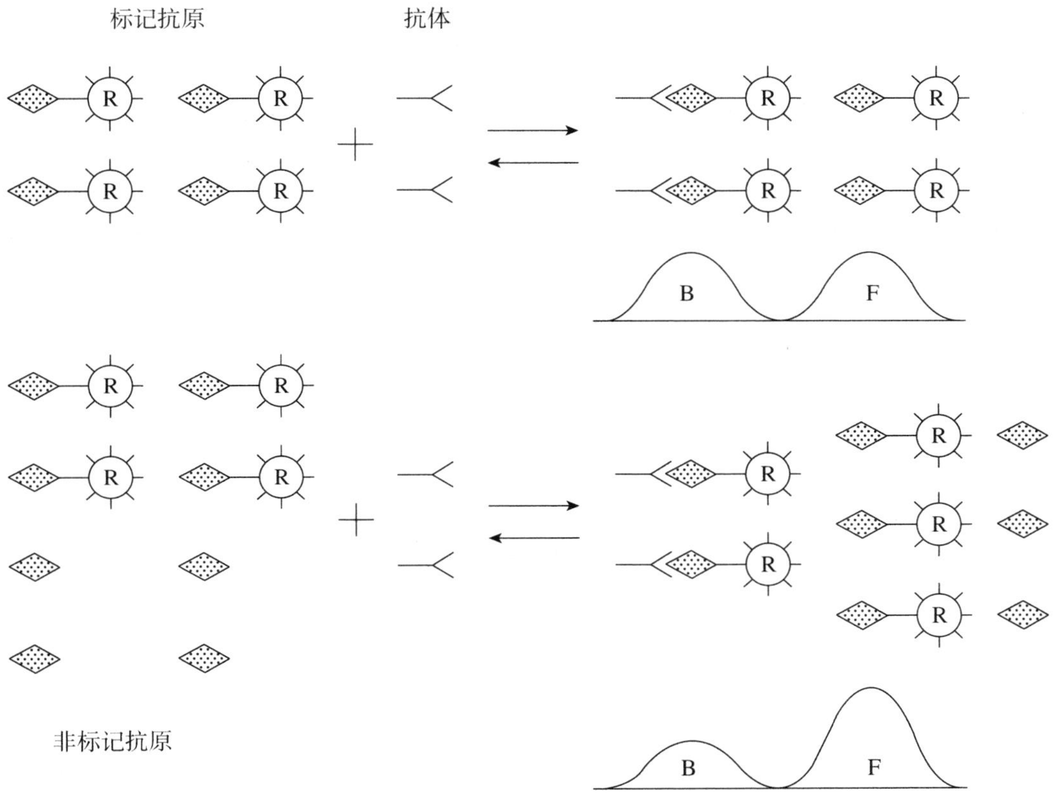

图 4-11　用 RIA 进行测定的示意图

2．免疫放射分析（IRMA）　又称非竞争性 RIA。1968 年 Miles 和 Hales 建立了利用核素标记的抗体检测抗原的放射分析法，为了与放射免疫分析技术区别，故称免疫放射分析技术。主要原理是一种标记抗体与有限的抗原结合，剩余的未结合的标记抗体再与固相抗原结合而被分离。IRMA 具有灵敏度高、特异度高、标记物稳定、标记容易和结果稳定的优点；不过 IRMA 法抗体用量偏多，且抗体的特异性纯化较难。

（二）放射免疫检测技术的应用

1．激素类检测　包括：①在垂体 - 性腺轴可调节分泌的激素，如卵泡刺激素（FSH）、黄体生成素（LH）、睾酮、雌二醇（E2）、孕酮、催乳素（PRL）、人生长激素（HGH）、人绒毛膜促性腺激素（HCG）、人胎盘催乳素（HPL）等；②甲状腺激素。

2．肿瘤的相关检测　包括甲胎蛋白（AFP）、癌胚抗原（CEA）、糖蛋白抗原（CA19-9），

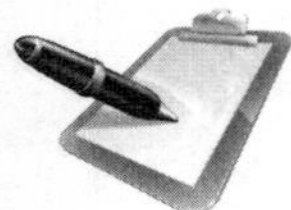

糖蛋白抗原（CA-125，CA15-3）、β2-微球蛋白（β2-MG）、血清铁蛋白（SF）、前列腺特异性抗原（PSA）的检测。

3．放射受体分析 受体是存在于细胞表面、细胞质或细胞核内的生物活性物质，其功能是和细胞外的信息分子（配体）特异性结合，将信息转变为生物效应。放射受体分析（radioreceptor assay，RRA）或受体的放射配体结合分析（radioligand binding assay，RBA）是建立在放射性标记的配体与受体之间存在结合反应的基础上的，它是目前对受体分子进行定量和定位分析、研究的一项灵敏、可靠的技术。临床上最常见的就是促甲状腺激素受体（TRAb）放射受体分析，血清中TRAb对甲状腺功能亢进与甲状腺功能减退的病因诊断有重要的意义。此外，在生物设计、药物作用机制研究、生物效应及疾病的病因探讨、诊断和治疗等方面，此应用已得到较大发展。

第五节　分子生物学检测技术

20世纪50年代，美国遗传学家Watson和英国物理学家Crick提出了DNA双螺旋结构模型，标志着现代分子生物学的兴起。经过半个多世纪的发展，分子生物学已经成为生命科学中不可或缺的重要组成部分。分子生物学检测技术是分子生物学在检验学科中的具体应用，其采用分子生物学技术的原理和方法，解决卫生检验、临床检验等方面的实际问题，在疾病诊断、疾病风险分析、传染病预防与控制、环境因素检测等方面都发挥着重要作用。

分子生物学检测技术中，常见的有聚合酶链反应（polymerase chain reaction，PCR）技术、核酸杂交技术、基因芯片技术和DNA测序等。本节重点介绍PCR技术和核酸杂交技术。

一、PCR技术

（一）PCR技术的原理

PCR是聚合酶链反应的简称，指在引物指导下由酶催化的对特定模板（克隆的DNA或基因组DNA）的扩增反应，是模拟体内DNA复制过程，在体外特异性扩增DNA片段的一种技术。它在分子生物学中有广泛的应用，包括用于基因作图、DNA测序、分子遗传学等。

PCR基本原理是以单链DNA为模板，4种脱氧核苷三磷酸（dNTP）为底物，在模板DNA 3'末端有引物存在的情况下，用酶进行互补链的延伸。多次反复的循环能使微量的模板DNA得到极大程度的扩增。在微量离心管中，加入与待扩增的DNA片段两端已知序列分别互补的两个引物、适量的缓冲液、微量的模板DNA、4种dNTP的溶液、耐热Taq DNA聚合酶、Mg^{2+}等。反应时先将上述溶液加热，使模板DNA在高温下变性，双链解开为单链状态，然后降低溶液温度，使引物在低温下与其靶序列配对，形成部分双链，称为退火。再将温度升至合适温度，在Taq DNA聚合酶的催化下，以dNTP为原料，引物沿5'→3'方向延伸，形成新的DNA片段，该片段又可作为下一轮反应的模板。如此重复改变温度，由高温变性、低温复性和适温延伸组成一个周期，反复循环，使目的基因得以迅速扩增。因此PCR的循环过程由3部分构成：模板变性、引物退火、热稳定DNA聚合酶在适当温度下催化DNA链延伸合成（图4-12）。

（二）PCR技术的反应组分

1．模板DNA PCR反应的模板可以是单链DNA也可以是双链DNA，可以是基因组DNA或互补DNA（cDNA），mRNA也能作为PCR的模板，只需用逆转录酶把mRNA逆转录为cDNA即可。模板的量及其纯度的高低，是PCR成功与否的关键因素之一。由于PCR反应

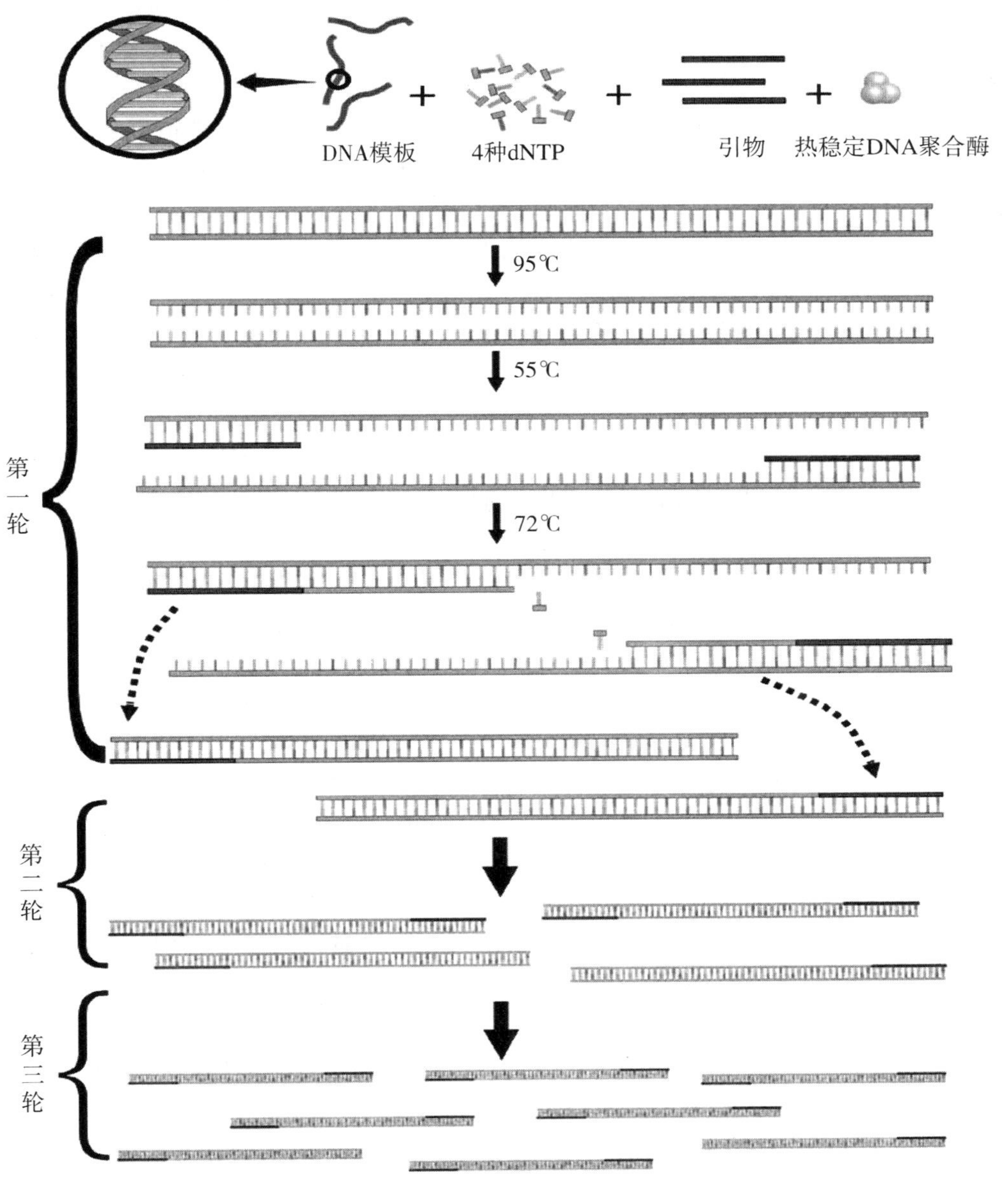

DNA模板　4种dNTP　引物　热稳定DNA聚合酶

95℃

55℃

72℃

第一轮

第二轮

第三轮

图 4-12　PCR 反应原理示意图

的特异性决定于寡核苷酸引物，因此模板 DNA 不需要高度纯化，但应避免任何蛋白酶、核酸酶、DNA 聚合酶抑制剂、能结合 DNA 的蛋白质及多糖类物质的污染。PCR 所需模板 DNA 的量极微，通常适宜的模板 DNA 浓度为 30 ~ 50 ng，不到 1 ng 的基因组 DNA 序列就足以用来进行 PCR 分析，甚至用 1 个 DNA 分子就能扩增出特定的 DNA 序列。

2. 引物　引物是 PCR 特异性反应的关键，PCR 引物是一段与待扩增 DNA 序列互补的寡核苷酸片段，长度大多为 10 ~ 30 个碱基。一般情况下，PCR 需要一对引物，其中一条与目标序列的 5' 端相同，另一条和目标序列的 3' 端反向互补，这两个寡核苷酸片段在模板 DNA 上的结合位置之间的距离决定 PCR 扩增片段的长度。PCR 反应成功的关键是设计最佳的引物。引物设计的先决条件是与引物结合的靶 DNA 序列必须是已知的，设计引物时尽可能地选择碱基随机分布的序列，尽量避免多嘌呤、多聚嘧啶或其他异常序列。避免引物自身形成发夹结构等二级结构。两个引物之间不应存在互补序列，特别是在引物的 3' 末端，即使无法避免，3'

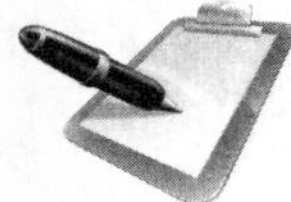

末端的互补碱基也不能多于2个，以减少引物二聚体的形成（会影响靶DNA序列的扩增）。在合成新链时，DNA聚合酶将单核苷酸添加到引物的3'末端，因此引物3'端的5～6个碱基与靶DNA片段的配对必须精确、严格。两个引物中GC碱基对的百分比GC%应尽量相似，若待扩增序列中GC含量已知时，引物的GC含量则应与其类似。一般情况下，设计引物时，GC碱基对含量以40%～60%为佳，解链温度（melting temperature，Tm）应高于55℃。

3．Taq DNA 聚合酶 Taq DNA聚合酶为耐热DNA聚合酶，是从水生栖热菌（Thermus aquaticus）中分离得到，因此得名。Taq DNA聚合酶是一种单亚基酶，分子量为94 000道尔顿（Da）。具有5'→3的聚合酶活力，5'→3'的外切核酸酶活力，无3'→5的外切核酸酶活力，会在3'末端不依赖模板加入1个脱氧核苷酸（通常为脱氧腺苷，故PCR产物克隆中有与之匹配的脱氧胸苷载体）。在体外实验中，Taq DNA聚合酶聚合的出错率为10^{-5}～10^{-4}。此酶的发现使PCR被广泛应用。

此酶具有以下特点：①耐高温，在70℃下反应2小时后其残留活性在90%以上，在93℃下反应2小时后其残留活性仍能保持60%，而在95℃下反应2小时后活性为原来的40%；②在热变性时不会钝化，故不必在扩增反应的每轮循环完成后再加新酶。

PCR的广泛应用得益于此酶，目前各试剂公司中开发了多种类型的Taq DNA聚合酶：有用于长片段扩增的酶，扩增长度最多可达40 kb；也有在常温条件下即可应用的常温DNA聚合酶；还有针对不同实验对象的酶等。

4．dNTPs和缓冲液 dNTPs［脱氧腺苷三磷酸（dATP）、脱氧胞苷三磷酸（dCTP）、脱氧鸟苷三磷酸（dGTP）和脱氧胸苷三磷酸（dTTP）］是PCR反应中靶DNA序列扩增的原料。PCR反应的标准缓冲液通常含有10 mmol/L的Tris-HCl（pH=8.3）、50 mmol/L的KCl和1.5 mmol/L的$MgCl_2$。

（三）PCR反应步骤

1．模板DNA的变性 模板DNA加热到90～95℃时，双螺旋结构的氢键断裂，双链解开成为单链，以便它与引物结合，为下轮反应作准备，这称为DNA的变性。变性温度与DNA中GC含量有关，GC间由3个氢键连接，而A-T间只有2个氢键相连，所以GC含量较高的模板，其解链温度相对要高些。故PCR中DNA变性需要的温度和时间与模板DNA的二级结构的复杂性、GC含量高低等均有关。

2．模板DNA与引物的退火 将反应混合物温度降低至37～65℃时，寡核苷酸引物与单链模板杂交，形成模板DNA-引物复合物。退火所需要的温度和时间取决于引物与靶序列的同源性程度及寡核苷酸的碱基组成。

3．引物的延伸 模板DNA-引物复合物在Taq DNA聚合酶的作用下，以dNTP为反应原料，靶序列为模板，按碱基配对与半保留复制原理，合成一条与模板DNA链互补的新链。重复循环变性—退火—延伸的过程，就可获得更多的“半保留复制链”，而且这种新链又可成为下次循环的模板。延伸所需要的时间取决于模板DNA的长度。

（四）PCR扩增的产物分析

PCR扩增是否为特异性扩增、PCR结果是否准确可靠，必须进行严格的分析与鉴定，才能得出正确的结论。PCR扩增的产物的分析，可依据研究对象和目的不同而采用不同的分析方法。

1．凝胶电泳分析 将PCR扩增的产物电泳处理，用溴乙锭（EB）染色后，在紫外仪下观察，初步判断产物的特异性。PCR产物片段的大小应与预计的一致。多重PCR应用多对引

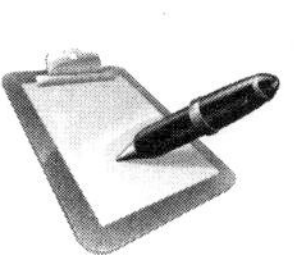

物，其产物片断都应符合预计的大小，这是最基本的条件。

（1）琼脂糖凝胶电泳：通常应用 1% ～ 2% 的琼脂糖凝胶，供检测分析用。

（2）聚丙烯酰胺凝胶电泳：6% ～ 10% 的聚丙烯酰胺凝胶电泳分离效果比琼脂糖好，条带比较集中，可用于科研及检测分析。

2．酶切分析 根据 PCR 产物中限制性内切酶的位点，用相应的酶切、电泳方法分离后，获得符合理论的片段。此法既能对产物进行鉴定，又能对靶基因分型，还能进行变异性研究。

3．分子杂交 分子杂交是检测 PCR 产物特异性的有力证据，也是检测 PCR 产物碱基突变的有效方法。

4．Southern 印迹杂交 在两引物之间另外合成一条寡核苷酸链（内部寡核苷酸），标记后作为探针与 PCR 扩增的产物杂交。此法既可做特异性鉴定，又可以提高检测 PCR 扩增的产物的灵敏度，还可知道产物的分子量及条带形状，主要用于科研。

5．斑点杂交 将 PCR 扩增的产物点在硝酸纤维素膜或尼龙膜薄膜上，再用内部寡核苷酸探针杂交，观察有无着色斑点。它主要用于 PCR 扩增的产物特异性鉴定及变异性分析。

6．核酸序列分析 将 PCR 扩增的产物测序，获得 DNA 一级结构信息，即碱基排布序列。这是检测 PCR 扩增的产物特异性的最可靠方法。

（五）PCR 的特点

PCR 具有以下特点：

1．高特异性 PCR 的特异性决定因素为：①引物与模板 DNA 特异性地结合；②碱基配对原则；③ Taq DNA 聚合酶合成反应的忠实性；④靶基因的特异性与保守性。

其中引物与模板的正确结合是关键，引物与模板的结合及引物链的延伸是遵循碱基配对原则的。聚合酶合成反应的忠实性及 Taq DNA 聚合酶耐高温性，使反应中模板与引物的结合（复性）可以在较高的温度下进行。这样结合的特异性大大增加，被扩增的靶基因片段也就能保持很高的正确度。再选择特异性和保守性高的靶基因区进行扩增，其特异性程度就更高。

2．高灵敏度 PCR 扩增的产物的生成量是以指数方式增加的，能将皮克（$pg=10^{-12}g$）量级的起始待检模板扩增到微克（$ng=10^{-6}g$）水平，能从 100 万个细胞中检出 1 个靶细胞。在病毒的检测中，PCR 的灵敏度可达 3 个空斑形成单位；在细菌的检测中，最小检出量为 3 个细菌。

3．快速、简便 PCR 反应用耐高温的 Taq DNA 聚合酶，一次性地将反应液加好后，即在 PCR 仪上进行变性—退火—延伸反应，反应一般在 2 ～ 4 小时完成。扩增产物常用电泳分析，操作简单易推广。如采用特殊 PCR 仪（实时荧光定量 PCR 仪）则可全程监测 PCR 的结果，故耗时将更短。

4．模板纯度要求不高 不需要分离病毒或细菌及培养细胞，DNA 粗制品及总 RNA 等均可作为扩增模板。可直接用临床标本如血液、体腔液、洗漱液、毛发、细胞、活组织等粗制的 DNA 进行扩增。

（六）PCR 检测技术的类型

随着 PCR 技术的发展，已经逐步衍生出了多种类型的 PCR 检测技术，如逆转录 PCR、实时荧光定量 PCR、巢式 PCR、固相 PCR、等位基因特异 PCR 和原位 PCR 等，以下重点介绍逆转录 PCR 和实时荧光定量 PCR。

1．逆转录 PCR 逆转录 PCR（reversed transcript PCR，RT-PCR），也叫反转录 PCR，是一种将 cDNA 合成与 PCR 技术结合，快速灵敏地分析基因表达的方法。其原理是利用引物，在逆转录酶的催化下，将 RNA 逆转录形成 cDNA，再以 cDNA 为模板进行 PCR 扩增（图

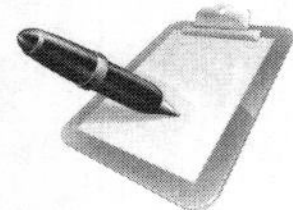

4-13）。RT-PCR 使 RNA 检测的灵敏度提高了几个数量级，使其对极为微量的 RNA 样品的分析成为可能。

（1）逆转录酶：又称反转录酶，是依赖 RNA 为模板的 DNA 聚合酶的统称。美国科学家 H.M.Temin 和 D.Baltimore 在 1970 年发现了逆转录酶，并因此获得了 1975 年的诺贝尔生理学或医学奖。逆转录酶的发现对遗传工程技术起到了巨大的推动作用，是研究真核生物或者原核生物目的基因、构建 cDNA 文库等实验的不可或缺的工具。它与 Taq DNA 聚合酶、限制性内切酶和连接酶等共同构成了现代生物技术的基础工具酶。

目前已经商品化的逆转录酶主要有禽成髓细胞瘤病毒（avian myeloblastosis virus，AMV）和莫洛尼小鼠白血病病毒（Molomey murine leukemia virus，MMLV）两种。AMV 最适反应温度为 42℃，具有较强的逆转录活性和核糖核酸酶 H（RNase H）活性，RNase H 是一种内切核糖核酸酶，它能够特异性地水解杂交到 DNA 链上的 RNA 磷酸二酯键，故能分解 RNA-DNA 杂交体系中的 RNA 链，从而限制了 cDNA 的合成长度。MMLV 最适反应温度为 37℃，它在具有较强的逆转录活性的同时，具有较低的 RNase H 活性，所以可获得较长的 cDNA 片段。因此 MMLV 的应用最广。

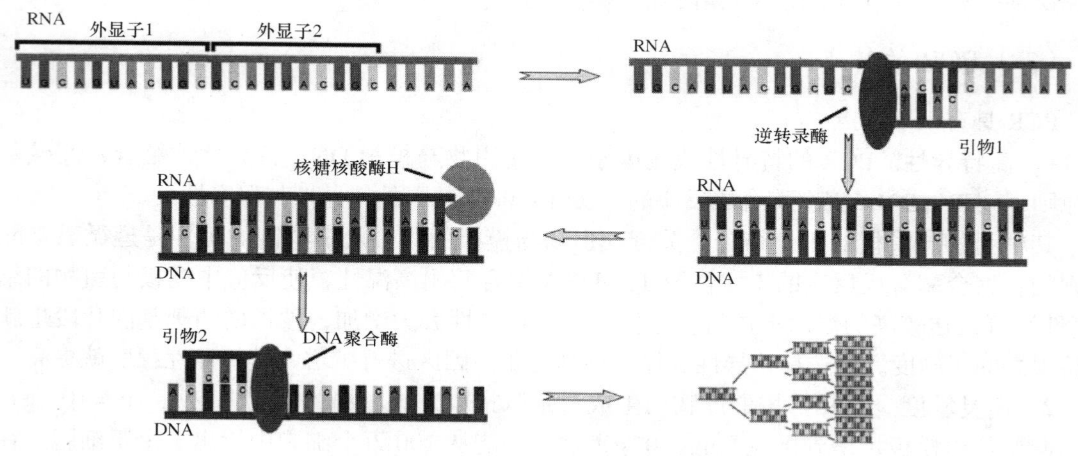

图 4-13　RT-PCR 反应原理示意图

近年来，多家试剂公司致力于利用基因工程技术提高 MMLV 的性能，它们消除了该酶的 RNase H 活性，增加了 MMLV 与模板的结合能力和延伸活性，从而很大程度上提高了逆转录速度和 cDNA 的延伸长度。MMLV 最大可以获得超过 15 kb 的 cDNA 片段，充分满足了构建 cDNA 文库的要求。同时，MMLV 的耐热性也显著增强，最适合反应温度提高到了 50℃，最高反应温度可达 60℃。更高的反应温度有利于克服模板 RNA 的二级结构，提高逆转录的成功率。

（2）逆转录引物：根据 RNA 模板的种类和逆转录后 cDNA 的用途，需要选择合适的逆转录引物用于合成 cDNA。常用的有：①随机六聚体引物，即为含有 6 个碱基（顺序随机排列）的寡核苷酸片段。该引物可以非特异性结合到 RNA 模板上与之互补配对的任意位置，使得体系中所有 RNA 分子全部充当了 cDNA 的合成模板。②寡脱氧胸苷酸［Oligo（dT）］，因绝大多数真核细胞 mRNA 3' 端具有多腺苷酸（A）［Poly（A）］尾，Oligo（dT）与其配对，仅用于 mRNA 的逆转录。由于 Poly（A）RNA 仅占总 RNA 的 1% ～ 4%，故此种引物得到的 cDNA 比随机六聚体作为引物所得到的 cDNA 数量少、复杂性小。③特异性引物，即用含目标 RNA 的互补序列的寡核苷酸作为引物，cDNA 链的合成由与 RNA 3' 端最靠近的配对引物起始。因此，使用特异性引物仅会产生所需要的 cDNA，具有更高的特异性。

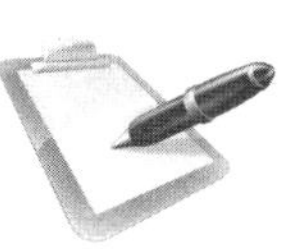

（3）RT-PCR 的基本步骤：RT-PCR 的本质是 RNA 逆转录形成 cDNA 和以 cDNA 为模板进行 PCR，在实际操作中，它可分为一步法和两步法。一步法即逆转录和 PCR 在同一个体系内进行反应，逆转录酶、合成 cDNA 的引物和 PCR 所需的组分等都加入同一个 PCR 管中，按照逆转录和 PCR 先后顺序进行，直接一步从 RNA 到获得最终的 PCR 扩增的产物。两步法则为逆转录和 PCR 分别在各自反应体系中进行：先在一个 PCR 管加入逆转录所需组分，进行逆转录合成 cDNA；随后以 cDNA 为模板，在另一个 PCR 管中完成 PCR 反应。一步法省去了中间加 cDNA 模板的步骤，更加便捷，适用于自动化和高通量检测；但是逆转录体系和 PCR 体系存在一定差异，两个体系中的缓冲液、引物和酶等组分可能相互干扰，特别是会对逆转录中的 cDNA 合成造成不利影响。所以在 RNA 模板浓度较低的情况时，如检测低浓度的 RNA 病毒核酸，宜采用两步法。当 RNA 模板浓度较高时，一步法和两步法的 RT-PCR 的扩增效率差异很小。

RT-PCR 技术灵敏而且用途广泛，可用于检测细胞 / 组织中基因表达水平（mRNA 的定量检测）、定性和定量检测 RNA 病毒，以及直接从总 RNA 中克隆特定基因的 cDNA 序列等。

2．实时荧光定量 PCR　实时荧光定量 PCR（real-time fluorescence quantitative PCR，RTFQ PCR）技术是 1996 年由美国 Applied Biosystems 公司推出的一种新技术，它不仅实现了 PCR 从定性检测到定量检测的飞跃；而且与常规 PCR 相比，具有灵敏度高、特异性强和自动化程度高等特点；它还能有效解决 PCR 污染问题。目前，该技术已广泛应用于分子生物学、医学等学科和基础研究领域。

（1）实时荧光定量 PCR 技术的基本原理

1）概述：在实时荧光定量 PCR 反应中，引入了一种荧光化学物质。随着 PCR 的进行，PCR 的反应产物不断累积，荧光信号强度也等比例增加。而所谓实时荧光定量 PCR 技术，是指通过对 PCR 扩增反应中每一个循环的产物的荧光信号的实时检测，来实现对起始模板定量及定性的分析。每经过一个循环，收集一个荧光强度信号，这样就可以通过荧光强度变化监测产物量的变化，从而得到一条荧光扩增曲线。一般而言，荧光扩增曲线可以分成 3 个阶段：荧光背景信号阶段、荧光信号指数扩增阶段和平台期。在荧光背景信号阶段，扩增的荧光信号被荧光基线信号所掩盖，无法判断产物量的变化。而在平台期，扩增产物已不再呈指数级增加，PCR 的终产物的量与起始模板的量之间没有线性关系，所以根据最终的 PCR 产物量不能计算出起始 DNA 的拷贝数。只有在荧光信号指数扩增阶段，PCR 扩增的产物量的对数值与起始模板的量之间存在线性关系，可以选择在这个阶段进行定量分析。在扩增曲线中，荧光阈值（threshold）是在荧光扩增曲线上人为设定的一个值，它可以设定在荧光信号指数扩增阶段的任意位置上，荧光阈值的缺省值设置是 3 ～ 15 个循环的荧光基线信号标准差的 10 倍。Ct 值的含义是指在 PCR 循环过程中，荧光信号开始由基线信号进入指数增长阶段的拐点所对应的循环次数，也就是每个反应管内的荧光信号达到设定的阈值时所经历的循环次数。R_n^+ 表示每个点测量的荧光信号强度，代表反应管含有模板 DNA。R_n^- 表示荧光背影信号强度，代表反应管不含有模板 DNA，其在理想情况下是一条平线，只具有背影荧光的数值。ΔR_n 表示 PCR 过程中，探针降解的 RNA 的量，也即 PCR 扩增的产物的量。基线（baseline）是背景曲线的一段，范围为从反应开始不久荧光数值开始变得稳定，到所有反应管的荧光数值都将要但是还未超出背景荧光的数值（图 4-14）。

2）数学原理：PCR 扩增为指数扩增，每一扩增周期后产物的量可以用公式 4-3 表达：

$$Y_n = Y_{n-1}（1+E_x）= Y_{n-2}（1+E）^2 = \cdots = X（1+E_x）^n（0 \leqslant E_x \leqslant 1） \qquad \text{公式 4-3}$$

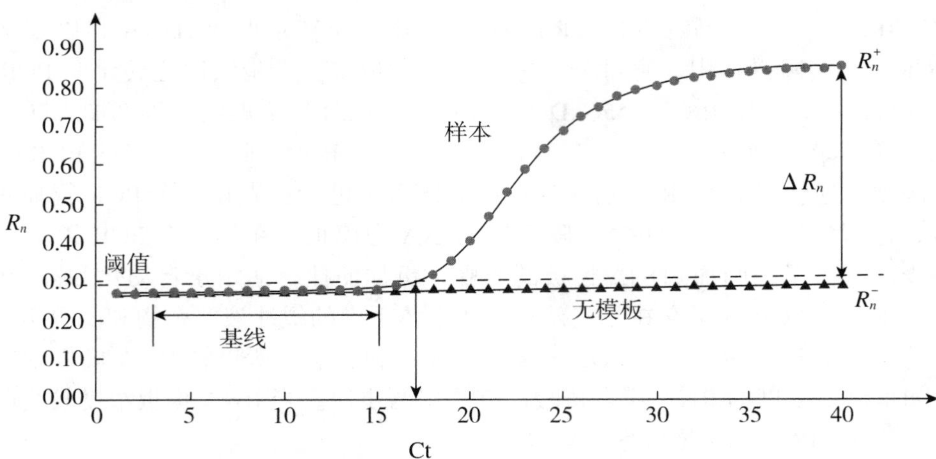

图 4-14　实时荧光扩增曲线示意图

其中 E_x 表示扩增效率，Y_n 表示在 n 个周期后 PCR 产物的分子数，Y_{n-1} 表示 $n-1$ 个周期后 PCR 产物的分子数。等式仅在限定的扩增周期数（通常为 20 或 30）内成立。超过此周期数，扩增过程即由指数扩增降低至速率稳定的扩增，最终达到平台，不再扩增。实时荧光定量 PCR 就是在 PCR 扩增的指数扩增期来测定起始模板的分子数量。

在实时荧光定量 PCR 反应中，$R_n = R_B + X_0(1+E_x)^n R_S$，也就是说第 n 次 PCR 循环时的荧光信号强度（R_n）等于荧光基线信号强度（R_B）加上每个分子的荧光强度（即单位荧光强度，R_S）与起始模板拷贝数 X_0 的乘积。当循环次数 n = Ct 时，则有 $R_T = R_B + X_0(1+E_x)^{Ct}R_S$。等式的两边取对数，得到 $\log(R_T - R_B) = \log X_0 + \mathrm{Ct}\log(1+E_x) + \log R_s$。整理此式，得到 $\mathrm{Ct}\log(1+E_x) = -\log X_0 + \log(R_T - R_B) - \log R_s$，则

$$\mathrm{Ct} = -\frac{\log X_0}{\log(1+E_X)} + \frac{\log(R_T - R_B) - \log R_S}{\log(1+E_X)} \qquad \text{公式 4-4}$$

而对于每一个特定的 PCR 反应来说，E_x、R_T、R_B 和 R_S 都是常数，因此公式 4-4 可以表示为：

$$\mathrm{Ct} = -k\log X_{0+b} \qquad \text{公式 4-5}$$

即 Ct 值与 $\log X_0$ 成反比，也就是说，Ct 值与起始模板拷贝数（X_0）的对数成反比。因此，利用已知起始拷贝数的标准品可作出标准曲线，其中横坐标代表起始拷贝数的对数，纵坐标代 Ct 值。所以，只要获得未知样品的 Ct 值，即可从标准曲线上计算出该样品的起始拷贝数。

3）化学原理：实时荧光定量 PCR 的化学原理包括使用探针和荧光染料两种，前者是利用与靶序列特异性杂交的探针来指示扩增产物的增加，后者是利用荧光染料来指示扩增产物的增加。前者由于增加了探针的识别步骤，特异性更高，但后者更简便易行。

A．TaqMan 荧光探针：PCR 扩增时在加入一对引物的同时加入一个特异性的荧光探针，该探针为一段寡核苷酸序列，两端分别标记一个报告荧光基团和一个淬灭荧光基团。探针完整时，报告荧光基团发射的荧光信号被淬灭荧光基团吸收。PCR 扩增时，Taq DNA 聚合酶的 5' → 3' 的外切核酸酶活性将探针酶切降解，使报告荧光基团和淬灭荧光基团分离，从而使荧光监测系统可接收到荧光信号。即每扩增一条 DNA 链，就有一个荧光分子形成，实现了荧光信号的累积与 PCR 扩增的产物形成完全同步（图 4-15）。

B．SYBR Green I 荧光染料：SYBR Green I 是一种结合于小沟中的双链 DNA 结合染料。

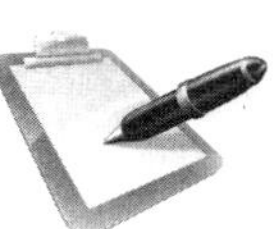

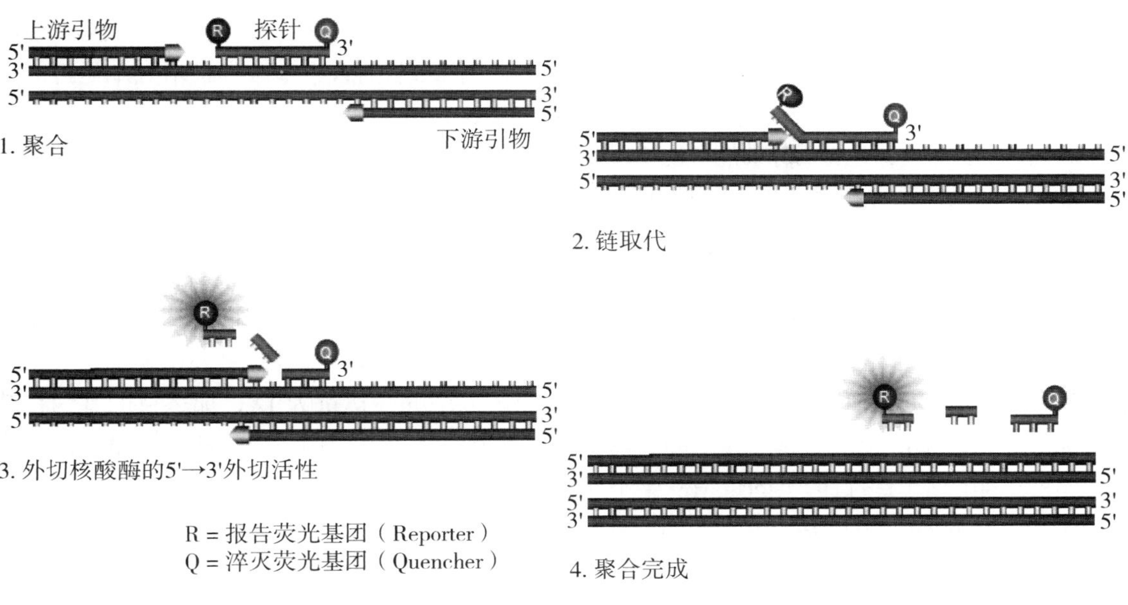

图 4-15　TaqMan 探针法原理示意图

与双链 DNA 结合后，其发射的荧光大大增强。这一性质使其用于扩增产物的检测非常理想。SYBR Green I 的最大吸收波长约为 497 nm，最大发射波长约为 520 nm。在 PCR 反应体系中，加入过量的 SYBR 荧光染料，特异性地掺入 DNA 双链的 SYBR 荧光染料可发射荧光信号，而不掺入链中的 SYBR 染料分子不会发射任何荧光信号，从而保证荧光信号的增加与 PCR 产物的增加完全同步。使用 SYBR Green I 荧光染料在核酸的实时检测方面有很多优点，由于它可与所有的双链 DNA 相结合，不必因为模板不同而特别定制，因此设计的程序通用性好；且其价格相对较低。荧光染料可以指示双链 DNA 熔点的性质，通过分析熔点曲线可以识别扩增产物和引物二聚体，因此可以将非特异性扩增区分出，还可以进一步实现单色多重的测定。此外，由于一个 PCR 扩增的产物可以与多分子的荧光染料结合，因此 SYBR Green I 的灵敏度很高。但是，由于 SYBR Green I 可与所有的双链 DNA 相结合，因此由引物二聚体、单链二级结构以及错误的扩增产物引起的假阳性会影响其定量的精确性。通过测量升高温度后荧光的变化可以帮助降低非特异产物的影响。而由解链曲线来分析产物的均一性有助于分析使用 SYBR Green I 得到的定量结果。

（2）实时荧光定量 PCR 技术的定量方法：实时荧光定量 PCR 大致分为两类，即绝对定量 PCR 与相对定量。绝对定量（absolute quantification，AQ）PCR 指用已知浓度的标准样品来推算待检样本的绝对拷贝数。相对定量（relative quantification，RQ）PCR 指在一定样本中待检样本相对于另一参照样本的量的变化。

1）绝对定量法：绝对定量法又分为两种。包括：①单一的外参照法；②外参照 + 非竞争性内参照（管家基因）法两种。

A．单一的外参照：即只用外标准品构建标准曲线，测得目的基因的拷贝数在标准曲线上有一个对应的值，检测结果的报告方式是目的基因的拷贝数。该法是最早使用的绝对定量，但由于无法监控各样本的个体差异及反应体系，也无法控制造成假阴性结果的因素，因此该方法目前已较少使用。

B．外参照 + 非竞争性内参照（管家基因）：该法一方面利用标准曲线实现了准确定量，另一方面应用作为内参照物的管家基因来标化结果，并补偿待检样本的体积变异、核酸抽提过

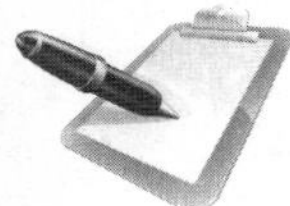

程造成的目的基因的拷贝数的变化，故结果比单一的外参照法更可信。另外它通过 PCR 反应条件的优化使目的基因具有最佳的扩增效率，并与作为内参照的管家基因的扩增效率尽可能相同，但此方法的缺点是成本较高。

2）相对定量法：包括标准曲线法、Pfaffl 法、Liu and Saint 法、Q2 基因法和 Amplification plot 法等。这里详细介绍常用的标准曲线法和 Amplification plot 法两种。

A．标准曲线法：首先要制备标准品，包括目的基因的标准品与内参基因的标准品。可以不知道标准品的准确基因拷贝数或浓度，但必须准确地倍比稀释，一般为 10 倍倍比稀释制成标准曲线。样品与内参照的基因的表达量根据标准曲线得出，并用内参照进行均一化，即将目的基因的量（微克、纳克或拷贝数）除以与之相应的内参照的基因数量。另外还要选定一个用于表达差异分析的参照体系。假定目的基因在参照体系中的表达量为 1*X*，那么目的基因在其他情况下的表达量以相对于参照体系的 *n* 倍表示。该方法是目前应用较多的相对定量方法，当标准品内参照的基因与目的基因扩增效率不同时可用该方法进行相对定量。

B．Amplification plot 法：该方法用一种简单的算法来计算每个样本的扩增效率，得到的数据用于表达量的计算。为简化数据的处理，Peirson 等开发了相关的软件 DART-PCR（Data Analysis for Real-Time PCR），该软件可根据 SDS1. 7 软件得出的原始数据快速计算出 Ct 值、*E* 值及荧光强度值。该法的优点是提供一种手段，可依赖自身反应动力学的分析使 PCR 数据处理流水化操作，以使实验过程自动化，由于不需标准曲线可省去手工制备标准品的繁杂过程。

（3）实时荧光定量 PCR 技术的应用：实时荧光定量 PCR 技术是 DNA 定量技术的一次飞跃。运用该项技术，可以对 DNA、RNA 样品进行定量和定性分析。定量分析包括绝对定量分析和相对定量分析。前者可以得到某个样本中基因的拷贝数和浓度，后者可以对不同方式处理的两个样本中的基因表达水平进行比较。除此之外还可以对 PCR 产物或样品进行定性分析：例如利用熔点曲线分析、识别扩增产物和引物二聚体，以区分特异性和非特异性扩增；利用特异性探针进行基因型分析及单核苷酸多态性（SNP）检测等。目前，实时荧光定量 PCR 技术已经被广泛应用于基础科学研究、临床诊断、疾病研究及药物研发等领域。其中最主要的应用集中在以下几个方面：① DNA 或 RNA 的绝对定量分析，包括病原微生物或病毒含量的检测，转基因动植物转基因拷贝数的检测，RNA 干扰（RNAi）基因失活率的检测等。②基因表达差异分析，如比较经过不同处理（如药物处理、物理处理、化学处理等）的样本之间特定基因的表达差异、特定基因在不同时相的表达差异以及 cDNA 芯片或差显结果的确证。③基因分型，如 SNP 检测、甲基化检测等。

3．其他类型的 PCR 技术

其他类型的 PCR 技术的原理简介见表 4-2。

表4-2　其他类型的PCR技术的原理简介

名称	原理
巢式 PCR	用两套引物进行扩增的 PCR 技术，用内外两对引物先后扩增靶基因片段
固相 PCR	将特定引物寡核苷酸通过不同的方法共价固定到固相支持物上来扩增靶 DNA。固相支持物有琼脂糖小珠、乳胶小珠、聚丙烯酰胺小珠、普通玻片、磁珠、硅片等
等位基因特异 PCR	使用特异性引物辨别两种基因型，一种基因型可产生扩增产物，而另一种基因型没有产生扩增产物。用凝胶电泳分析可以很容易地分辨出是否有扩增产物，从而确定基因型
原位 PCR	将 PCR 技术的高效扩增和原位杂交的细胞定位结合起来，从而在组织细胞中原位检测单拷贝或低拷贝的特定的 DNA 或 RNA 序列

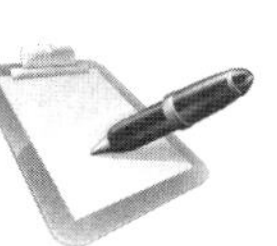

续表

名称	原理
多重 PCR（multiplex PCR）	在 1 个反应管中使用多套引物，针对多个 DNA 模板或同一模板的不同区域进行扩增的过程即为多重 PCR
免疫 PCR	用 DNA 分子作为标记物，在做一般的免疫反应的同时进行 PCR 扩增。使 Taq DNA 聚合酶只在样品温度超过至少 70℃时才发挥作用的 PCR
菌落 PCR 技术	跳过 DNA 抽提这一步，而直接以菌体裂解后暴露的 DNA 为模板进行 PCR 扩增
数字 PCR 技术	数字 PCR 技术是在扩增结束后对每个反应单元的荧光信号进行采集，通过直接计数或泊松分布公式计算得到样品的原始浓度或含量
单细胞 PCR	单细胞 PCR 是以一个细胞所含的 DNA 或 RNA 为模板的 PCR

二、核酸分子杂交技术

核酸分子杂交（molecular hybridization of nucleic aid）技术是目前生物化学和分子生物学研究中应用最广泛的技术之一，是定性或定量检测特异 RNA 或 DNA 序列片段的有力工具。

（一）基本原理

核酸分子杂交是基于核酸分子的碱基互补原则的一种技术，杂交分子的形成并不要求两条单链的碱基顺序完全互补，所以不同来源的核酸单链只要彼此之间有一定程度的互补（即某种程度的同源性）就可以形成杂交双链。分子杂交可在 DNA 与 DNA、RNA 与 RNA 或 RNA 与 DNA 的两条单链之间进行。由于 DNA 一般都以双链形式存在。因此在进行分子杂交时，先将双链 DNA 分子解聚成为单链，这一过程称为变性，一般通过加热或提高 pH 值来实现。随后，使单链聚合为双链，此过程称为退火或复性。用核酸分子杂交技术进行定性或定量分析的最有效方法是将一种核酸单链用同位素或非同位素标记为探针，再与另一种核酸单链进行分子杂交。

（二）核酸探针

核酸探针是指带有标记的已知序列的核酸片段，它能和与其互补的核酸序列杂交，形成双链，所以可用于检测待测核酸样品中特定基因序列。通过分离和标记这些片段就可制备出探针，用于后续的核酸杂交检测。

1．核酸探针的种类　核酸探针根据标记方法不同可粗分为放射性探针和非放射性探针两大类，根据探针的核酸性质不同又可分为 DNA 探针、RNA 探针、cDNA 探针、cRNA 探针及寡核苷酸探针等几类，DNA 探针还有单链和双链之分。下面重点介绍 DNA 探针、RNA 探针和寡核苷酸探针。

（1）DNA 探针：DNA 探针是最常用的核酸探针，指长度在几百碱基对以上的双链 DNA 或单链 DNA 探针。现已获得的 DNA 探针数量很多，包括细菌、病毒、原虫、真菌、动物细胞和人类细胞 DNA 探针。这类探针多为某一基因的全部或部分序列，或某一非编码序列。这些 DNA 片段须是特异的，如细菌的毒力因子基因探针和人类 Alu 探针。DNA 探针的主要优点有 3 点：①这类探针多在质粒载体中克隆，可以无限繁殖，取之不尽，制备方法简便；② DNA 探针不易降解（相对 RNA 而言），一般能有效抑制 DNA 酶活性；③ DNA 探针的标记方法较成熟，有多种方法可供选择，如缺口平移法、随机引物法、PCR 掺入法等，能用于同位素和非同位素标记。

（2）RNA 探针：RNA 探针是 RNA 单链分子，所以它与靶序列的杂交反应效率极高。通

过改变外源基因的插入方向或选用不同的RNA聚合酶，可以控制RNA的转录方向，即以哪条DNA链为模板转录RNA。所以可以得到正义RNA探针（与mRNA同序列）和反义RNA探针（与mRNA互补，反义RNA又称cRNA）。它除了可用于反义核酸研究外，还可用于检测mRNA的表达水平。在这种情况下，因为探针和靶序列均为单链，所以杂交的效率要比DNA-DNA杂交高几个数量级。RNA探针除可用于检测DNA和mRNA外，还有一个重要用途，在研究基因表达时，常常需要观察该基因的转录状况。在原核表达系统中外源基因不仅进行正向转录，有时还存在反向转录（即生成反义RNA），这种现象往往是外源基因表达不高的重要原因。另外，在真核表达系统，某些基因也存在反向转录，产生反义RNA，参与自身表达的调控。在这些情况下，要准确测定正向转录和反向转录水平就不能用双链DNA探针，而只能用RNA探针或单链DNA探针。

（3）寡核酸探针：寡核苷酸探针是指人工合成的50个碱基以内的核苷酸片段。寡核苷酸探针具有一些独特的优点：①由于链短，其序列复杂度低、分子量小，所以和等量靶位点完全杂交的时间比DNA和RNA探针短；②寡核苷酸探针可识别靶序列内1个碱基的变化，保证探针具有较高的特异性；③一次可大量合成寡核苷酸探针（1 ～ 10 mg），使得这种探针价格低廉。与DNA和RNA探针一样，寡核苷酸探针能够用酶促反应法或化学方法修饰以进行非放射性标记物的标记。

（三）核酸探针的标记

核酸探针的标记，又称核酸探针的制备，是核酸杂交技术的关键。最常用的核酸探针标记方法是放射性同位素标记。常用的放射性同位素有 ^{32}P 和 ^{35}S，前者能量高、信号强，最常用。放射性同位素标记探针虽然灵敏度高，但却存在辐射危害和半衰期限制（^{32}P 的半衰期为14.3天，^{35}S 的半衰期为87.1天，^{125}I 的半衰期为60天）。鉴于同位素标记的缺点，非放射性标记物也逐步被开发和使用，主要有下述几类：①金属（如Hg）；②荧光物质（如FITC）；③半抗原（如地高辛）；④生物素；⑤酶类[如辣根过氧化物酶（HRP）和半乳糖苷酶或碱性磷酸酶（AKP）等]。不同的标记物标记探针的方法及检测方法也各异。

核酸探针标记常用的方法包括化学标记法和酶促反应标记法。化学标记法是利用标记物分子上的活性基团与探针分子的基团（如磷酸基团）发生化学反应，而将标记物直接链接到探针分子上，如寡核苷酸探针标记。酶促反应标记法是将标记物预先标记到核苷酸分子上，再通过酶促反应将带有标记物的核苷酸掺入探针分子中，该类方法常见的类型有缺口平移法、随机引物法、末端标记法和PCR掺入法等。

1．缺口平移法 该技术由Kelly等于1970年创立。其原理是首先用DNA酶在双链DNA探针分子的一条链上制造一些缺口（nick），缺口处会形成3'-OH末端。这时再在大肠杆菌DNA聚合酶Ⅰ的催化下将核苷酸残基加在3'-OH上；同时，大肠杆菌DNA聚合酶Ⅰ有5' → 3'核酸外切酶活性，此酶将缺口5'侧核苷酸依次切除，其结果是造成了缺口平移。根据这个原理，如果用高强度的放射性核苷酸（通常为[α-^{32}P]dATP）置换先前存在的核苷酸，则可制备出 ^{32}P 标记的DNA。用缺口平移法标记的DNA探针能满足大多数杂交要求。

2．随机引物法 以单链DNA或RNA模板合成高比活性 ^{32}P 标记探针所选用的方法。原理是使长6 ～ 8个碱基的寡核苷酸片段与变性的DNA或RNA模板退火。在DNA聚合酶Ⅰ或逆转录酶的作用下，以每一个退火到模板上的寡核苷酸片段为引物引发DNA链的合成。在反应时将[α-^{32}P]dNTP掺入合成链，即得到标记。变性处理后，新合成链（探针片段）与模板解离，即得到无数各种大小的DNA探针。因为所用寡核苷酸片段很短，在低温条件下可与模板DNA随机发生退火反应，因此被称为随机引物（random primer）。

3．末端标记法 末端标记（end-labeling）是将标记物导入线性DNA或RNA的3'端或5'

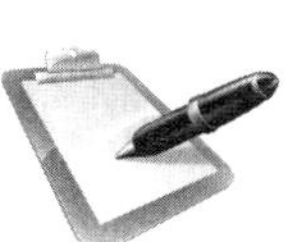

端的一类标记方法。可分为 3' 端标记法、5' 端标记法和 T4DNA 聚合酶替代法。该方法主要用于标记寡核苷酸探针或短 DNA、RNA 探针，但掺入效率相对较低，故携带的探针标记分子较小。

（1）3' 端标记法：通过末端脱氧核糖核苷酸转移酶的作用实现，将 [α-^{32}P]dNTP 加到单链或双链 DNA 的 3' 端。本法常用于标记合成的寡核苷酸探针，用以检测靶 DNA 点突变、鉴定基因文库的克隆序列及进行原位杂交。

（2）5' 端标记法：此方法需要多核苷酸激酶。T4 多核苷酸激酶是从 T4 噬菌体感染的大肠杆菌中提取，此酶能催化 ATP 的 γ- 磷酸转移至 DNA 或 RNA 的 5'-OH 末端。因此，被标记的探针需要有一个 5'-OH 末端，而大多数 DNA 或 RNA 的 5'-OH 端含有磷酸基团，因此标记前要先用碱性磷酸酶去掉磷酸基团。

（3）T4DNA 聚合酶替代法：根据 T4 DNA 聚合酶具有 5' → 3' 聚合酶活性和 3' → 5' 外切核酸酶活性的特点，在过量 ADP 存在时，可促进磷酸交换反应，使 T4DNA 聚合酶将 DNA 末端 5' 磷酸转移到 ADP 上生成 ATP。然后催化 [α-^{32}P]dNTP 上的标记磷酸转移至 DNA 的 5' 末端，从而使 DNA 重新磷酸化，以此得到标记。

4．PCR 掺入法　PCR 掺入技术具有很高的特异性，可在 1 ～ 2h 之内大量合成探针 DNA 片段。如果在底物中加入 [α-^{32}P]dNTP 或其他标记的 dNTP，则探针 DNA 在合成过程中可得到很好的标记，标记物的掺入率可高达 70% ～ 80%。因此，PCR 标记技术特别适用于大规模检测和非放射性标记。

（四）核酸分子杂交的类型

随着基因工程研究技术的迅猛发展，核酸分子杂交类型和方法在不断地更新和完善。核酸杂交可按作用环境大致分为固相杂交和液相杂交两种类型。固相杂交是将参加反应的一条核酸链先固定在固体支持物上，一条反应核酸游离在溶液中。固体支持物有硝酸纤维素滤膜、尼龙膜、乳胶颗粒、磁珠和微孔板等。液相杂交所参加反应的两条核酸链都游离在溶液中。

液相杂交是一种研究最早且操作复合的杂交类型，在过去的 30 年里虽有时被应用，但不如固相杂交那样普遍。其主要原因是杂交后过量的未杂交探针在溶液中除去较为困难和误差较高。

由于固相杂交后，未杂交的游离片段可通过漂洗除去，膜上留下的杂交物容易被检测，并能防止靶 DNA 自我复性，故该法最为常用。常用的固相杂交类型有：菌落原位杂交、斑点杂交、狭缝杂交、Southern 印迹杂交、Northern 印迹杂交、组织原位杂交和夹心杂交等。下面主要对固相杂交的几种常见类型进行简单介绍：

1．菌落原位杂交（colony in situ hybridization）　菌落原位杂交是将细菌从培养平板转移到硝酸纤维素滤膜上，然后将滤膜上的菌落裂解以释出 DNA。将 DNA 烘干固定于膜上，与 ^{32}P 标记的探针杂交，放射自显影技术检测菌落杂交信号，并与平板上的菌落对位。

2．斑点杂交（dot blot）　斑点杂交法是将被检标本点到膜上，烘烤固定。这种方法耗时短，可做半定量分析，一张膜上可同时检测多个样品。为使点样准确方便，市售多种多管吸印仪（manifolds），仪器上有许多孔，样品加到进样孔中，在负压下就会流到膜上，呈斑点状或狭缝状。反复冲洗进样孔，取出膜烤干或用紫外线照射以固定标本，这时的膜就可以用标记后的探针进行杂交，随后观察结果。斑点杂交又分为 DNA 斑点杂交、RNA 斑点杂交和完整细胞斑点杂交等。

3．Southern 印迹杂交（Southern blot hybridization）　Southern 印迹杂交是研究 DNA 图谱的基本技术，在遗传诊断、DNA 图谱分析及 PCR 产物分析等方面有重要价值。Southern 印迹杂交的基本方法是将 DNA 标本用限制性内切酶消化后，经琼脂糖凝胶电泳分离各酶解片段，然后经碱变性，Tris 缓冲液中和。高盐下通过毛吸作用将 DNA 从凝胶中转印至硝酸纤维素滤膜上，烘干固定后即可用于杂交。凝胶中 DNA 片段的相对位置在 DNA 片段转移到滤

膜的过程中继续保持着。附着在滤膜上的DNA与^{32}P标记的探针杂交，利用放射自显影技术确定与探针互补的每条DNA带的位置，从而可以确定在众多酶解产物中含某一特定序列的DNA片段的位置和大小。

4．Northern印迹杂交（Northern blot hybridization） 这是一种将RNA从琼脂糖凝胶中转印到硝酸纤维素膜上的方法。Northern印迹杂交的RNA吸印与Southern印迹杂交的DNA吸印方法类似，RNA样品经Northern印迹后进行杂交反应可鉴定其中特异的mRNA分子的量与大小。Northern印迹杂交的方法与Southern印迹杂交基本相同，可参照进行。但RNA的变性方法与DNA不同，RNA不能用碱变性，因为碱会导致RNA水解。因此，在Northern印迹杂交前，须进行RNA变性电泳，在电泳过程中使RNA解离形成单链分布在凝胶上，再进行印迹转移。RNA变性电泳，是用一定剂量的乙二醛-二甲基亚砜，或甲醛和甲基氢氧化汞等处理RNA样品和凝胶，使双链RNA在电泳过程中变性而完全解离形成单链。

5．组织原位杂交（tissue in situ hybridization） 组织原位杂交简称原位杂交，指组织或细胞的原位杂交，它与菌落的原位杂交不同。菌落原位杂交需裂解细菌释出DNA，然后进行杂交。而组织原位杂交是经适当处理后，使细胞通透性增加，让探针进入细胞内与DNA或RNA杂交。因此原位杂交可以确定探针的互补序列在胞内的空间位置，这一点具有重要的生物学和病理学意义。例如，对致密染色体DNA的原位杂交可用于显示特定的序列的位置，对分裂期核DNA的原位杂交可研究特定序列在染色质内的功能排布，与细胞RNA的原位杂交可精确分析任何一种RNA在细胞中和组织中的分布。此外，原位杂交还是显示细胞亚群分布和动向，以及病原微生物存在方式和部位的一种重要技术。

用于原位杂交的探针可以是单链或双链DNA，也可以是RNA探针。通常探针的长度以100～400个碱基为宜，过长则杂交效率降低。最近的研究结果表明，寡核苷酸探针（16～30个碱基）能自由出入细菌和组织细胞壁，杂交效率明显高于长探针。因此，寡核苷酸探针、不对称PCR标记的小DNA探针或体外转录标记的RNA探针是组织原位杂交的优选探针。

原位杂交中，标本的固定条件是影响杂交效率的重要因素，标本组织蛋白质的消化程度对探针进入细胞极为重要。原位杂交还是一种新技术，发展很快，在灵敏性、特异性和稳定性上还需要进一步完善和提高。

（五）核酸杂交技术应用

核酸杂交技术应用十分广泛，它的应用从分子生物学和分子遗传学渗透到病原微生物学、肿瘤学、组织病理学、内分泌学、免疫学、血液学和法医学等多个领域。核酸分子杂交不仅是实验室进行基础研究的理想工具，也是医学和卫生检验的重要手段。若将核酸分子杂交技术与免疫组化、形态学方法联合使用，可从DNA—mRNA—蛋白质—组织细胞形态学等多个层次研究疾病的基因、代谢、功能和形态变化，为揭示疾病本质提供有力证据。

小　结

本章主要介绍卫生微生物学采样及检测的基本要求和卫生微生物学研究及检测常用方法。微生物检测技术是卫生微生物学研究的重要内容，也是卫生微生物学研究的重要技术手段，是卫生微生物学各研究方向共同的技术支撑。

通过本章学习，学生应该掌握卫生微生物学检测的整体思路、样品采集与处理原则、卫生微生物学检验基本方法及其应用范围，熟悉各类卫生微生物学检验样品的采样要求和方法，了解卫生微生物学检验方法的前沿发展。

（王国庆　曾沛斌　编写，谢幼华　瞿　涤　审校）

思考题

1．简述在采集卫生微生物学检验样品时，应该遵循的基本原则。
2．简述微生物的形态学检验包括哪些方面。
3．简述生化试验为什么能用于微生物的鉴定。
4．简述 PCR 技术的基本原理以及 PCR 技术在卫生微生物学研究中的用途。
5．简述微生物的血清学检测的方法和类型。

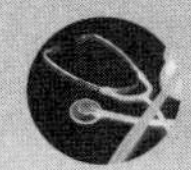

第五章　消毒与灭菌

消毒和灭菌是预防和控制病原体流行的重要举措，广泛应用于医疗、制药、食品工业、兽医、科学研究、环境科学等诸多领域。在医疗卫生行业，通过广泛应用消毒和灭菌技术，可有效地杀灭病原体，同时配合以必要的隔离和执行严格的无菌操作，切断了传播途径，防范各类病原体在患者、陪护者、医护人员之间传播，达到预防和控制感染性疾病流行、保证药品生产质量和使用安全的目的。

第一节　控制微生物的技术

微生物在自然界分布广泛，与人类长期共存。大部分微生物对人类有益，少数微生物具有致病性，可引起人类和动植物的病害。杀灭和控制环境中有害的微生物，是消毒和灭菌的基本任务，同时也是防止微生物感染、控制传染病流行的重要措施。

一、常用术语

以下术语常用来表示控制微生物的技术对微生物的杀灭程度。

1．灭菌（sterilization） 杀灭或清除物体上所有微生物的方法。所有微生物包括致病性和非致病微生物，含细菌芽孢。

2．消毒（disinfection） 杀灭或清除物体上或环境中的病原微生物，使其达到无害化的处理。消毒并不一定能杀死细菌芽孢或非病原微生物。消毒剂（disinfectant）是指用于杀灭外环境中病原微生物的化学药品。

3．防腐（antisepsis） 防止或抑制体外微生物生长繁殖的方法，一般不杀死微生物。用于防腐的化学药物被称为防腐剂（antiseptics）。大多数消毒剂在较低浓度时可作为防腐剂。

4．保藏（preservation） 采用物理、化学或生物的方法防止物质的生物学腐败。人类的生产和生活涉及食品、化妆品、工业材料、农副产品的保藏，医学涉及尸体、组织、器官和药物的保藏。

5．无菌（asepsis） 表示不存在活的微生物，多是灭菌的结果。无菌操作（aseptic technique）是指防止微生物进入人体或其他物品，如手术区、手术台和微生物实验操作台的操作技术。

二、物理技术

（一）热力灭菌法

热力灭菌法是利用高温杀死微生物的方法，分为干热法和湿热法。此类方法不仅效果最可靠，而且不残留有害物质，是最常用的灭菌方法。

1．原理 干热法和湿热法均利用热效应破坏微生物，但作用机制略有不同。干热法主要通过氧化作用，使微生物大分子变性、酶失活。湿热法通过使微生物的蛋白质凝固，不可逆地破坏微生物的酶和结构蛋白。此外，高温还可导致微生物细胞壁和细胞膜的损伤，并灭活微生物的核酸。

2．方法

（1）干热法：干热法可穿透固体、密闭容器，对金属制品锈蚀较小，适用于忌湿热或湿热难穿透的物品、废弃物品等的消毒灭菌。但干热法的穿透力和灭活作用不及湿热法。因此，与湿热法相比，干热法所需温度高、时间长。

1）焚烧：是将污染物品等处理对象直接点燃或在焚烧炉内焚烧，多用于处理病理性废弃物品、患者及动物尸体、疫源地垃圾等。

2）烧灼：直接用火焰加热，以达到消毒或灭菌要求。多用于微生物实验室接种环、涂布棒、试管口等物品的消毒灭菌。在紧急情况下，也可用于外科手术器械的消毒，但对灭菌器械有破坏性。

3）干烤：在密闭式烤箱内进行，适用于耐高温忌湿热物品的灭菌，如玻璃、金属、陶瓷制品等。根据物品性质和灭菌速度要求，干烤温度一般在 160 ～ 180℃，时间在 30 ～ 120 分钟。热穿透速度对干烤效果影响较大，因此对导热性差或包装过密的物品，需延长加热时间。

4）红外线照射：红外线又称热射线，是波长在 0.77 ～ 1 000 μm 之间的能产生热效应的电磁波，按波长可分为近红外线（0.77 ～ 3 μm）、中红外线（3 ～ 30 μm）和远红外线（30 ～ 1000 μm）三段。其中，远红外线最容易被物体吸收，热效应最好，多用于医疗器械和食具的消毒、灭菌。

（2）湿热法：湿热法的穿透力强，且湿热的蒸汽具有潜热效应，可迅速提高待灭菌物品的温度。因此，与干热法相比，湿热法杀菌所需温度低、时间短，主要用于耐热、耐湿物品的处理。

1）煮沸法：是将物品没于水中加热至沸点的消毒方法。一般的细菌繁殖体煮沸 5 ～ 10 分钟可被灭活，细菌芽孢则需要煮沸数分钟至数小时。煮沸法是一种家庭卫生消毒的常用方法，适用于消毒餐具、刀剪、玻璃注射器等。

2）巴氏消毒法：为用较低的温度杀灭液体中的病原菌或特定微生物，而不破坏其中不耐热成分的消毒方法。有 61.1 ～ 62.8℃加热 30 分钟和 71.7℃加热 15 ～ 30 秒两种方法，主要用于牛奶、酒类的消毒。

3）流通蒸汽消毒法：又称常压蒸汽消毒法，指在蒸笼或 Arnold 消毒器中，利用一个大气压下的 100℃水蒸气进行消毒。消毒时间通常为 30 ～ 60 分钟，可杀死细菌繁殖体，不能杀死所有芽孢，常用于食品、食具和其他不耐高热物品的消毒。

4）压力蒸汽灭菌法：是使用最普遍、效果最可靠的方法，可杀死包括细菌芽孢在内的所有微生物。目前使用的压力蒸汽灭菌器，根据冷空气排出方式和程度不同，分为下排气式压力灭菌器和预排气式压力灭菌器两类。其中下排式灭菌器通过增加气压至 103.4 kPa（1.05 kg/cm^2），将水的沸点即水蒸气的温度提高至 121.3℃，维持 15 ～ 20 分钟，达到灭菌效果。预排气式压力灭菌器灭菌时压力可达 205.8 kPa（温度 132 ～ 134℃），4 分钟即可完成灭菌。此类方法常用于耐高温、耐高压、耐湿热物品的灭菌，如手术器械、敷料、生理盐水、普通培养基等。

（二）辐射杀菌法

辐射杀菌法对物品的损害较小，且无残留毒性，是一次性用品灭菌的首选方法。

1．紫外线照射 波长在 240 ～ 280 nm 的紫外线（包括日光中的紫外线）具有杀菌作用，

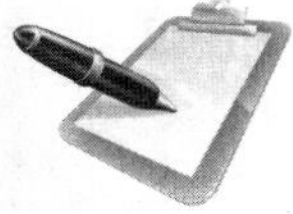

其中以 265 ～ 266 nm 的紫外线杀菌作用最强。紫外线主要作用于核苷酸，通过使核苷酸链上相邻嘧啶（胸腺嘧啶、尿嘧啶）共价结合，形成二聚体而干扰核酸的复制与转录，导致微生物变异或死亡。紫外线使用方便、环保性好，但穿透率较弱，普通玻璃、尘埃、纸张、水蒸气等均能将其阻挡。只适用于手术室、传染病房、无菌实验室等的空气消毒及不耐热物品表面的消毒。杀菌波长的紫外线对人体皮肤和眼睛有损伤作用，使用时应注意防护。

2．电离辐射 指用电子加速器产生的低于 10 MeV 的电子束或放射性同位素 ^{60}Co 和 ^{137}Cs 产生的 γ 射线杀死微生物的方法。射线可直接破坏微生物的膜结构、干扰 DNA 合成、引起酶系统紊乱。射线还可激发水分子辐解，形成过氧化物和自由基，作用于微生物的大分子物质，间接导致微生物死亡。电离辐射在足够剂量时，对各种微生物都有杀灭作用。此法穿透力强、无残留毒性，且不使物品升温，常用于大量的一次性医用塑料制品的消毒，也可用于食品、药品和生物制品的消毒，且不破坏其营养成分。杀菌射线对人体有害，使用时应做好防护。

3．微波辐射 是一种频率高、波长短、穿透性强的电磁波，一般使用频率为 2450 MHz。能穿透玻璃、塑料薄膜与陶瓷等，但不能穿透金属表面。微波主要靠热效应发挥作用，使被辐射物体温度迅速上升，导致微生物死亡。主要用于非金属器械、实验室用品、医疗药品的消毒和食品保鲜。但微波的热效应必须在一定含水量的条件下才能显示出来，待消毒物品应浸于水中或用湿布包裹。此外，用于消毒的微波可引起人体组织的热效应，使用时应注意个人防护。

（三）滤过除菌法

用物理阻留的方法将液体或空气中的微生物除去，以达到使其无菌的目的。液体除菌的器具是滤菌器，其中孔径 0.45 μm 的滤菌器一般可以除去大多数细菌，但不能除去衣原体、衣原体等。孔径 0.22 μm 的滤菌器可以除去支原体、衣原体和较大的病毒。适用于不耐高温的血清、细胞培养液、毒素、抗生素等物品的除菌。空气除菌采用生物洁净技术，用于除去手术室、超净工作台、生物安全柜、生物安全实验室（三级及以上）空气中的细菌。

三、化学技术

化学灭菌法是用化学消毒剂直接作用于微生物将其杀死的方法。消毒剂对人体细胞和微生物均具有毒性作用，只能用于人或动物体表及表浅体腔或外环境的消毒、灭菌。此外，消毒剂只有达到规定的剂量（包括浓度和作用时间），才能达到预期的杀菌效果。消毒剂浓度计算应统一按照所含主要杀菌成分的浓度为准，如碘附以有效碘计算其溶液浓度。作用时间是消毒剂与被消毒物品的接触时间。

（一）化学消毒剂的作用机制

消毒剂杀灭微生物的机制有：①使微生物结构蛋白变性或凝固，如高浓度的重金属盐类、酚类、醇类、醛类、酸碱类；②干扰细菌的酶系统和代谢，如胍类、含氯消毒剂；③破坏细菌细胞膜和病毒包膜，使内容物外渗、微生物死亡，如季铵盐类、低浓度的酚类。

（二）化学消毒剂的种类

化学消毒剂按其杀菌能力可分为 3 类：①高效消毒剂，在合适的条件下，足够浓度时可杀灭细菌芽孢在内的所有微生物，如含氯消毒剂、过氧化物消毒剂、醛类消毒剂、环氧乙烷等；②中效消毒剂，可杀灭细菌繁殖体（包括结核分枝杆菌）、真菌和大部分病毒，但不能杀死细菌芽孢的消毒剂。例如含碘消毒剂、醇类消毒剂、酚类消毒剂等；③低效消毒剂，可杀灭多数细菌繁殖体，但不能杀灭细菌芽孢、结核分枝杆菌及某些抵抗力较强的真菌和病毒，如季铵盐类消毒剂、氯己定、高锰酸钾等。

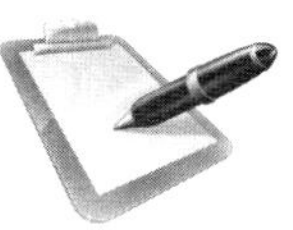

常用消毒剂按照化学成分和特性可分为酚类、胍类、醇类、醛类、过氧化物类、含氯消毒剂、重金属盐类、烷化剂染料类、酸碱类、季铵盐类、含碘消毒剂等，具体作用机制和用途详见表 5-1。

表5-1　常用消毒剂的种类、作用机制及用途

类别	作用机制	名称	常用浓度	用途
酚类	使蛋白质变性、损伤细胞膜	苯酚	3% ～ 5%	物品表面、地面的消毒
		甲酚（来苏尔）	2%	皮肤、物品表面的消毒
胍类	破坏细胞膜、抑制酶活性	氯已定	0.01% ～ 0.05%	皮肤、黏膜、物品表面、地面的消毒
醇类	使蛋白质变性	乙醇	70% ～ 75%	皮肤、体温计等医疗器材的消毒
醛类	对蛋白质和核酸有烷化作用	甲醛	10%	空气和物体表面熏蒸消毒
	抑制核酸合成、酶活性，破坏细胞壁	戊二醛	2%	内镜等医疗器械、精密仪器的消毒
过氧化物类	氧化作用损伤核酸、使蛋白质变性	过氧乙酸	0.1% ～ 0.5%	塑料、玻璃器皿、食具、空气的消毒
		过氧化氢	3%	皮肤、物品表面、空气、饮用水的消毒
含氯消毒剂	氧化作用和氯化作用使蛋白质变性、改变细胞膜通透性	次氯酸钠	有效加氯量 0.4%	物品表面、饮用水、游泳池的消毒
		漂白粉	有效加氯量 0.01% ～ 0.1%	地面、排泄物、污水的消毒
重金属盐类	使蛋白质变性、酶失活	氯化汞	0.05% ～ 0.1%	非金属器皿的消毒
		硫柳汞	0.01% ～ 0.1%	皮肤、手术部位、生物制品防腐的消毒
		红汞	2%	皮肤、黏膜、小创口的消毒
		硝酸银	1%	新生儿滴眼以预防淋病的
		高锰酸钾	0.10%	皮肤、黏膜、食具、蔬菜、水果的消毒
烷化剂	对蛋白质和核酸有烷化作用	环氧乙烷	50 mg/L	医疗器械、一次性医疗用品、卫生用品的消毒与灭菌
染料类	损伤核酸	甲紫	2% ～ 4%	浅表创伤的消毒
酸碱类	损伤细胞膜、使蛋白质变性	醋酸	5 ～ 10 ml/m^3 加等量水熏蒸	空气的消毒
		生石灰	12.5% ～ 25%	地面、排泄物的消毒
季铵盐类	阳离子表面活性剂可改变细胞膜通透性	苯扎溴铵（新洁尔灭）	0.05% ～ 0.1%	外科手术洗手，皮肤、伤口和黏膜的冲洗，手术器械的消毒
含碘消毒剂	卤化反应使蛋白质变性、破坏细胞膜结构	碘附	0.3% ～ 0.5% 有效碘溶液	皮肤、伤口、黏膜的冲洗消毒

（三）消毒剂的安全性评价

消毒剂的安全性评价是指在消毒剂通常使用条件下，对接触个体和人群健康损害的评估。消毒剂的主要成分是化学物质，一定量的化学物质进入人体内或接触人体局部，均有可能危害人体健康。因此，为确保消毒剂安全性，除要求消毒剂在配方组分或杂质（污染物）含量方面达到国家有关法规或标准的要求，还需对消毒剂进行相应的安全性毒理学评价。

1．消毒剂毒理学实验原则 化学物质的毒性大致可分为一般毒性和特殊毒性。一般毒性包括急性毒性、亚急性毒性、亚慢性毒性和慢性毒性，特殊毒性包括致突变性、致畸性和致癌性。相应地，消毒剂进行安全性评价时首先要进行一般毒性试验（急性毒性试验、亚急性毒性试验、亚慢性毒性试验和慢性毒性试验）和特殊毒性试验（致突变试验、致畸试验和致癌试验）。此外，依据消毒剂使用的状态和接触人体的方式，还需增加必要的毒理学实验。如果消毒剂为气体或蒸汽，如室内空气消毒剂，需要进行急性吸入毒性试验；手和皮肤消毒剂必须进行皮肤刺激实验；黏膜消毒剂必须做急性眼刺激实验和阴道黏膜刺激实验；医疗器械消毒剂必须进行皮肤刺激实验和眼刺激实验；用于透析机或内镜的消毒剂还须增做阴道黏膜刺激实验和皮肤超敏反应实验。

2．消毒剂安全性毒理学评价程序及试验方法 消毒剂安全性毒理学评价程序采用分阶段系统法，依次分为如下 4 个阶段，逐阶段进行。如果前一阶段毒理学实验结果不符合安全性要求，需增做其后阶段相应的毒理学实验。

（1）第一阶段（急性毒性试验、皮肤刺激实验、黏膜刺激实验和皮肤超敏反应实验）

1）急性经口毒性试验：用于检测消毒剂对实验动物的急性毒性作用和强度，并为亚急性毒性和亚慢性毒性等试验提供剂量选择的依据。选取小鼠或大鼠作为实验动物，雌雄各半。设足够的剂量组，组间有适当的剂量间距，可观察到明显不同的毒性和不同的死亡率。常以水或食用植物油为溶剂，用灌胃法将消毒剂溶液一次性给予动物。着重观察给药后 14 天内实验动物的中毒表现、死亡数量和死亡时间，计算半数致死量（median lethal dose，LD_{50}）及其 95% 置信区间。

2）急性吸入毒性试验：用于检测消毒剂对实验动物的急性吸入毒性作用和强度。实验动物选择、分组、观察指标和 LD_{50} 计算同急性经口毒性试验。消毒剂染毒在染毒柜内进行，一次性吸入染毒 2 小时。

3）皮肤刺激实验：用于检测消毒剂对实验动物皮肤的刺激和（或）腐蚀作用及其强度。实验动物为皮肤完好的健康家兔或豚鼠（至少 3 只），并在实验前 24 小时剪掉背部脊柱两侧的毛，不损伤表皮。将消毒剂一次或多次（14 次，每天 1 次）滴于纱布上并敷贴在一侧去毛皮肤表面，并以另一侧去毛皮肤作为对照。分别于去除消毒剂后 1 小时、24 小时和 48 小时观察皮肤局部反应，根据红斑和水肿的严重程度评分，评价消毒剂对皮肤的刺激强度（无刺激性、轻刺激性、中等刺激性、强刺激性）。用于伤口的消毒产品还需进行破损皮肤刺激实验。

4）急性眼刺激实验：用于检测黏膜消毒剂或空气消毒剂对实验动物眼睛的急性刺激和腐蚀作用。检测方法为家兔眼刺激实验。取消毒剂 0.1 ml，滴入家兔一侧眼结膜囊内，另一侧眼作为对照。滴眼后规定时间内，肉眼观察家兔眼结膜、虹膜和角膜的损伤与恢复情况。必要时，用 2% 荧光素钠溶液或裂隙灯、放大镜检查角膜及虹膜变化。对角膜、虹膜和结膜充血、水肿和恢复时间进行综合评价，判定消毒剂对眼睛的刺激强度（无刺激性、轻刺激性、刺激性、腐蚀性）。

5）阴道黏膜刺激实验：用于检测消毒剂对实验动物阴道黏膜的刺激作用和强度。选用健康、初成年的雌性白色家兔，分为染毒组和对照组，每组 3 只。用注射器将消毒剂注入阴道。末次染毒 24 小时，处死动物取出完整的阴道，肉眼观察是否有充血、水肿等表现。取局部组织制片，HE 染色后，进行组织病理学检查。根据病理学检查结果，判断消毒剂对阴道黏膜的刺激强度（无、极轻、轻度、中度、重度）。

6）皮肤超敏反应实验：用于检测消毒剂重复接触后对实验动物产生的皮肤超敏反应。选用皮肤完好的健康白色豚鼠作为实验动物，分为试验组、阴性对照组和阳性对照组。试验组给予消毒剂诱导和激发处理。诱导处理在第 1、7、14 天对皮肤重复接触染毒，每次持续 6 小时。末次诱导后 14 天，进行激发处理。观察 24 小时和 48 小时后的皮肤反应，比较诱导及激发后

的皮肤水肿、红斑等反应出现的情况，计算消毒剂致敏率（%），评定致敏强度（极轻度、轻度、中度、强度、极强度）。

（2）第二阶段（亚急性毒性试验和致突变试验）

1）亚急性毒性试验：用于检测消毒剂多次接触对实验动物的蓄积毒性作用及其靶器官，为亚慢性毒性试验、慢性毒性试验或致癌试验的剂量设计提供依据。一般用啮齿类动物，首选大鼠。随机分为 4 组（3 个剂量组和 1 个对照组）。高剂量组应出现明显的毒性反应，但不引起死亡；中间剂量组应可观察到轻微的毒性反应；低剂量组应无任何毒性反应（属无毒性反应剂量）。采用灌胃方式经口染毒。每日一次，连续 28 ～ 30 日。末次染毒后 24 小时处死实验动物，检查并测定相应指标。评定实验动物的最小毒性反应剂量、最大无毒性反应剂量和毒性作用的靶器官。

2）致突变试验：体内试验和体外试验配合，检测消毒剂对哺乳动物体细胞和生殖细胞的致基因突变作用、致染色体畸变作用及对 DNA 的原始损伤作用。具体试验有：①小鼠淋巴瘤 L5178Y 细胞 TK 基因突变试验和中国仓鼠肺 V79 细胞基因突变试验，评价消毒剂在体外对哺乳动物体细胞的致基因突变作用。②体外哺乳动物细胞染色体畸变试验，通过检测中国仓鼠肺（CHL）细胞染色体畸变率，评价消毒剂在体外对哺乳动物体细胞染色体的致突变作用。③小鼠骨髓嗜多染红细胞微核试验，通过检测消毒剂对小鼠骨髓嗜多染红细胞微核形成的影响，评价其在体内对哺乳动物体细胞染色体的致突变作用。④哺乳动物骨髓细胞染色体畸变试验，通过检测给予消毒剂后实验动物（小鼠或大鼠）骨髓细胞染色体畸变率（包括染色体结构异常和数量异常），评价其在体内对哺乳动物体细胞染色体的致突变作用。⑤程序外 DNA 修复合成试验，用放射自显影技术测定消毒剂是否可诱导人胚肺成纤维细胞（2BS）DNA 修复合成，评价消毒剂在体外对哺乳动物 DNA 的原始损伤作用。⑥小鼠精子畸形试验，通过检测消毒剂对成年雄性小鼠精子形态的影响，统计精子畸形率，评价消毒剂在体内对哺乳动物生殖细胞染色体的致突变作用。⑦睾丸生殖细胞染色体畸变试验，包括小鼠精原细胞染色体畸变试验和小鼠精母细胞染色体畸变试验，通过观察精原细胞和精母细胞染色体和染色单体的结构，精母细胞染色体相互易位、X/Y 染色体和常染色体的单价体，统计畸变细胞比例，评价消毒剂在体内对哺乳动物性细胞染色体的致突变作用。

（3）第三阶段（亚慢性毒性试验和致畸试验）

1）亚慢性毒性试验：用于检测消毒剂较长期染毒对实验动物的毒性作用及其靶器官，并确定其最大无毒性反应剂量，为慢性毒性和致癌试验的剂量设计提供依据。实验动物选择及分组同亚急性毒性试验，采用灌胃方式或将消毒剂掺入饲料经口染毒，连续 90 天。观察动物的中毒表现，检测血液学、生化、组织病理学等指标。通过与阴性对照组比较，经统计学检验，确定实验动物最小毒性反应剂量、最大无毒性反应剂量及其毒性作用的靶器官。

2）致畸试验：用于检测消毒剂对实验妊娠动物有无致畸胎性，确定其无发育毒性的剂量。试验用大鼠或小鼠，必要时可用家兔。至少设 4 组（3 个试验组和 1 个对照组），每组至少有 15 只孕鼠。高剂量组染毒剂量可为雌鼠的 1/10 LD_{50}，低剂量组可为雌鼠的 1/100 LD_{50}。将雌鼠和同龄的雄鼠以 1 ∶ 1 或 2 ∶ 1 的比例同笼，每日早晨观察阴栓或阴道涂片。以查出阴栓或精子的当天定为孕期 0 天，在孕 6 ～ 15 天期间，每天用灌胃法给予消毒剂。孕期结束前 1 天处死、剖腹，检查活胎、吸收胎、早期死胎和晚期死胎数。对活胎鼠进行外观检查，并取部分活胎鼠行茜素红染色，观察骨骼，剩余活胎鼠固定后观察内脏。通过观察动物畸胎出现率，并综合其他指标，评价消毒剂的母体毒性、发育毒性及致畸性，确定其最小致畸作用剂量和最大无致畸作用剂量，并以致畸指数判断致畸强度：

$$致畸指数 =（雌鼠\ LD_{50}）/（最小致畸作用剂量） \quad 公式\ 5\text{-}1$$

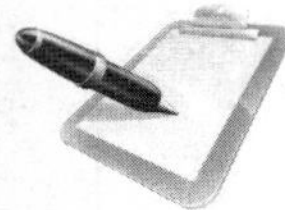

致畸指数≤ 10 为基本不致畸，致畸指数 10 ～ 100 为致畸，致畸指数＞ 100 为强致畸。

（4）第四阶段（慢性毒性试验和致癌试验）

1）慢性毒性试验：用于检测消毒剂长期染毒对实验动物所产生的毒性作用，确定其最小毒性反应剂量、最大无毒性反应剂量及毒性作用的靶器官。选用刚离乳的大鼠，随机分为 4 组（3 个剂量的试验组和 1 个阴性对照组）。根据亚慢性毒性试验结果选择试验剂量，染毒方法和观察指标与亚慢性毒性试验相同。试验期限一般为 6 个月，必要时可延长至 2 年。通过比较各剂量组与对照组的指标变化，分析消毒剂慢性毒性的剂量 - 反应关系和靶器官，并确定最小毒性反应剂量和最大无毒性反应剂量。

2）致癌试验：用于检测长期接触消毒剂后，实验动物出现肿瘤的情况，评价其致癌性。致癌试验可与慢性毒性试验合并进行。试验期应包括动物正常寿命期的大部分时间。试验过程中，观察并记录肉眼可见或可触及的肿瘤出现时间、部位、大小、外形和发展情况，动物死亡后进行病理组织学检查。计算肿瘤发生率，并按世界卫生组织提供的标准评价消毒剂是否致癌。

四、生物技术

生物消毒是利用动物、植物、微生物及其代谢产物杀灭或去除外环境中病原微生物的方法。尽管此类方法作用相对缓慢、效果有限，但对人体刺激和有害作用小、环境污染少，多用于废物或排泄物的消毒处理。生物技术是消毒领域的发展方向之一。

（一）植物提取物

由中草药提取物制成的中草药消毒剂，其中主要的抑菌活性成分有萜、生物碱、黄酮、苷、有机酸、精油等。作为具有抑菌作用的低效消毒剂，可用于空气、皮肤、黏膜等的消毒。

（二）动物提取物

由陆生动物和海洋动物提取得到的具有一定功能的活性物质，主要有蛋白抗菌肽、糖类、生物碱等。例如海洋甲壳类动物外骨骼中的壳聚糖对金黄色葡萄球菌的抑菌率接近 100%。

（三）生物酶类

生物酶类来源于动植物提取物或其分泌物、微生物代谢产物等，具有高效、专一、活性可控、反应条件温和等特点。生物酶类消毒剂无毒性、无刺激性、不易产生耐药性，可用于皮肤、黏膜的冲洗消毒。例如由溶葡萄球菌酶和溶菌酶复配而成的复合溶葡萄球菌酶制剂已用于创面感染的预防和治疗。

（四）噬菌体

噬菌体是感染细菌、真菌、放线菌或螺旋体等微生物的病毒。它具有严格的宿主特异性，对机体和环境无毒性、刺激性，有望开发成为新型的生物消毒剂，用于大规模水体、土壤等环境的消毒。

五、影响消毒灭菌效果的因素

消毒与灭菌效果受微生物种类、消毒剂性质和被消毒环境等多种因素的影响，因此，在进行消毒灭菌时应加以注意。

（一）微生物种类、生理状态和数量

不同微生物对消毒灭菌的敏感性不同，由高到低排序大致如下：真菌、细菌繁殖体、有包

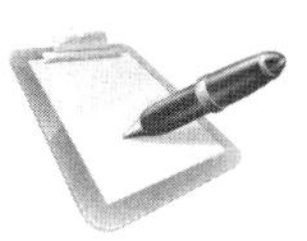

膜病毒、无包膜病毒、分枝杆菌、细菌芽孢。然而，不同种细菌或同种细菌不同株间的敏感性也有差异，如革兰氏阳性菌比革兰氏阴性菌对消毒剂敏感。病毒对消毒剂的抵抗力也因种类不同而差异很大，如无包膜病毒对脂溶性表面活性剂的抵抗力强于有包膜病毒。肝炎病毒，特别是乙肝病毒的抵抗力强于其他病毒和大多数细菌繁殖体。

通常在营养缺陷情况下生长的微生物比营养丰富情况下生长的微生物抵抗力更强。而细菌繁殖体的抵抗力在对数期最强。此外，微生物数量越大，所需消毒剂浓度越高，所需作用时间越长。

（二）消毒剂的性质、浓度与作用时间

各种消毒剂的理化性质不同，对微生物的作用效果也有所差异。同一消毒剂的浓度不同，其消毒效果也不同。绝大多数消毒剂浓度越高，杀菌效果越强，浓度低至一定程度时仅有抑菌作用或完全失去抗菌作用。但醇类例外，70% ~ 75% 的乙醇或 50% ~ 80% 的异丙醇的消毒效果最好，高浓度醇类使菌体表面蛋白质迅速脱水凝固，影响了消毒剂继续向菌体内部渗入，降低了杀菌效果。消毒剂在一定浓度下，作用于细菌的时间越长，消毒效果越好。

（三）环境温度与酸碱度

消毒剂的杀菌作用属于化学反应，因此一般情况下升温可提高消毒效果。如 2% 戊二醛在杀死 10^4 个炭疽芽孢杆菌的芽孢时，20℃时需 15 分钟，40℃需 2 分钟，56℃仅需 1 分钟。不同消毒剂受温度影响的程度也不同：如温度对过氧乙酸的影响较小，3% 过氧乙酸在 –30℃的条件下，1 小时后仍可达到灭菌作用；而聚维酮碘在 40℃时开始升华，所以消毒时不宜加热。

消毒剂的杀菌作用也受酸碱度的影响。苯扎溴铵在碱性溶液中杀菌作用较强，酚类则在酸性溶液中杀菌效果较好。pH 越低含氯消毒剂的杀菌活性越高。随着 pH 值的上升，含氯消毒剂中的次氯酸分解成氢和次氯酸根离子，失去杀菌作用。

（四）有机物

病原微生物常混在痰液、脓汁、尿液或粪便中，这些排泄物或分泌物中有大量的有机物，可与消毒剂作用而消耗它。此外，这些物质还可阻碍消毒剂与微生物的接触，从而干扰消毒剂的作用效果。因此，为提高消毒效果，应将污染物品清洗后再进行消毒。

六、常用技术的消毒灭菌效果监测

（一）压力蒸汽灭菌效果的监测

压力蒸汽灭菌要取得理想的灭菌效果，首先应确保蒸汽能顺利穿透包装，与待灭菌物品上的微生物接触。因此，压力蒸汽灭菌时物品的包装与摆放应有利于空气的排除和蒸汽的穿透，同时必须保证蒸汽的饱和度≥ 85%，为蒸汽的穿透创造条件。压力蒸汽灭菌效果的监测方法有物理监测法、化学监测法和生物监测法。

1．物理监测法　利用压力蒸汽灭菌器自动记录仪进行程序检测，直接监测灭菌过程中压力和温度的变化以及作用时间；也可通过留点温度计检测灭菌过程中达到的最高温度，或利用热电偶测温仪绘制整个消毒过程的温度曲线。

2．化学监测法　使用化学指示剂进行监测，它是一种间接指标，一般多用于日常监测。

（1）化学指示胶带：多为 3M 胶带，使用时粘贴于待灭菌包装外，灭菌后变色，可指示物品是否经过灭菌处理，并不能指示灭菌是否合格。

（2）化学指示标签（指示卡或管）：既能指示蒸汽温度，又能指示温度持续时间。使用时

放入待灭菌的物品包中央，灭菌后，根据颜色及性状的改变判断是否达到灭菌要求。

3．生物监测法 生物监测法是判断灭菌效果最科学、最可靠的方法。以抗湿热能力最强的嗜热脂肪杆菌芽孢（ATCC 7953 株或 SSIK 31 株）作为指示菌株，将指示菌片装入灭菌小纸袋内，置于标准检测包或待灭菌物品包的中心，置于灭菌器最难消毒到的位置。经 1 个灭菌周期后，在无菌条件下将菌片取出，投入溴甲酚紫葡萄糖蛋白胨水培养基中（56±1）℃培养 7 天，根据培养基颜色变化判断灭菌过程是否合格。

（二）干热灭菌效果的监测

一般情况下，可通过干烤箱装备的温度计直接读出箱内温度，不需要采用热电偶或化学指示管测试。但在评价干烤箱灭菌性能是否符合原设计规定的要求时，需采用生物监测法测定干烤箱对芽孢的杀灭效果。指示菌株为枯草杆菌黑色变种芽孢（ATCC 9372），检测时将菌片分别装入灭菌试管内（1 片 / 管），在灭菌器与每层门把手对角线内、外角处各放置 2 个含菌片的试管，关好柜门。经 1 个灭菌周期后，在无菌条件下将菌片取出，置于普通营养肉汤培养基中（36±1）℃培养 48 h，观察初步结果。无细菌生长管继续培养至第 7 天，若指示菌片之一有指示菌生长，判为灭菌不合格。

（三）紫外线消毒效果的监测

紫外线对微生物的杀灭效果取决于微生物所受到的紫外线辐照强度，因此在紫外线消毒中重点监测紫外线灯管的辐照度值。在开启紫外线灯 5 分钟后，将测定波长为 253.7 nm 的紫外线辐照计探头置于被检紫外线灯下垂直距离 1 m 的中央处，待仪表稳定后，所示数据即为该紫外线灯管的辐照度值。此外，还可以利用化学指示卡（紫外线强度与消毒剂量指示卡）根据照射后指示卡颜色的变化，检测紫外线灯管的辐照度值。

第二节　环境中微生物的消毒

一、空气消毒

（一）空气中微生物分布特点

空气中微生物分布很不均匀，所含微生物的种类和数量受地理位置、海拔高度、人口密度、环境、气象因素、土壤及植被等因素影响。空气中没有固定的微生物种群，病原微生物主要来源于人、动物体的排泄物和分泌物。在患者、病畜等传染源附近，其排出的病原体散布于空气中，并以空气作为传播媒介，引起许多呼吸道及人兽共患病的发生，还可引起花粉症、过敏性鼻炎、支气管哮喘等超敏反应，以及食品药品腐败变质或食物中毒。因此，要加强对环境中空气的消毒与质量控制，使空气中微生物数量达到相关卫生标准。

（二）空气消毒方法

1．紫外线消毒法

（1）紫外线消毒灯和紫外线消毒器：消毒用的紫外线灯必须能够产生辐照度值达到国家标准的杀菌紫外线，即在电压为 220 V、环境相对湿度为 60%、温度为 20℃时，辐射的 253.7 nm 紫外线强度（使用中的强度）不得低于 70 μW/cm^2。国内使用的紫外线消毒灯有普通直管热阴极低压汞紫外线消毒灯、高强度紫外线消毒灯、低臭氧紫外线消毒灯和高臭氧紫外线消毒灯。紫外线消毒器是利用紫外线消毒灯制造的，可用于有人活动的室内空气消毒。

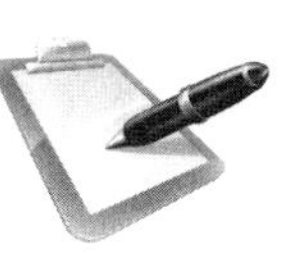

（2）消毒方法

1）直接照射法：在室内无人条件下，可采取固定式或移动式紫外灯直接照射。固定式是将紫外灯悬吊挂于天花板上，向下或侧向照射，多用于需要经常进行空气消毒的场所。移动式是将紫外灯安装于活动式灯架上，适用于不需要经常进行消毒或不便安装紫外灯的场所。采用固定式消毒时，每平方米室内所安装的紫外线消毒灯的功率需不少于 1.5 W，照射时间不少于 30 分钟。

2）间接照射法：在室内有人活动时，可利用紫外线空气消毒器进行消毒。一般开机消毒 30 分钟即可达到消毒效果。

（3）注意事项

1）定期擦拭灯管，以保持紫外线灯表面的清洁。

2）温度过高过低、湿度过大均会影响紫外线消毒效果。消毒时，房间内应保持清洁干燥，减少尘埃和水雾，温度低于 20℃或高于 40℃、相对湿度大于 60% 时应适当延长照射时间。

3）消毒时，应关闭门窗。人员最好离开房间，否则必须做好人员防护，避免眼睛、皮肤被紫外线灼伤。

2．过滤除菌　过滤除菌是通过物理阻留的方法，除去空气中的微生物，使空气得到净化的方法。空气除菌采用生物洁净技术，通过初效、中效、高效三级空气过滤器，滤过空气中 0.5 ～ 5μm 的尘埃颗粒，以达到清除细菌等微生物的目的。该方法可以克服化学法、紫外线照射法的杀菌效果不理想以及对人体有害的缺点；不足之处是对空气阻力大，且需定时定期维护、更换滤器。

（1）湍流型空气过滤：将空气从顶部或侧面上部经安装有高效过滤器的送风口送入，由底部或侧下部出风口排出。此法因进风口面积小，气流进入室内易形成明显的湍流，导致除菌不彻底。通风换气次数达 6 ～ 20 次 / 小时，适用于对洁净程度要求不是很高的场所，如普通手术室、新生儿室、微生物实验室、制剂室等。

（2）层流型空气过滤：在室内一侧整个横截面或顶部安装高效过滤器，采用水平或垂直层流通风方式，使空气经过过滤后，在整个面上形成等速平行的气流，流向另一侧或底部整个横断面出风口排出。通风换气次数达 250 ～ 400 次 / 小时，可使除菌场所达到近乎无菌程度，适用于洁净手术室、清洁病房、无菌实验室等对空气洁净度要求严格的场所。

（3）新风空气消毒器：用风机直接把室外空气吸入，通过中效过滤器进入室内，稀释以置换室内的空气，以保持室内空气新鲜，减少细菌数量。可用于办公室、住家、普通病房等场所的空气消毒。

3．臭氧消毒　臭氧是一种强氧化剂，对空气中微生物有明显杀灭作用。30 mg/m^3 浓度的臭氧，作用 15 分钟，对自然菌的杀灭率达到 90% 以上。臭氧稳定性极差，不能瓶装贮备，只能现场生产，立即使用。在封闭空间，且室内无人条件下，利用臭氧发生器产生臭氧，经风机送入空气中，对室内空气进行消毒。消毒时要求臭氧浓度不小于 20 mg/m^3，在相对湿度大于 70% 的条件下，消毒时间大于 30 分钟。消毒结束至少 30 分钟后，待房间内闻不到臭氧气味时人员才可进入。可用于手术室、病房、工厂无菌车间等场所的空气消毒。

4．气溶胶喷雾消毒　用气溶胶喷雾器将消毒剂雾化成 50 nm 以下微小粒子，使其能在空气中停留一段时间，与空气中的微生物充分接触，以杀灭空气中的微生物。该方法杀菌效果可靠，杀菌谱较广，但对人体有一定的刺激性，对物品有一定的腐蚀性，使用时要注意做好相关人员和物品的防护。适用于气溶胶喷雾消毒的化学消毒剂有过氧乙酸、过氧化氢等。

（1）过氧乙酸消毒喷雾：根据房间污染程度，配制浓度为 0.05% ～ 2% 的过氧乙酸溶液。按 20 ml/m^3 的用量，不定向喷雾，密闭作用 30 分钟至 1 小时，即可达到良好的杀菌效果。

（2）过氧化氢消毒喷雾：配制浓度为 1.5% 的过氧化氢溶液，按 20 ml/m^3 的用量喷雾，密

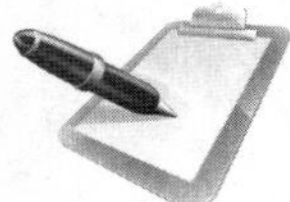

闭作用 30 分钟至 1 小时，即可杀灭空气中的细菌繁殖体、真菌和病毒等病原微生物。

（3）过氧化氢复方空气消毒剂：以过氧化氢为主要成分，配以增效剂和稳定剂等，按过氧化氢 50 mg/m^3 的用量喷雾，在相对湿度为 60% ～ 80%、室温的条件下作用 30 分钟。

5．熏蒸消毒 是利用消毒剂的气体或烟雾，在密闭空间内进行熏蒸以达到消毒目的的一种方法。该方法既可用于处理污染的空气，也可用于处理污染的物品表面。

（1）过氧乙酸熏蒸：将过氧乙酸稀释成 3% ～ 5% 的水溶液，按过氧乙酸 1 g/m^3 的用量，置于蒸发容器内加热蒸发，在室温、相对湿度为 60% ～ 80% 条件下，密闭熏蒸 2 小时。熏蒸效果与湿度有关，如室内湿度低，可在室内洒水或加水稀释后蒸发。

（2）含氯消毒剂：用酸性增效剂和二氯异氰脲酸钠干粉相混而制成的氯烟熏剂或酸氯烟熏剂，点燃后可产生杀菌性气体，用于空气消毒。在室温、相对湿度大于 70% 的条件下，按有效氯 1.5 g/m^3 的用量，密闭作用 1 ～ 2 小时。使用时应注意防火、防止烫伤。

（三）空气消毒效果评价

1．采样时间 在消毒处理后、操作前进行采样。采样前，应关好门、窗，在无人走动的情况下，静止 10 分钟后方可进行采样。

2．采样方法

（1）布点方法：室内面积≤ 30 m^3 时，设内、中、外对角线 3 点；室内面积＞ 30 m^3 时，于四角及中央取 5 点。采样点距地面 1.2 ～ 1.5 m，距墙壁不小于 1 m。

（2）开始采样

1）平皿沉降法：将普通营养琼脂平板（直径为 9 cm）放在各采样点处，同一时间打开皿盖，扣放于平板旁，暴露 15 分钟。

2）空气撞击式采样器采样法：将空气撞击式采样器放在各采样点，按采样器使用说明书采样。

3．检测指标

（1）菌落总数：采样结束后，将平皿置 37℃培养 48 小时，计数每块平板上的菌落数。平皿沉降法采样时，计算全部采样点的平均菌落数，检验结果以每平皿菌落形成单位表示（菌落形成单位 / 皿）。空气撞击式采样器采样时，按稀释比与采气体积换算成单位体积菌落形成单位数（CFU/m^3）。

如 Anderson 采样器采样时的空气含菌量计算公式：

$$\text{空气含菌量（CFU/m}^3\text{）} = \frac{\text{六级采样平板上菌落总数（CFU）}}{\text{28.3 L/min} \times \text{采样时间（min）}} \times 1\,000 \qquad \text{公式 5-2}$$

（2）消亡率：分别在消毒前和消毒后进行采集空气样品，按如下公式计算空气中细菌的消亡率。

$$\text{消亡率} = \frac{\text{消毒前样本平均菌数} - \text{消毒后样本平均菌数}}{\text{消毒前样本平均菌数}} \times 100\% \qquad \text{公式 5-3}$$

4．结果判定 试验至少重复 3 次。若是对无人的室内进行的空气消毒，每次的细菌消亡率均≥ 90%，视为消毒合格。此外，消毒后室内空气菌落总数还应达到国家卫生标准，详见表 5-2。

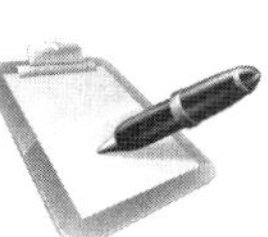

表5-2　我国公共场所空气细菌总数卫生标准

场所	平皿沉降法（菌落形成单位/皿）	空气撞击式采样器采样法（CFU/m³）	国家标准
家庭室内空气		2 500	GB/T 1883—2002
3～5星级宾馆、饭店	≤ 10	≤ 1 000	GB 9663—1996
1～2星级宾馆、饭店和非星级带空调宾馆、饭店	≤ 10	≤ 1 500	
普通旅店、招待所	≤ 30	≤ 2 500	
影剧院、音乐厅、录像厅（室）、游戏厅、舞厅	≤ 40	≤ 4 000	GB/T 9664—1996
酒吧、茶座、咖啡厅	≤ 30	≤ 2 500	
理发馆、美容院	≤ 40	≤ 4 000	GB 9666—1996
游泳馆	≤ 40	≤ 4 000	GB 9667—1996
体育馆	≤ 40	≤ 4 000	GB 9668—1996
图书馆、博物馆、美术馆	≤ 30	≤ 2 500	GB 9669—1996
展览馆	≤ 75	≤ 7 000	
商场（店）、书店	≤ 75	≤ 7 000	GB 9670—1996
医院候诊室	≤ 40	≤ 4 000	GB 9671—1996
候车室、候船室	≤ 75	≤ 7 000	GB 9672—1996
候机室	≤ 40	≤ 4 000	
列车车厢、轮船客舱	≤ 40	≤ 4 000	GB 9673—1996
飞机客舱	≤ 30	≤ 2 500	
饭店（餐厅）	≤ 40	≤ 4 000	GB 16153—1996

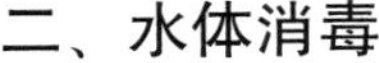

二、水体消毒

（一）水中微生物分布特点

微生物在水中的分布极为广泛，几乎所有水体均有微生物生存。水中微生物的种类、数量、分布受到水体的温度、静水压、光照、溶解氧浓度、氢离子浓度以及化学物质、营养物质等因素的影响，具有很大的差异。水中微生物大多数为非致病性的，致病微生物多是随污水、污物进入水体的外来微生物。这些外来微生物通常不能在水中长期存活，但在存活期内可通过各种方式危害人类健康。

（二）饮用水消毒方法

1．煮沸消毒　煮沸消毒是一种最容易、最简便、效果最可靠的饮用水消毒方法，是家庭饮用水消毒最常用的方法。常压下煮沸 10～15 分钟，可杀死肠道致病菌、乙肝病毒和炭疽芽孢杆菌的芽孢。在海拔较高地区，水的沸点下降，需延长煮沸时间或使用高压锅煮水，以保证消毒效果。

2．氯化消毒　氯化消毒是指用氯或氯制剂进行饮水消毒的一种方法，是目前集中供水最常用的消毒方法。常用的氯化消毒剂有液氯（含氯量＞ 99.5%）、漂白粉（含有效氯 25%）、漂白粉精（含有效氯 80%）、三合二消毒剂（含有效氯 56%）、次氯酸钠（漂粉精，含有效氯 10%）、二氯异氰酸钠（优氯净，含有效氯 60%）、三氯异氰尿酸（含有效氯 85%～90%）等

游离氯和氯胺-T、二氯胺对羧基苯磺酸等结合氯。用于饮用水消毒时，要求含氯消毒剂加入水中达到1～3 mg/L，作用30分钟后，余氯大于0.3 mg/L。用于游泳池水消毒和污水消毒时，应视水质决定用量和作用时间。

消毒方法有普通氯化消毒法、折点氯消毒法、氯胺消毒法和过量氯消毒法。实际工作中，具体根据水源的水质及污染情况选择消毒剂和消毒方法。

含氯消毒剂价格低廉、作用迅速，从19世纪开始就用于饮用水消毒，消毒程序的自动化程度高。此外，氯化消毒能使水中长时间保持一定数量的余氯，具有持续消毒功能。但消毒效果受pH值影响较很大，碱性条件下消毒效果明显下降。氯可以和水中有机物反应产生氯化副产物，如三卤甲烷、卤乙酸等。已证实这些副产物具有致癌、致畸、致突变的"三致作用"，以及生殖毒性和神经毒性等。

3．紫外线消毒 与化学消毒法相比，紫外线消毒不会改变水的物理成分和化学性质，不会在水中产生或留下有毒、有害的副产物，是较为理想的饮用水消毒方式。但紫外线消毒后无持续杀菌作用，需另外加入消毒剂来防止管网中水的二次污染。

紫外线消毒设备按照紫外灯管是否与水接触，分为灯管内置式（浸入式）和灯管外置式（水面式）两类。消毒时要求水色度和浊度要低，水深尽量不超过12 cm，保证足够的照射时间以达到需要的照射剂量。水在流动过程中受到90 000 μW・s/cm^{2}以上照射量，才能得到较好的消毒效果。

4．臭氧消毒 臭氧易溶于水，在水中的杀菌效果可达氯气的300～2 000倍，杀菌效果受pH值、温度影响小。水经臭氧消毒后，可以除去水中酚、铁、锰及有色、有味的有机物，改善水质。但臭氧在水中稳定性差、易分解，没有持续消毒作用。

臭氧用于饮用水消毒时，投入量一般不大于1 mg/L，若用于去色、除臭，则用量应在3 mg/L以上。作用12分钟以上，剩余臭氧为0.4 mg/L时，则可以达到消毒效果。

5．二氧化氯消毒 二氧化氯是仅次于臭氧的一种强氧化剂，对细菌、真菌孢子和病毒的杀灭能力大于氯化消毒。作为水消毒剂，它既可杀菌也可去除化学污染物，是新一代高效、广谱、安全的杀菌剂、保鲜剂和除臭剂，是氯制剂最理想的替代品。二氧化氯具有爆炸性，且常温不稳定，必须现场制备，立即使用。

二氧化氯在饮用水消毒中可单独使用，或与其他消毒剂混合使用。二氧化氯的投入量与水质有关，一般用于消毒时加入量为0.1～0.3 mg/L，与水接触时间不小于30分钟。

（三）生活饮用水消毒效果评价

1．样品采集 根据无菌操作原则将水样采集至无菌采样瓶中，其中用于细菌检验的采样瓶中应事先加入中和剂，加入水样后混匀，作用10分钟以中和余氯。样品采集后尽快送检。

2．检测指标

1）菌落总数：将1 ml水样接种在营养琼脂培养基中，有氧条件下，37℃培养48小时后计数平板上菌落数（colony-forming unit，CFU），即为1 ml水样中的菌落总数。

2）总大肠菌群数：用滤膜法进行检测。取一定量水样（稀释或不稀释）通过孔径为0.45 μm微孔滤膜，将滤膜细菌截留面朝上移放在品红亚硫酸钠琼脂培养基平板上，37℃培养22～24小时，计数滤膜上生长的带有金属光泽的黑紫色大肠菌群菌落，可计算出水样中含有的总大肠菌群数（CFU/100 ml）。

$$\text{总大肠菌群数（CFU/100 ml）} = \frac{\text{滤膜上菌落数} \times \text{稀释倍数} \times 100}{\text{被检水样体积（ml）}} \quad \text{公式 5-4}$$

3）耐热大肠菌群数：除将培养温度提高至44℃外，检测方法与总大肠菌群相同。

4）余氯：饮用水出厂时保持有一定量的余氯，当输水管网内出现二次污染时，余氯易被耗尽。因此，余氯可作为有无二次污染的指示信号。检测时取水样 5 ml，加入邻联甲苯胺（甲土立丁）溶液 3 ～ 5 滴，摇匀静置 2 ～ 3 分钟，与余氯标准比色管进行对照比色，即可得出余氯的含量。本指标需在样品采集后立即测定，水温最好在 15 ～ 25℃。

3．结果判定　我国《生活饮用水卫生标准》（GB5749—2006）规定每 1 ml 水中，菌落总数不超过 100 CFU；每 100 ml 水中，总大肠菌群和耐热大肠菌群不得检出；氯气及游离氯制剂在出厂水中≥ 0.3 mg/L；在管网末梢水中≥ 0.05 mg/L。上述 4 项指标必须全部符合标准要求，才能判定水样消毒合格。

三、食品相关微生物的消毒

（一）食品中微生物分布特点

食品从种植、养殖到生产、加工、贮存、运输、销售、烹调直至端上餐桌的整个过程中的各个环节，都有可能受到微生物污染。微生物的入侵和繁殖不仅导致食品腐败变质，还会导致食源性疾病的发生，对人体造成不同程度的危害。食品中微生物的生长受食品的水分、营养成分、理化性质（pH 值、渗透压、生物结构），以及环境因素（温度、氧气、湿度）影响。因此，对食品及其生产设备、生产工具、生产环境、运输工具以及包装材料等进行消毒、灭菌处理，是保证食品质量、提高贮存安全性的重要措施。

（二）食品的消毒与灭菌

消毒与灭菌处理，尤其是高温加热对食品的品质，如色、香、味和营养成分有一定影响。因此，利用热力对食品进行灭菌时，在确保灭菌效果的基础上，要充分了解加热处理与食品品质的关系，选择适宜的灭菌条件，在达到良好灭菌效果的同时最大限度降低对食品品质的影响。

1．常压灭菌　常压杀菌是指加热温度不超过水的沸点（控制在 100℃以下），通过火焰或蒸汽加热以达到杀灭所有病原菌和繁殖型微生物的灭菌方式。此方法不能杀灭存在于食品中的所有微生物，灭菌后需利用冷藏或化学保藏法抑制食品中残存微生物的繁殖。常用于水果类、果酱类和果汁类罐头的消毒。

2．压力灭菌　分为压力蒸汽灭菌和压力水灭菌，通常温度为 100 ～ 121℃，绝对压力为 0.2 MPa。此方法属于高温灭菌，灭菌效果优于低温灭菌，可杀灭繁殖型细菌和芽孢型细菌。常用于肉类、中酸性、低酸性罐头食品的灭菌。

3．巴氏消毒法　适用于牛乳、啤酒、醋、葡萄酒等食品。具体用于牛乳的消毒方法有：①保持式低温长时间消毒法，62 ～ 65℃消毒 30 分钟，消毒后要立即降温，在 15 分钟内冷却到 5℃以下。此方法可杀灭牛乳中致病微生物，包括结核分枝杆菌、布鲁氏菌、沙门菌等，并可延长贮藏期。②连续式巴氏消毒法，72 ～ 75℃消毒 15 ～ 16 s，或 80 ～ 85℃消毒 10 ～ 15 s，具有与保持式同等的消毒效果。牛乳在管道内自动连续流动，一方面不与外界接触，可防止污染；另一方面连续式消毒处理，所需消毒时间短、效率高，适用于较大规模的乳品厂。

4．超高温（ultra high temperature，UHT）瞬时杀菌　将牛乳等对热处理敏感的食品在连续流动的状态下，通过热交换器加热至 135 ～ 150℃，持续几秒达到商业无菌。此方法可杀死所有导致食品变质的微生物，通过配合无菌包装技术可延长食品的贮存时间。如牛乳经此方法灭菌后，可在常温下保存数月至半年。此方法基于温度对杀菌效果及食品营养成分的影响规律实施，即微生物对高温的敏感性远远大于多数食品成分对高温的敏感性。因此，通过提高杀菌温度、缩短作用时间，就能在达到一定的杀菌要求的同时减少对食品品质的损害，更大限度

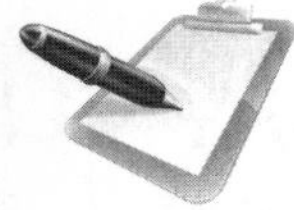

保持食品原有的色、香、味。常用于牛乳、果酒、豆奶、茶饮料等食品的加工中。

5．辐照杀菌 利用电子加速器产生的低于 10 MeV 的电子束或放射性同位素 ^{60}Co 和 ^{137}Cs 产生的 γ 射线穿透物品杀死微生物。被杀菌食品在包装完好的情况下可保存较长时间。此外，辐射可延迟蔬菜发芽、果实后熟等生长过程，有助于延长食品保藏期，已应用于粮食、蔬菜、水果、肉类、干果、调味品的杀菌保藏。

第三节 医院消毒及医院感染的控制

消毒和灭菌技术在医疗机构应用非常广泛，是有效防控医院感染发生和感染性疾病流行的重要举措。

一、医疗机构的消毒与灭菌

我国卫生部 2012 年颁布的《医疗机构消毒技术规范》（WS/T 367—2012）对医疗机构消毒和灭菌的基本原则、方法、效果检测、管理要求等均提出了明确的规定。

（一）基本原则

1．根据消毒对象的特点选择合适的消毒和灭菌技术。

1）重复使用的器械、器具及环境与物体表面需先清洁，再消毒或灭菌；污染有机物（血液、体液、脓液等）的器具，先除污和清洁后再进行消毒或灭菌。

2）根据物品污染后导致感染风险的高低、物品上污染微生物的种类和数量、消毒物品的性质选择消毒或灭菌方法。

3）使用的消毒产品要遵循批准使用的范围、方法和注意事项。

4）医疗废弃物需要根据要求实施分类管理和处置。

2．对各种处理对象的清洁、消毒与灭菌的效果进行监测，确保达到标准。

3．做好职业防护，预防医务人员职业暴露和损伤。

（二）常用的方法

消毒和灭菌的方法种类很多，有物理法、化学法，以及物理和化学混合应用的方法。不同方法的消毒和灭菌效能存在差异，应用领域不同，需要根据消毒对象的特点进行选择。1968 年，美国学者斯伯尔丁（E. H. Spaulding）认为，如果根据感染风险程度将诊疗器械和用品分为 3 类，可以更容易地理解消毒的性质和对消毒、灭菌执行的要求。他提出了斯伯尔丁分类法，将医疗相关的器械、器具、物品分为 3 类，为高度危险性物品、中度危险性物品和低度危险性物品。

1．高度危险性物品的处理 高度危险性物品（critical items）是指进入人体无菌组织、器官、脉管系统或有无菌体液从中流过的物品，或接触破损皮肤或黏膜的物品。它们一旦被微生物污染，具有极高的感染风险，如手术器械、穿刺针、腹腔镜、活检钳、心脏导管、植入物、机体内使用的无菌超声波探头等。

高度危险性物品在使用时必须是无菌的，因此，其处理的方法必须要求能够达到灭菌的效能。耐热、耐湿的器械、器具、物品（如金属手术器械、棉布类和棉纱类敷料、注射用水、生理盐水等）可选用压力蒸汽灭菌法灭菌；不耐热的器械、用具和材料（一次性注射器、输液器、导管、引流管等）可选用低温灭菌的方法，如环氧乙烷气体灭菌法、辐照杀菌法。不耐热、耐湿的器械可选用灭菌剂浸泡，耐热、不耐湿的器械、油类、粉剂的灭菌可选用干热灭菌方法，各类植入物、动力工具要按照使用说明进行各部件的严格灭菌。

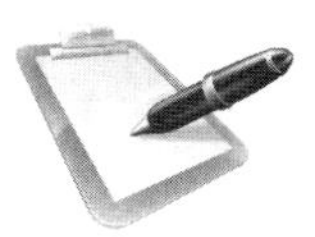

2．中度危险性物品的处理　中度危险性物品（semi-critical items）是指与完整黏膜相接触，而不进入人体无菌组织、器官和血流，也不接触破损皮肤、破损黏膜的物品，如各类内镜、胃肠减压器、压舌板、体温计、口腔护理用具、呼吸机和麻醉机管道、肛门直肠压力测量导管、导尿管等。

耐热、耐湿的中度危险性物品首选压力蒸汽灭菌法灭菌，如口腔护理用具；不耐热的物品（如体温计、氧气面罩、麻醉面罩、管道等）采用可杀灭一切细菌繁殖体、病毒及真菌孢子和大多数细菌芽孢的高水平消毒（high level disinfection）或杀灭除细菌芽孢以外的各种病原体的中水平消毒（middle level disinfection）技术。前者多采用高效消毒剂（含氯消毒剂、二氧化氯、过氧乙酸、过氧化氢、臭氧等），后者多采用乙醇、聚维碘酮、季铵盐类或氯己定复方消毒剂等。麻醉机和呼吸机的螺纹管可用高效消毒剂浸泡或用专用清洗消毒剂消毒。

3．低度危险性物品的处理　低度危险性物品（non-critical items）是指与完整皮肤接触而不与黏膜接触的器材，如诊疗用品，包括听诊器、血压计袖带等；病房设施，包括病床围栏、床面、床头柜、被褥、病房墙面、地面等以及患者的生活卫生用品，如餐饮具、毛巾、面盆、痰盂（杯）和便器等。

听诊器、血压计袖带等需要先清洁，再选用中效或低效消毒剂（季铵盐类、双胍类消毒剂）消毒；患者的生活卫生用品要保持清洁，个人专用，定期采用中效或低效消毒剂消毒。患者使用的床单、被套、枕套等应一人一更换和每周更换，遇污染时及时更换，更换后的物品需及时清洗与消毒。患者的床单元（床头柜、床栏等）需定期清洁，可选用含氯消毒剂、复合季铵盐消毒液擦拭消毒或采用床单元消毒器消毒。

4．医疗环境消毒

（1）医院空气消毒：医院室内空气中的病原微生物是医院感染的重要因素。不同医院、同一医院不同科室的病房空气中的病原体种类和数量存在差异，这与医院患者携带的病原体有直接关系。在医院空气微生物监测中需要重点关注的微生物包括细菌（葡萄球菌、肺炎链球菌、乙型链球菌、脑膜炎奈瑟菌、铜绿假单胞菌、大肠埃希菌、嗜肺军团菌等）、真菌（白念珠菌、毛霉菌、曲霉菌等）、病毒（鼻病毒、黏病毒、腺病毒、柯萨奇病毒、诺如病毒等）。可采用物理或化学的方法对医疗环境中的空气进行消毒处理，详细的内容见本章第二节中空气消毒部分。

（2）医院地面及室内物体表面的清洁和消毒：医院地面以及室内物品如桌子、椅子、床头柜等表面无明显污染时，采用湿清洁。当受到患者血液、体液、分泌物和排泄物等明显污染时，先用吸湿材料去除污物，再清洁和消毒。医院高感染风险部门如手术室、产房、导管室、重症监护室、血液透析室、器官移植病房、新生儿室、感染科病房、烧伤病房、检验科、口腔科、急诊科等，需每天用含有效氯 400 ～ 700 mg/L 的消毒液擦拭消毒。

5．特殊消毒处理　医疗机构对疑似被朊粒、产气荚膜梭菌及原因不明的突发病原体污染的物品需要执行特殊的灭菌方法。

朊粒感染或疑似感染的患者宜采用一次性诊疗器械、器具和物品，使用后的废弃物双层密闭封装并焚烧处置；被神经系统组织成分污染的重复使用的高、中度危险性物品选用 1 mol/L 的氢氧化钠溶液处理 60 min，采用延长时间的压力蒸汽灭菌法处置（下排气式为 121℃，60 min；预排气式为 134℃，60 min）。低度危险性物品和一般物品表面清洁后采用 10 g/L 的含氯消毒剂或 1 mol/L 的氢氧化钠溶液处理 15 min。

对于产气荚膜梭菌感染引起气性坏疽的伤口，可用 3% 过氧化氢冲洗；被产气荚膜梭菌污染的诊疗器械先用 5 g/L 含氯消毒剂的溶液浸泡 1 h 以上，然后清洗、压力蒸汽灭菌。终末消毒选用 3% 过氧化氢或过氧乙酸熏蒸。

原因不明的病原体污染物的处理需遵照国家届时发布规定的要求执行，没有要求时按照病

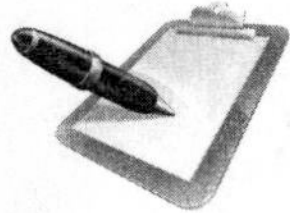

原体所属类别中抵抗力最强的微生物确定消毒剂量。医务人员需做好职业防护。

6．医疗机构感染性医疗废物的处理 根据国家卫生部和环境保护总局2003年发布的《医疗废物分类目录》（卫医发[2003]287号）和卫生部2003年发布的《医疗卫生机构医疗废物管理办法》（卫生部令第36号）文件规定，医疗废物的类别包括：感染性废物、病理性废物、损伤性废物、药物性废物和化学性废物。医疗机构需按照废物类别按规定收集、运送、暂时贮存，然后交由当地合法的医疗废物集中处置单位处置。本部分重点关注感染性废物在医疗机构内的收集、运送、暂时贮存。

各医疗机构要根据《医疗卫生机构医疗废物管理办法》要求制定相关的管理制度和办法，设立医疗废物管理监控部门，负责指导和检查医疗废物分类收集、运送、暂时贮存等，并对各类工作人员进行培训和考核。各医疗废物产生科室要将医疗废物分置于符合国家规定要求的无破损和渗漏的包装物或者容器内，不能混合收集，收集医疗废物的包装物和容器外表面应当有警示标志（图5-1）。其中高危险废物（包括病原体的培养基、标本和菌种、毒种保存液等）需要首先在产生地点进行压力蒸汽灭菌或者化学消毒处理后按感染性废物收集方法收集。隔离的传染病患者或者疑似传染病患者产生的具有传染性的排泄物，按照规定严格处理达到排放标准后方可排入污水处理系统，产生的医疗废物需双层包装、及时密封。包装物或者容器的外表面被感染性废物污染时，要及时进行消毒处理或者增加一层包装。装有医疗废物的包装物、容器上需系中文标签；需要用专运工具运送医疗废物；医疗废物在医疗机构可储存在远离医疗区、食品加工区、人员活动区和生活垃圾存放场所的暂时存放设施；医疗废物转交后，需及时对贮存地点进行清洁和消毒处理。当有感染性废物污染区域时，需要从污染最轻区域向污染最严重区域进行消毒。要做好参与医疗废物分类收集、运送、暂时贮存和处置等工作的人员和管理人员的职业防护和生物安全防范，谨防感染。

图5-1 医疗废物标识

（三）管理要求

医疗机构需要根据国家相关规定制定本单位的消毒和灭菌管理制度，并对相关的消毒和灭菌人员及医务工作者进行培训，同时做好职业防护工作。使用的诊疗器械和消毒产品必须符合国家规定。对消毒和灭菌工作要做好检查和监测。

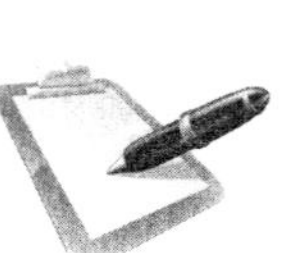

二、医院感染及特征

（一）医院感染的定义

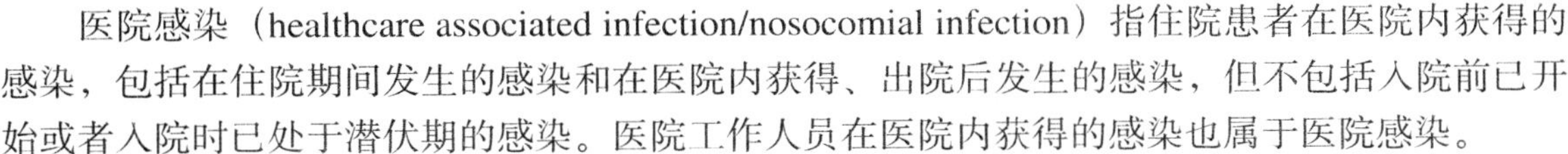

医院感染（healthcare associated infection/nosocomial infection）指住院患者在医院内获得的感染，包括在住院期间发生的感染和在医院内获得、出院后发生的感染，但不包括入院前已开始或者入院时已处于潜伏期的感染。医院工作人员在医院内获得的感染也属于医院感染。

医院感染的发生会加重患者的病情，甚至危及患者生命，还会延长住院时间，导致诊疗费用大幅上升；医院感染也可危及医务人员的健康。

（二）医院感染的分类

医院感染根据感染的来源不同分为内源性医院感染和外源性医院感染，根据感染的组织器官分为呼吸道感染、消化道感染、泌尿生殖道感染、手术切口感染、血流感染等，根据感染的对象分为住院患者感染和医务人员感染。

（三）引起医院感染的常见病原体及其特征

1．引起医院感染的常见病原体 可引发医院感染的病原体种类很多，在不同国家、地区和医疗机构，以及不同的感染部位（如呼吸道、消化道、尿路、手术切口等）引发医院感染的病原体存在差异。引起医院感染的主要病原体见表 5-3。在我国引起医院感染的病原菌中，排在前三位的分别是葡萄球菌、大肠埃希菌和铜绿假单胞菌。另外，肺炎克雷伯菌、鲍曼不动杆菌、肠球菌的感染也比较常见。真菌的感染占 20% 左右，有上升的趋势。

表5-3 引起医院感染的主要病原体

细菌		真菌	病毒
革兰氏阳性菌	革兰氏阴性菌		
金黄色葡萄球菌、表皮葡萄球菌、凝固酶阴性葡萄球菌、肺炎链球菌、其他链球菌、肠球菌属、部分革兰氏阳性厌氧菌等	大肠埃希菌、克雷伯菌属、肠杆菌属、沙雷菌属、变形杆菌属、沙门菌属、枸橼酸杆菌属、铜绿假单胞菌、其他假单胞菌、不动杆菌属、产碱杆菌属、嗜麦芽窄食单胞菌、军团菌、部分革兰氏阴性厌氧菌等	白念珠菌、克柔念珠菌、热带念珠菌、光滑念珠菌、曲霉菌等	流感病毒、麻疹病毒、轮状病毒、乙型肝炎病毒、丙型肝炎病毒、人类免疫缺陷病毒等

2．医院感染病原体特征

（1）大多数为机会致病菌。医院感染中，90% 以上为机会致病菌，如大肠埃希菌、铜绿假单胞菌、白念珠菌等。病原体包括传统病原体和新发病原体，前者如金黄色葡萄球菌、沙门菌等，后者如 SARS-CoV 等。

（2）多为耐药菌。医院感染的病原体中耐药菌非常普遍，甚至为多重耐药菌，如耐甲氧西林金黄色葡萄球菌（methicillin-resistant *Staphylococcus aureus*，MRSA）、耐万古霉素肠球菌（vancomycin resistant *Enterococcus*，VRE）、产超广谱 β- 内酰胺酶（extended-spectrum β-lactamases，ESBLs）的大肠埃希菌和肺炎克雷伯菌等。近年来出现的耐万古霉素的 MRSA，耐碳青霉烯类的大肠埃希菌和肺炎克雷伯菌等，给临床治疗带来了很大困难。

（3）各种原因所致的免疫功能低下者为医院感染的重点人群，可感染多种病原体，如 AIDS 患者、器官移植人群等。

(4) 医院感染的病原体谱可随新发病原体的出现、医疗新技术的开展、抗菌药物的应用及患者免疫功能的变化而发生变迁，可出现多种病原体混合感染的状况。

(四) 医院感染的流行病学

医院感染属于感染性疾病，其发生和流行需要具备传染源、传播途径和易感人群3个环节，同时也受患者的原发疾病、医院诊疗和管理水平以及自然因素等的影响。

1. 传染源

(1) 内源性医院感染的病原体主要来自于患者体表和体内的正常菌群，由于寄生部位改变、机体免疫力下降或菌群失调等因素的影响，造成了机体的感染。因此，病原菌多为机会致病菌。

(2) 患者、携带者以及医院环境中存在的病原体是外源性医院感染的传染源。医院内各种感染性疾病患者体内的病原体，如金黄色葡萄球菌、麻疹病毒、流行性腮腺炎病毒、SARS-CoV、流感病毒等，可经过一定的途径造成其他患者、医务人员的感染。医务人员携带的病原体或机会致病菌也是重要的传染源。

2. 传播途径 外源性感染的传播主要通过以下3种方式：①交叉感染，通过传染源和易感人群间的交叉感染，经过呼吸道、消化道、接触、母婴传播等途径传播；②医源性感染，包括医务人员携带的病原体通过接触患者、输注的血液或血制品含有病原体（如HBV、HCV、HIV、梅毒螺旋体等）、侵入性诊疗过程中因为医疗器械携带病原体而造成感染；③通过医院环境，如接触医院受污染的各类设施表面、吸入有病原体气溶胶污染的空气等导致医院感染。

3. 易感人群 对病原体缺乏免疫力或免疫力低下的患者和医务人员均可能成为医院感染的易感者。内源性感染主要由机会致病菌引发，住院患者为主要易感人群，医务人员感染很少。

4. 医院感染发生的危险因素

(1) 患者的原发基础疾病及年龄的影响：患者的原发基础疾病会影响到机体的免疫状况，进而影响医院感染的发生，如晚期肿瘤、糖尿病、肝硬化、肾衰竭后接受透析等。老年人和婴幼儿易发生医院感染。

(2) 诊疗因素的影响：免疫抑制剂的应用、放射治疗、恶性肿瘤化疗等因素可降低或破坏机体的免疫功能；侵入性检查或治疗，如内镜检查、留置导尿管、气管切开或插管、使用呼吸机、长期透析、伤口引流、人工关节置换、心脏瓣膜置换、心脏导管放置等，均可将病原体带入体内或者使病原体黏附于表面，形成细菌生物被膜，促进医院感染的发生。长期应用抗菌药物一方面可能筛选出耐药菌株，也有可能造成菌群失调而引发二重感染。

(3) 住院时间的长短：住院时间长或多次住院均会增加医院感染的机会。

(4) 医院的医疗设施及管理水平：如医院拥挤、不利于隔离，环境不符合感染防控要求，医院感染管理混乱、管理责任制不健全、控制措施落实不到位，缺少防控设施和设备（如手卫生设施、医疗器械的清洗消毒设施）、诊疗环境消毒不达标，医务人员防控意识不够、手卫生依从性低、无菌操作不合格等因素均会增加医院感染发生的风险。

(5) 新发病原体：由于缺乏对新发传染病病原体致病性的认识，也缺乏特异性的诊断以及预防和治疗的手段，因此新发病原体易于引起医院感染。住院患者和医务人员均有可能被感染，如SARS-CoV-2、埃博拉病毒等。

三、医院感染的控制

(一) 医院感染的检查

医院感染几乎可发生于人体所有的组织和脏器。由于感染的部位不同、感染病原体的种类

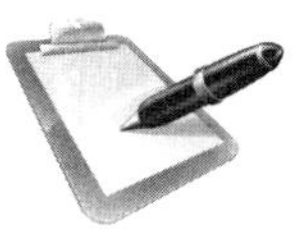

和数目不同以及机体的生理和病理状态的差异，医院感染的表现形式多样，包括呼吸系统、泌尿系统、心血管系统、血液系统、腹部和消化系统、神经系统，手术部位、器官、皮肤和软组织、骨关节、生殖道、口腔等感染。以下简单总结了常见医院感染的诊断方法，包括易感因素分析、临床诊断和病原学检查。

1．呼吸系统感染 包括上、下呼吸道及胸膜的感染。

（1）易感因素：包括慢性消耗性疾病、意识障碍、免疫功能受损（引发内源性感染）或外科手术、气管插管或切开、呼吸机或超声雾化装置等仪器的使用，以及医院空气消毒不严格等（引发外源性感染）所导致。

（2）临床诊断：发热伴鼻咽部周围感染，表现为发热、咳嗽、咳痰伴白细胞升高、肺部啰音、X 线胸片显示肺部浸润性病变；稳定期的慢性气道疾病患者表现为继发急性感染或发热、胸痛、脓性胸腔积液（胸膜感染可能）等。

（3）病原学检查：收集咽拭子、痰、纤维支气管镜采集的下呼吸道标本、胸腔积液标本，经过涂片染色观察或培养鉴定。血培养结果以及下呼吸道标本中分离到的通常非呼吸道定植的病原体都有意义。血清学检测和病理学检测结果也可作为诊断证据。

2．泌尿系统感染

（1）易感因素：包括泌尿系统的侵入性操作（包括留置导尿管、膀胱镜检查）、患有尿路结石、患有尿路先天畸形、有血尿症状、泌尿系统损伤、患有慢性消耗性疾病、长期使用免疫抑制剂、长期住院、衰弱、女性等。

（2）临床诊断：患者出现尿路刺激症状（尿频、尿急、尿痛等），或有下腹压痛、肾区叩痛，伴或不伴发热。尿常规检查常发现白细胞高于参考值。

（3）病原学检查：留取尿标本进行检查。清洁中段尿或导尿管留取尿液（非留置导尿）培养菌落计数革兰氏阳性球菌数 $\geqslant 10^4$ CFU/ml 或革兰氏阴性杆菌数 $\geqslant 10^5$ CFU/ml；或膀胱穿刺采集尿液细菌培养计数 $\geqslant 10^3$ CFU/ml；或新鲜尿液标本经离心应用相差显微镜检查（1×400），在 30 个视野中有半数视野见到形态相似细菌。

3．手术部位感染 手术部位感染是外科常见医院感染之一。正常菌群通过手术直接污染伤口或经过血行播散至手术部位可造成感染；也可通过手术者（手、气溶胶），或因无菌操作不到位，或环境消毒和器械、敷料等灭菌不彻底造成感染。

（1）易感因素：婴幼儿和高龄患者、营养不良、有严重基础疾病、使用免疫抑制剂、有远离手术部位的感染灶者均易发生手术部位的感染。手术切口的类型、手术区皮肤的准备以及手术的时间（白天手术的手术部位感染率低于夜间）均可影响手术部位的感染。

（2）临床诊断：表浅切口出现红、肿、热、痛，或有脓性分泌物。从非感染性手术深部切口或器官引流出或穿刺抽到脓液，或切口有脓性分泌物或有发热（体温 $\geqslant$ 38℃）；局部有疼痛或压痛，或手术探查、经组织病理学检查或影像学检查发现涉及深部切口脓肿。

（3）病原学检查：采集分泌物或脓液进行培养和鉴定，检出微生物可作为诊断依据。

4．抗菌药物相关性腹泻 抗菌药物相关性腹泻是由长期使用抗生素后造成肠道的菌群失调引起，病原体多为耐药的艰难梭菌，表现为假膜性肠炎和腹泻。

（1）易感因素：长期使用抗菌药物、使用免疫抑制剂、有胃肠道操作或应用胃肠道抑制药者。

（2）临床诊断：近期曾应用或正在应用抗生素，且出现排水样便、血便、黏液脓血便或粪便上有斑块条索状伪膜，体温 $>$ 38℃或有腹痛或腹部压痛、反跳痛，血常规检查白细胞升高。

（3）病原学检查：取粪便标本后涂片观察是否有有意义的优势菌群，分离培养鉴定或进行粪便的细菌毒素测定。

5．血液感染与血管内留置导管相关血流感染 血流感染（blood stream infection）是由各

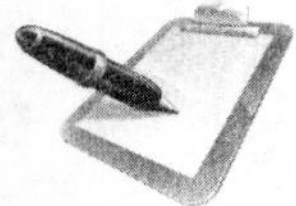

种病原体和毒素侵入血流引起的感染。应用静脉留置针、中央静脉导管、经外周静脉穿刺的中心静脉导管（peripherally inserted central venous catheters，PICC）、心血管导管等可使血管内导管相关血流感染（catheter related blood stream infection，CRBSI）增多。

（1）易感因素：老人和婴幼儿、有慢性基础疾病、使用免疫抑制剂、接受侵入性操作（包括动静脉插管、手术、血液透析、血管内留置导管）等。

（2）临床诊断：有发热（> 38℃）或低体温（< 36℃），伴有畏寒、寒战；或有全身感染中毒症状而无明显感染灶；或有皮肤黏膜出血点、肝脾大、血液中性粒细胞增多伴核左移，且无其他原因可以解释者；静脉穿刺部位有脓性渗出液；或沿留置导管的皮下走行部位出现弥散的疼痛性红斑者。

（3）病原学检查：采集血液标本进行血培养鉴定，导管尖端行病原体培养。

（二）医院感染的防控

1．加强医院感染管理 各级各类医疗机构应当严格按照《医院感染管理办法》的规定实施医院感染管理工作。住院床位总数超过 100 张的医院需设立由多学科和多个管理部门负责人组成的医院感染管理委员会和独立的医院感染管理部门，建立医院感染管理责任制，制定并落实医院感染管理的规章制度和工作规范；监测、分析、反馈医院感染及其相关危险因素；对医院的清洁、消毒灭菌与隔离、无菌操作技术、医疗废物管理、传染病的医院感染控制、医务人员有关预防医院感染的职业卫生安全防护等工作提供指导。

2．严格的消毒、隔离制度 严格的消毒、隔离制度是切断医院感染传播途径的重要手段。医疗机构需按照《医疗机构消毒技术规范》中规定的高度危险性物品、中度危险性物品和低度危险性物品的要求，对医疗器械、材料、器具、环境等严格进行灭菌、消毒或清洁。同时注意医护人员的手部皮肤清洁，保证医务人员的手卫生、诊疗环境条件符合规定要求。严格执行隔离技术规范，根据病原体的传播特征采取相应的隔离措施。

3．做好人员培训及职业卫生防护 做好医院全体工作人员医院感染的培训，包括法律法规、相关工作规范和标准、专业技术知识、无菌操作技术等。制定医务人员职业卫生防护工作的具体措施，提供必要的防护物品。

4．加强抗菌药物应用管理 严格执行《抗菌药物临床应用指导原则》和《抗菌药物临床应用管理办法》，强化对抗菌药物的合理使用，加强抗菌药物临床使用和耐药菌监测管理。

5．做好预防和诊断 医务人员需要根据患者的病情和相关诊疗是否存在医院感染的易感因素，做好预防、及早发现和早诊断医院感染的工作。要加强对基础疾病的诊治，对使用免疫抑制剂者应加强保护性隔离，做好防护工作。

6．开展医院感染监测 通过长期、系统、连续地收集、分析医院感染在一定人群中的发生、分布及影响因素，并将监测结果反馈给有关部门和科室，为医院感染的预防、控制和管理提供科学依据。医院应该建立有效的医院感染监测与通报制度，配备医院感染专职人员，并对专职人员和医务人员进行相关培训，建立医院感染报告制度，将发生的医院感染暴发在规定时间内报告相关卫生行政部门。

医院感染的监测包括全院性监测和目标性监测。全院性监测通过感染控制专职人员主动、持续地对调查对象（包括住院患者和医务人员）的医院感染发生情况进行跟踪观察和记录。监测的内容包括患者的基本情况、医院感染情况、监测月份患者的出院情况，分析资料后进行总结和反馈。目标性监测主要包括手术部位感染的监测、成人及儿童重症监护病房医院感染监测、新生儿病房医院感染监测、细菌耐药性监测，以及医院感染患病率调查和抗菌药物使用调查，同时，对监测和调查的资料进行分析并总结和反馈。

第四节 媒介生物的控制技术

能通过生物或机械方式将病原生物从传染源或环境向人类传播的生物称为媒介生物，主要包括节肢动物和啮齿类动物。本节仅介绍节肢动物及其控制技术。

节肢动物（arthropod）种类繁多，分布广泛，其中与人、畜健康有关的节肢动物称为医学节肢动物（medical arthropod）。医学节肢动物生物学分类分属于5个纲多个种，包括昆虫纲（Insecta）（包括蚊、蝇、白蛉、蠓、蚋、虻、蚤、虱、臭虫、蜚蠊、桑毛虫、毒隐翅虫等）、蛛形纲（Arachnida）（包括蜱、革螨、恙螨、疥螨、皮肤蠕形螨、尘螨、蜘蛛、蝎子等）、甲壳纲（包括淡水蟹、淡水虾、蝲蛄等）、唇足纲（Chilopoda）（包括蜈蚣等）、倍足纲（Diplopoda）（包括马陆等）。

医学节肢动物对人类的危害主要包括两个方面：一方面是直接危害，包括吸血和骚扰、螫刺、毒害、导致过敏、寄生等。例如蚊、白蛉、蠓、蚋、虻、蚤、虱、臭虫、蜱、螨等均叮刺吸血，影响休息和工作；桑毛虫的毒毛及毒液可引发皮炎等；尘螨吸入可引发过敏性哮喘；蝇的幼虫可寄生于人体内引起蝇蛆病；疥螨寄生于皮肤的角质层引起疥疮等。另一方面，许多医学节肢动物可作为媒介传播疾病，称为媒介节肢动物（entomophilous arthropod）或昆虫媒介（insect vector）。由媒介节肢动物传播的疾病称为虫媒传染病（arthropod-borne infectious diseases）。

一、虫媒传播疾病的方式

第三章已经介绍了虫媒传播疾病的方式。虫媒可传播多种疾病，根据其与病原体的关系，可将虫媒传播病原体的方式分为机械性传播和生物性传播两种类型。

1．机械性传播（mechanical transmission） 病原体在虫媒的体表或体内，经过机械性的携带，在宿主间传播。在此携带过程中，病原体仍保持了感染力。例如蝇传播痢疾、肠热症、霍乱等。

2．生物性传播（biological transmission） 病原体在虫媒体内经过发育、繁殖或发育和繁殖的阶段，才能传播到新的宿主。根据病原体在虫媒体内的变化方式，可分为4种类型：

（1）发育式传播（developmental transmission）：病原体在虫媒体内只进行了发育，出现了形态结构及生理功能的变化而到达感染阶段，但无数量的增加，再通过虫媒传播给人的过程。例如丝虫的微丝蚴进入蚊媒体内发育成感染期丝状蚴，通过蚊叮咬人传播丝虫病。

（2）繁殖式传播（propagative transmission）：病原体在虫媒体内只进行了繁殖，仅有数量增加，并无形态的变化，再通过虫媒传播给人的过程。例如鼠疫耶尔森菌在鼠蚤体内增殖，日本脑炎病毒、登革病毒、黄热病毒等在蚊体内增殖后再传播。

（3）发育繁殖式传播（developmental-propagative transmission）：病原体在虫媒体内既进行发育，又进行繁殖，表现为形态结构和生理功能发生变化，同时数量增加，再通过虫媒传播给人的过程。例如疟原虫在蚊体内、杜氏利什曼原虫在白蛉体内的发育和繁殖后再传播。

（4）经卵传播（transovarial transmission）和跨龄传播（transstadial transmission）：病原体在虫媒体内增殖过程中侵入卵巢，经卵传递至下一代称为经卵传播；虫媒体内的病原体从幼虫传递到若虫或从若虫传递到成虫，并仍具有感染性的现象称为跨龄传播。例如日本脑炎病毒、登革病毒在蚊体内，恙虫病东方体在恙螨体内，森林脑炎病毒在硬蜱体内均可经过上述过程传播。

二、常见的媒介节肢动物及所传播病原体和所致疾病

可传播疾病的媒介节肢动物很多，本文总结了常见的媒介节肢动物及所传播的疾病（表5-4）。

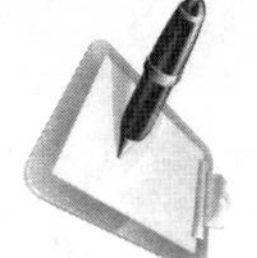

表5-4 常见的主要媒介节肢动物及所传播的病原体和所致疾病

虫媒	分类	传播的病原体	所致疾病	常见虫媒种类（传播方式）
昆虫纲（Insecta）				
蚊（mosquito）	双翅目（Diptera）、蚊科（Culicidae）	疟原虫（Plasmodium）	疟疾	嗜人按蚊、中华按蚊、微小按蚊、大劣按蚊（发育繁殖式传播）
		日本脑炎病毒（Japanese encephalitis virus）	流行性乙型脑炎	三带喙库蚊为主，还有淡色库蚊、致倦库蚊（繁殖式传播、经卵传播和跨龄传播）
		班氏吴策线虫（*Wuchereria bancrofti*）、马来布鲁线虫（*Brugia malayi*）、帝汶布鲁线虫（*Brugia timori*）	丝虫病	主要为淡色库蚊和致倦库蚊（班氏吴策线虫）、中华按蚊、嗜人按蚊、东乡伊蚊（马来布鲁线虫）、须喙按蚊（帝汶布鲁线虫）（发育式传播）
		登革病毒（dengue virus）	登革热 / 登革出血热	埃及伊蚊和白纹伊蚊（繁殖式传播、经卵传递式传播和跨龄传播）
		寨卡病毒（zika virus）	寨卡热 / 先天感染	埃及伊蚊和白纹伊蚊（繁殖式传播）
		黄热病病毒（yellow fever virus）	黄热病	埃及伊蚊（繁殖式传播、经卵传播和跨龄传播）
		西尼罗病毒（west Nile virus）	西尼罗热 / 西尼罗脑炎	伊蚊和库蚊（繁殖式传播）
		基孔肯雅病毒（Chikungunya virus）	基孔肯雅热（奇昆古尼亚热）	埃及伊蚊和白纹伊蚊（繁殖式传播）
		西方马脑炎病毒（western equine encephalitis virus）	西方马脑炎	环跗库蚊、白纹伊蚊、黑色伊蚊、浅色伊蚊、背点伊蚊、赫坎按蚊等（繁殖式传播、经卵传播和跨龄传播）
		东方马脑炎病毒（eastern equine encephalitis virus）	东方马脑炎	黑尾脉毛蚊、环跗库蚊、骚扰库蚊、带喙库蚊等
白蛉（sand fly）	双翅目（Diptera）、蛉科（Phlebotomidae）	杜氏利什曼原虫（*Leishmania donovani*）、巴西利什曼原虫（*L. braziliensis*）、热带利什曼原虫（*L. tropica*）、墨西哥利什曼原虫（*L. mexicana*）	内脏利什曼病 / 黏膜皮肤利什曼病 / 皮肤利什曼病	家栖中华白蛉、近野栖中华白蛉、吴氏白蛉、亚历山大白蛉（发育繁殖式传播）

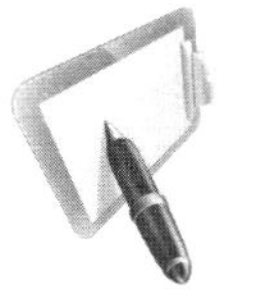

续表

虫媒	分类	传播的病原体	所致疾病	常见虫媒种类（传播方式）
蚋（black fly）	双翅目（Diptera）、蚋科（Simuliidae）	旋盘尾丝虫（*Onchocerca volvulus*）、盲盘尾丝虫（*Onchocerca caocutieus*）	盘尾丝虫病（河盲症）	恶蚋、沙巴蚋、鳞蚋、蟹蚋、淡黄蚋、金蚋等（发育式传播）
虻（tabanid fly）	双翅目（Diptera）、虻科（Tabanidae）	罗阿罗阿线虫（*Loa loa*）	罗阿丝虫病	斑虻（发育式传播）
蝇（fly）	双翅目（Diptera）、蝇科（Muscidae）或丽蝇科（Calliphoridae）或麻蝇科（Sarcophagidae）或厕蝇科（Fanniidae）或狂蝇科（Oestridae）等	经口感染的病原体	消化道疾病等	非吸血蝇类（机械性传播）
		布氏冈比亚锥虫（*Trypanosoma brucei gambiense*）、布氏罗得西亚锥虫（*T. B. rhodesiense*）	非洲锥虫病 / 非洲睡眠病	须舌蝇、*Glossina tachinoides*、*Glossina fuscipes*（发育式传播）
		结膜吸吮线虫（*Thelazia callipaeda*）	结膜吸吮线虫病	冈田绕眼果蝇（发育式传播）
蚤（flea）	蚤目（Siphonaptera）、蚤科（Pulicidae）或角叶蚤科（Ceratophyllidae）或多毛蚤科（Hystrichopsyllidae）	鼠疫耶尔森菌（*Yersinia pestis*）	腺鼠疫	印鼠客蚤、谢氏山蚤、黄鼠蚤、人蚤（繁殖式传播）
		地方性斑疹伤寒立克次体（*Rickettsia typhi*）/ 莫氏立克次体（*Rickettsia mooseri*）	地方性斑疹伤寒	印鼠客蚤（繁殖式传播）
		微小膜壳绦虫（*Hymenolepis nana*）、缩小膜壳绦虫（*Hymenolepis diminuta*）、犬复孔绦虫（*Dipylidium caninum*）	绦虫病	印鼠客蚤、犬蚤、猫蚤、致痒蚤（微小膜壳绦虫），具带病蚤、印鼠客蚤（缩小膜壳绦虫），犬栉首蚤、猫栉首蚤和人蚤（犬复孔绦虫）（发育式传播）
虱（louse）	虱目（Phthiraptera）、虱科（Pediculidae）或阴虱科（Phthiridae）	普氏立克次体（*Rickettsia prowazekii*）	流行性斑疹伤寒	人体虱、人头虱、耻阴虱（繁殖式传播）
		回归热螺旋体（*Borrelia recurrentis*）	虱传回归热（流行性回归热）	人体虱、人头虱（繁殖式传播）
		五日热巴尔通体（*Bartonella quintana*）	战壕热（五日热）	人体虱（繁殖式传播）
锥蝽（triatomine bugs）	半翅目（hemiptera）、猎蝽科（Reduriidae）	枯 / 克氏锥虫（*Trypanosoma cruzi*）	恰加斯病	侵扰锥蝽、长红锥蝽、二分锥蝽、大全圆蝽、巴西锥蝽（发育繁殖式传播）
蜚蠊（cockroach）	网翅目（Dictyoptera）、姬蠊科（Phyllodromiidae）或蜚蠊科（Blattidae）	经口感染的病原体	消化道疾病等	德国小蠊、美洲大蠊、黑胸大蠊等（机械性传播）
		美丽筒线虫（*Gongylonema pulchrom*）	筒线虫病	蜚蠊（发育式传播）
		缩小膜壳绦虫（*Hymenolepis diminuta*）	缩小膜壳绦虫病	蜚蠊（发育式传播）

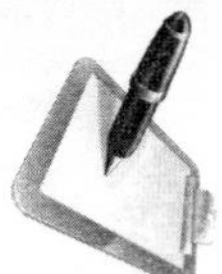

续表

虫媒	分类	传播的病原体	所致疾病	常见虫媒种类（传播方式）
蛛形纲（Arachnida）				
蜱（hard tick）	寄螨目（Parasitiformes）、硬蜱科（Ixodidae）	森林脑炎病毒（forest encephalitis virus）	森林脑炎	全沟硬蜱、嗜群血蜱、森林革蜱（繁殖式传播、经卵传播和跨龄传播）
		克里米亚 - 刚果出血热病毒（Crimean-Congo hemorrhagic fever virus）	克里米亚 - 刚果出血热 / 新疆出血热	亚东璃眼蜱（繁殖式传播、经卵传播和跨龄传播）
		伯氏疏螺旋体（*Borrelia burgdorferi*）	莱姆病	全沟硬蜱、嗜群血蜱、中华硬蜱等（繁殖式传播、经卵传播和跨龄传播）
		发热伴血小板减少综合征病毒（severe fever with thrombocytopenia syndrome virus）	发热伴血小板减少综合征（蜱虫病）	长角血蜱（繁殖式传播、经卵传播和跨龄传播）
		贝纳柯克斯体（*Coxiella burnetii*）	Q 热	草原革蜱、粒形硬蜱、亚东璃眼蜱、铃头血蜱等（繁殖式传播）
		西伯利亚立克次体（*Rickettsia sibirica*）	西伯利亚立克次体斑疹热	草原革蜱、边缘革蜱（繁殖式传播、经卵传播和跨龄传播）
		巴贝虫（*Babesia*）	人巴贝虫病	肩突硬蜱、篦子硬蜱、全沟硬蜱（发育繁殖式传播、经卵传播和跨龄传播）
		嗜吞噬细胞无形体（*Anaplasma phagocytophilum*）	人嗜粒细胞无形体病	肩突硬蜱、篦子硬蜱、全沟硬蜱（繁殖式传播）
		土拉热弗朗西丝菌（*Francisella tularesis*）	土拉热弗朗西丝菌病	草原革蜱、网纹革蜱（繁殖式传播、跨龄传播）
软蜱（soft tick）	寄螨目（Parasitiformes）、软蜱科（Argasidae）	波斯疏螺旋体（*Borrelia persica*）、拉氏疏螺旋体（*Borrelia latyshevyi*）、	蜱传回归热	索罗钝缘蜱（波斯疏螺旋体）、特突钝缘蜱（拉氏疏螺旋体）（繁殖式传播、经卵传播和跨龄传播）
		土拉热弗朗西丝菌（*Francisella tularesis*）	土拉热弗朗西丝菌病	拉合尔钝缘蜱（繁殖式传播、跨龄传播）
		贝纳柯克斯体（*Coxiella burnetii*）	Q 热	特突钝缘蜱（繁殖式传播）

续表

虫媒	分类	传播的病原体	所致疾病	常见虫媒种类（传播方式）
革螨（gamasid mite）	寄螨目（Parasitiformes）、屁刺螨科（Dermanyssidae）或巨刺螨科（Macronyssidae）或厉螨科（Laelapidae）	汉坦病毒（Hantavirus）	肾综合征出血热	格氏血厉螨、柏氏禽刺螨（繁殖式传播、经卵传播和跨龄传播）
		小蛛立克次体（*Rickettsia akari*）	立克次体痘	血红异皮螨（繁殖式传播、经卵传播和跨龄传播）
		土拉热弗朗西丝菌（*Francisella tularesis*）	土拉热弗朗西丝菌病	格氏血厉螨、鼠厉螨、柏氏禽刺螨（繁殖式传播、经卵传播和跨龄传播）
恙螨（trombiculid mites）	真螨目（Acariformes）、恙螨科（Trombiculidae）或列螨科（Leeuwenhoekiidae）或无前螨科（Walchiidae）	恙虫病东方体（*Orientia tsutsugamushi*）	恙虫病	地里纤恙螨、小盾纤恙螨、微红纤恙螨、高湖纤恙螨、海岛纤恙螨、吉首纤恙螨（繁殖式传播、经卵传播和跨龄传播）
		汉坦病毒（Hantavirus）	肾综合征出血热	小盾纤恙螨（繁殖式传播、跨龄传播）

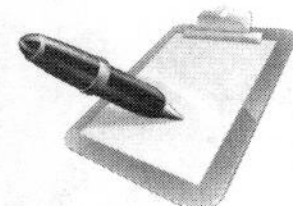

三、虫媒控制技术

媒介生物在虫媒传染病流行环节中充当重要甚至是不可或缺的载体，部分媒介生物还可充当某些虫媒传染病病原体的储存宿主。因此，媒介生物防制是虫媒传染病防控的重要环节，把它们在自然界中的种群数量控制在不足以传播疾病的密度之下，可有效降低虫媒传染病的流行。但是，自然界中的大多数虫媒繁殖能力强、种群数量庞大、生态习性复杂、适应环境的能力强，需要采取综合性措施控制。

对于媒介生物的控制，应坚持政府主导、部门协调、社会参与、群众动手、科学治理、社会监督的工作原则，以生物学、生态学和社会经济学为基础，采用环境防制、物理防制、化学防制、生物防制以及法规防制相结合的综合性措施，同时要加强虫媒种群、密度和虫媒传染病的监测，开展不同学科、行业间的合作，国际组织、政府机构与研究机构间的合作等，才有可能实现有效控制的目标。

（一）宣传教育和培训

通过广泛的宣传教育和培训活动，提升全社会对虫媒及虫媒传染病的流行环节、直接危害和间接危害的认识，了解虫媒的生态习性，媒介生物孳生、栖息的环境。倡导建立健康、卫生文明的生活方式，提升虫媒防控的意识和能力，减少病原体 - 病媒生物 - 人的接触。对于从事相关监测和控制工作的人员，要定期对其进行专业培训，更新其知识和技能。

（二）虫媒防制

1．法规防制 依据国家法律、法规和条例，加强国境检疫检查，防止节肢动物及虫媒传染病传入国内或携带至其他国家和地区。依法加强对环境整治的监督检查，消除虫媒孳生地；监督和落实开展预防虫媒病的健康教育工作。

2．环境防制 通过改造或处理虫媒赖以栖息、孳生的场所，同时尽可能保护益虫及天敌的生存环境，减少或清除虫媒。

（1）环境改造：采用“封、排、清、填、疏”进行环境改造，清除蚊、蛉、蝇、蜱、螨等的孳生地。包括封盖盛水容器，覆盖污水沟；排清积水；密封垃圾容器和粪池，清理垃圾；填平洼坑、废弃的竹洞、树洞和石穴等；疏通沟渠，清理岸边淤泥和杂草。

（2）环境处理：控制江、河水生植被和岸边杂草，河道每周定期开水闸冲刷；家庭水缸和养花容器每周换水并彻底清理托盘积水，清除蚊虫孳生地。采用密闭方式收集和转运垃圾；每天清洗和清理禽舍和畜圈，预防虫媒孳生。

3．物理防制 是指利用机械力、阻挡，以及热、光、声等技术和方法，捕杀、隔离或驱离媒介节肢动物的防制方法。用拍子打杀室内等相对密闭环境中的蚊、蝇；利用纱窗、纱门、蚊帐等阻挡和隔离蚊、蝇；进入有蜱的地区应穿防护服、长袜、长靴，戴防护帽；用开水烫、干热法、熨烫杀死衣物上的虱和虱卵，用热水及蒸汽喷浇床板、缝隙杀灭体虱、臭虫等；用粘纸粘捕蝇、蜚蠊等；利用光、声等电磁波诱杀或驱避虫媒。

物理防制法使用方便，同时不污染环境，是食品生产和家庭环境防制虫媒的首选方法。

4．化学防制 使用天然或化学合成的物质，毒杀、驱避或诱杀虫媒的技术。

常用的化学物质包括有机氯类、有机磷类、氨基甲酸酯类、拟除虫菊酯类、昆虫生长调节剂类、有机氟类、新烟碱类和吡唑类等。使用前需了解虫媒的生态习性、杀虫剂的特征、抗虫谱及施药方式，常用方式包括空间喷雾、滞留喷洒、撒布粉剂和烟熏等。例如用马拉硫磷、拟除虫菊酯类等室内喷洒灭蚊、蛉、蝇等；用拟除虫菊酯类杀虫剂浸泡或喷洒蚊帐防蚊并控制疟疾；在蝇孳生地，为提升杀灭蝇蛆的效果，可在杀虫剂中加入伏虫脲 1 号；用溴氰菊酯等药物喷洒室内及禽畜舍、圈可杀灭蚤及其幼虫；用二氯苯醚菊酯等涂抹毛发可灭虱；用乙酰甲胺磷、溴氰菊酯等喷洒、烟熏等可杀灭蜚蠊；在室外或野外环境中外露的皮肤表面涂抹驱避剂如邻苯二甲酸二甲丁酯，必要时用驱避剂浸泡衣服，防止蜱、螨叮咬。

化学防制法使用方便，见效快，是快速防控虫媒、有效降低虫媒密度的首选方法。但存在污染环境、出现抗药性等问题。

虫媒耐药性（insecticide resistance）是指通过与杀虫剂接触后，对某种杀虫剂原本敏感的虫媒种群，产生耐受和抵抗力。目前，有的虫媒甚至对多种杀虫剂产生耐药性，即多重耐药性（multiple resistance）；有的虫媒对一种杀虫剂产生耐药性，后出现对另外一种尚未接触的虫媒对杀虫剂也产生耐药性，即交叉耐药（cross resistance，交互耐药）。产生多重抗性的虫媒往往对其产生耐药性的杀虫剂的抵抗机制不同，而产生交叉耐药的往往对杀虫剂的抵抗机制相同。虫媒耐药性的产生为化学防制带来了困难和障碍，导致用药量的提升和随后的严重环境残留污染。完善杀虫剂的适用原则、加强杀虫剂耐药性的管理，是化学防制虫媒必须重视的问题。

5．生物防制　利用病原生物、捕食性天敌的生物拮抗或通过改变节肢动物的遗传特性，降低其繁殖功能，进而达到控制甚至消灭虫媒的方法。

（1）利用生物拮抗（病原生物、捕食天敌等）

1）病毒性防制剂：选用浓核病毒（densoviruses）和信息素制备毒饵防制蜚蠊，核型多角体病毒（nuclear polyhedrosis viruses）应用于桑毛虫、松叶蜂等的防制。

2）细菌性的防制剂：球形芽孢杆菌（*Bacillus sphaericus*）和苏云金芽孢杆菌（*Bacillus thuringiensis*）以色列变种通过产生毒素蛋白，可选择性杀灭蚊幼虫。球形芽孢杆菌的杀蚊谱较窄，对库蚊属幼虫的毒性最强；苏云金芽孢杆菌以色列亚种产生的毒素对蚊和蚋有特效杀灭作用。

3）真菌性防制剂：大链壶菌（*Lagenidium giganteum*）为兼性寄生真菌，灭蚊能力强，侵入致倦库蚊和白纹伊蚊幼虫体内后，会导致幼虫的新陈代谢紊乱和障碍，杀死幼虫；但对非靶生物无毒无害，且能在环境中生长繁殖，易于大规模人工培养。金龟子绿僵菌（*Metarhizium anisopliae*）是国内外广泛应用的一种重要的虫生真菌，属子囊菌亚门真菌，该菌能寄生于多种昆虫、螨类和线虫。对非靶标昆虫安全，对人畜和环境低毒无害，可在田间持续存留，防治效果好。绿僵菌通过吸附并穿透宿主的体壁后，在节肢动物血腔内，分泌海藻糖酶有效降解血淋巴中的海藻糖；同时，释放毒素，造成宿主死亡。已应用于农业虫害的防制。

4）线虫性防制剂：食蚊罗索线虫（*Romanomermis culicicorax*）专性寄生于库蚊、按蚊和伊蚊体内，寄生前期幼虫可以感染蚊的幼虫，成为生物灭蚊剂。

5）寄生蜂防制：蝇蛹俑小蜂（*Spalangia endius*）、蝇蛹金小蜂（*Pachycrepoideus vindemmiae*）是家蝇蛹期常见寄生蜂种类，对家蝇等蝇类害虫的生物防制可发挥重要作用。

6）自然天敌：食蚊鱼类、家鱼、剑水蚤等可捕杀蚊幼虫。常见鱼类包括柳条鱼（*Gambusia affinis*）、中华斗鱼（*Macropodus chinensis*）、麦穗鱼（*Pseudorasbora parva*）、黄颡鱼（*Pseudobagrus fulvidraco*）、鲤鱼、草鱼、青鱼等。寄生蜂和螨是蜚蠊的天敌。寄生蜂可侵害蜚蠊卵荚，吃光虫卵；螨能吸食蜚蠊血，蜚蠊螨可使蜚蠊窒息死亡。

7）植物防制剂：包括野生植物杀虫剂和植物源性杀虫剂。用藜芦、黄花蒿、菖蒲、百部、蓖麻叶、苦参等的水浸液喷洒，用如艾、牡荆、野菊花、青蒿、根皮等进行烟熏驱蚊或杀蚊。从除虫菊花中萃取的除虫菊素为植物杀虫剂，植物精油对蚊虫有驱杀、驱避、抑制生长发育等功效。

（2）遗传控制：通过改变虫媒的遗传物质，降低其繁殖能力或生存竞争力，达到控制虫媒的目的。如将转基因蚊虫或绝育的雄蚊释放到环境中，与自然界中的雄蚊竞争雌蚊交配，产出未受精卵，可导致自然种群减少。相关工作正在进行试验中。

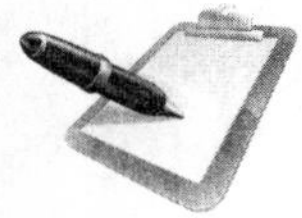

（三）虫媒及虫媒传染病监测

各级疾病预防控制中心以及其他相关部门应建立专项监测网，监测以下 4 部分的内容：①人群和家畜虫媒传染病；②传播媒介；③可成为病原体储存宿主的野生脊椎动物体内及媒介生物体内病原体自然感染率；④影响病原体传播的自然因素。

需要对当地的虫媒种群、密度、季节消长、昼夜活动规律、栖息习性、嗜血习性进行定时、定点的采样调查和监测。对虫媒传染病的发病率、疫点及主要的储存宿主等进行监测。在虫媒传染病暴发、流行时，要及时监测和确定虫媒种类、种群大小以及携带病原体的状况。对野外工作者或旅游者、来自疫区的人员进行虫媒传染病的检查或医学观察。随着科学的发展，现已经将全球定位系统（global position system，GPS）、遥感（remote sensing，RS）和地理信息系统（geographic information system，GIS）应用于部分虫媒及虫媒传染病的监测中，如疟疾、锥虫病、黑热病（内脏利什曼病）、登革热、莱姆病等的监测中，通过应用上述技术进行虫媒种群、预测模型分析等。

小　结

本章主要介绍消毒和灭菌的主要方法以及在医院感染防控中的应用，同时介绍虫媒传播疾病的方式及虫媒防控的策略。通过本章的学习，掌握消毒与灭菌的常用术语，理化消毒方法的原理、种类及应用范围，消毒与灭菌效果的影响因素；医疗机构消毒和灭菌的方法和技术，医院感染的定义和范围，医院感染的防控，虫媒传播疾病的方式，虫媒控制技术。熟悉常用方法的消毒、灭菌效果评价，空气、水、食物的消毒灭菌技术及效果评价，医疗机构消毒和灭菌的原则，医院感染的常见病原体及其特征，医院感染的流行病学特征，常见的主要媒介节肢动物及所传播疾病。了解生物消毒法、消毒剂的安全性评价、医疗机构消毒和灭菌的管理、医院感染的检查。

（王晓霞　韩　俭 编写，崔富强　审校）

思考题

1．简述如何开展环境中微生物的消毒。

2．简述影响消毒和灭菌效果的因素。

3．简述根据斯伯尔丁分类法可将医疗相关的器械、器具、物品如何分类，它对消毒和灭菌有何要求。

4．简述何为医院感染，医院感染发生的易感因素有哪些，如何防控医院感染的发生。

5．简述常见的虫媒可携带和传播哪些病原体，可引发哪些虫媒传染病，如何开展虫媒的防治。

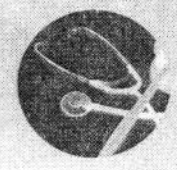

第六章　生物安全与微生物耐药性

病原实验室的工作人员存在被实验室内研究的病原微生物感染的风险。早在20世纪60年代就有关于实验室感染事故的报道，教训十分深刻。因此，加强对实验室获得性感染的预防和控制，落实有效的生物安全措施，事关国计民生，意义十分重大。

临床上抗感染药物主要为抗生素。抗生素的广泛使用会导致新的耐药菌不断出现、特别是多重耐药细菌大量出现，细菌对抗生素的耐药谱不断变化。这常导致治疗失败、并发症增多、感染复发、有时甚至找不到可治之药。在此情况下，作为一国或一个地区的大众健康工作者，非常有必要知道一些耐药菌的状况和相关注意点。

药品，特别是生物制品，具有生物活性等特点，易被微生物污染。药品如被污染，不仅不能“治病”，还可能“致病”，甚至危及生命安全。因此控制药品质量，尤其是防止药品的微生物污染，对于保证用药安全具有非常重要的意义。

通过本章学习，学生们应掌握生物安全、实验室获得性感染的概念，实验室生物安全管理体系和安全工作行为，药品和生物制品的概念，药品微生物限度标准，药品微生物污染的预防和控制，以及常见病原菌耐药性机制；熟悉病原生物危害程度分类，病原生物实验室生物安全水平（BSL），个人防护、药品微生物污染的卫生学意义，药品微生物检测及卫生标准，抗菌药物种类及作用机制；了解生物安全的重要意义及生物安全水平，药品生境特征药品，微生物污染的来源与种类，细菌耐药性的控制策略。

第一节　生物安全

病原微生物实验室污染和实验室获得性感染，是困扰从事病原微生物学教学、科学研究、临床检测和卫生防疫等行业人员的一个突出问题，并日益受到重视。世界卫生组织（WHO）等机构通过分析一系列实验室感染事故的原因，提出“生物安全”（biosafety）这一概念，并规定了操作规范。美国、欧盟、日本和中国等也相继制定和完善了与生物安全相关的系列法律、法规和操作规范。

一、历史上的生物安全事件

在生物安全理念建立之前，曾发生多次严重的生物安全事件，教训深刻。

1909年，美国病理学家霍华德·泰勒·立克次（Howard Taylor Ricketts）在研究落基山斑疹热时，发现了一种新的病原体。由于认识有限，他在实验过程中未采取足够的防护措施，不幸感染斑疹伤寒而去世。为了纪念他，人们将这种病原体命名为“立克次体”。

1967年，德国马尔堡的一家微生物实验室从非洲国家乌干达进口了一批猴子，计划作为脊髓灰质炎病的研究动物。在实验过程中接触过同批猴的工作人员先后出现恶心、呕吐、腹泻

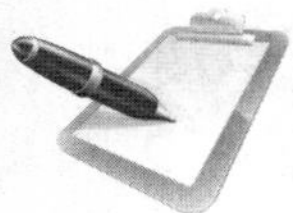

和高热等出血热病毒感染症状。进口过同一批动物的另外两家研究机构的工作人员也出现了类似病症。事后，德国当局认定这是一起由实验室感染引发的生物安全事件，造成此次事故的病毒被命名为马尔堡病毒。

上述实验室感染事件的例子表明生物安全不仅与个人健康密切相关，感染物质一旦外泄，极有可能会给人群和周围环境带来不可预估的影响，造成传染病的大范围流行，甚至影响社会稳定。

二、我国生物安全相关法律法规

2000 年 1 月 24—28 日，在加拿大蒙特利尔召开的“生物多样性公约缔约方大会”特别会议上通过了《卡塔赫纳生物安全议定书》。经国务院批准，我国政府已于 2000 年 8 月 8 日签署了《生物安全议定书》。2010 年 10 月 15 日，在日本中部城市名古屋召开的《卡塔赫纳生物安全议定书》第五次缔约方会议通过了《卡塔赫纳生物安全议定书关于赔偿责任和补救的名古屋 - 吉隆坡补充议定书》，我国也于 2012 年签署了该国际条约。

为了进一步规范我国医疗卫生和科研实验室的生物安全，我国政府及相关部门制定了一系列涉及生物安全的法律法规，包括《中华人民共和国传染病防治法》《病原微生物实验室生物安全管理条例》《实验室生物安全通用要求》《生物安全实验室建筑技术规范》和《微生物和生物医学实验室生物安全通用准则》等。在《中华人民共和国传染病防治法》中第二十二条明确规定：“疾病预防控制机构、医疗机构的实验室和从事病原微生物实验的单位，应当符合国家规定的条件和技术标准，建立严格的监督管理制度，对传染病病原体样本按照规定的措施实行严格监督管理，严防传染病病原体的实验室感染和病原微生物的扩散”。第六十四条规定：“对从事传染病预防、医疗、科研、教学、现场处理疫情的人员，以及在生产工作中接触传染病病原体的其他人员，有关单位应当按照国家规定，采取有效的卫生防护措施和医疗保健措施，并给予适当的津贴。”这些法规和制度，为我国生物安全提供了法律保障和建立了比较完善的制度，为我国生物安全实验室的建设、运营和监督管理等工作奠定了良好的基础。

三、生物安全相关术语

（一）生物安全

生物安全有广义与狭义之分。广义的生物安全是指避免由于对具有感染力的有机体或遗传改良有机体的研究和商品化生产，而对人类的健康和安全以及环境的保护带来的风险，尤其应避免外来物种的侵入及转基因物种的产生、转移及应用等。自 20 世纪 80 年代起，联合国环境规划署、WHO 和联合国粮食及农业组织等国际组织开始关注现代生物技术产品对人群健康和自然环境的潜在危害，并逐步构建了广义的生物安全概念。狭义的生物安全则特指实验室生物安全，指实验室的生物安全条件和状态不低于容许水平，避免实验室工作人员、来访人员、社区及环境受到不可接受的损害，且符合相关法规、标准等对实验室生物安全责任的要求。

（二）实验室生物安全

由于病原微生物实验室易发生获得性感染，需要防止实验室病原体或毒素意外暴露及释放，预防及控制实验室环境污染，保障社区人群健康。实验室生物安全（laboratory biosafety）用来描述那些用以防止病原体或毒素发生无意中暴露及意外释放的防护原则技术和实践。国家标准 GB 19489—2008《实验室生物安全通用要求》规定了对不同生物安全防护级别实验室的设施、设备和安全管理的基本要求，具体内容涵盖了防止实验室病原体或毒素意外暴露及释放的原则、技术及实践。本章我们将重点关注实验室生物安全。

（三）实验室生物安全保障

实验室生物安全保障（laboratory biosecurity）是指单位和个人为防止病原体或毒素丢失、被窃、滥用、转移或有意释放而采取的安全措施。实验室生物安全和实验室生物安全保障都是防止危险生物因子对人类健康和生命财产产生危害，但两者是有所区别的。简单地说，实验室生物安全是避免无意的生物危害，而实验室生物安全保障是避免有意的生物危害。

（四）实验室生物安全防护

实验室生物安全防护（biosafety protection for laboratories）是指当实验室工作人员在工作中接触含有致病的微生物及毒素时，通过实验室的设计建造、安全防护设备和个体防护措施，严格遵循标准化的操作程序和规则来确保自身和环境安全。生物安全防护实验室需要根据所操作的生物因子危害程度的不同，划分为不同的防护级别、设置相应级别的防护设备、制定必要的操作规范和各项生物安全规章制度，通过人员培训和检查监督等手段，确保各项制度和措施严格执行。

（五）生物安全实验室

国家标准 GB 50346—2004《生物安全实验室建筑技术规范》指出，生物安全实验室（laboratory biosafety）的建设要以生物安全为核心，确保实验人员的安全和周围环境的安全，同时应满足实验对象对环境的要求。

（六）微生物实验室获得性感染

根据我国卫生行业标准 WS/T455 2014《卫生监测与评价名词术语》规定，微生物实验室获得性感染（microbiological laboratory acquired infection）是指与微生物实验室有关的感染。近年来，微生物实验室获得性感染问题日益受到重视，其主要的感染源正是实验室的研究对象，包括各种实验微生物以及实验室环境中的微生物。

四、实验室获得性感染的特征

（一）微生物实验室可能成为对外的污染源

实验室管理制度不完善或者实验人员忽视管理规章制度，会导致微生物实验室感染的发生，甚至有可能导致死亡事故。被感染者可以是研究人员、清理实验室废弃物的清洁工人，甚至有可能是其他部门的工作人员、勤杂工、来访人员等。其中，科研单位最易发生实验室感染事件（表 6-1）。其流行病学特征可能表现为散发或暴发。因此，预防微生物学实验室感染的卫生学意义非常重大。

表6-1　不同类型微生物实验室的感染率

实验室类型	感染人数	感染率（%）
科研单位	2 307	58.8
临床诊断	677	17.3
生物制品	134	3.4
实验教学	106	2.7
其他	697	17.8
合计	3 921	100

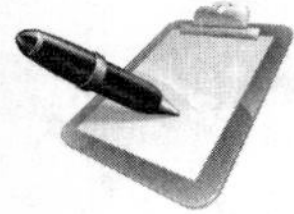

微生物实验室中常见的感染性废弃物有隔离废弃物（与隔离患者有关的废弃物）、传染性病原体的培养物和储存物、人血和血液检材废弃物、手术和尸检污染的废弃物、实验室废弃物污染的利器（皮下针头吸管、碎玻璃及手术刀片等）、透析废弃物、污染的动物尸体部件和垫料，丢弃的生物制品（菌苗、疫苗等）、污染的食品及其食品添加剂污染的器具等。这些材料的处理必须按照管理条例进行，任何可能的污染材料未经消毒处理不得使用，更不能带出实验室。许多微生物仅在特殊环境条件下才能生长，不容易在实验室中被检验出，因此，阴性测试结果往往不能说明其无致病性。

（二）实验室获得性感染的常见病原体

微生物实验室获得性感染的微生物种类与实验操作的病原体种类有关。常见的有布鲁氏菌、脑膜炎奈瑟菌、结核分枝杆菌、炭疽杆菌、肝炎病毒、人类免疫缺陷病毒，以及真菌等。

1．布鲁氏菌 布鲁氏菌是细菌性实验室获得性感染的常见微生物之一。一般认为该菌可能通过雾化和直接接触感染，布鲁氏菌通过人际传播引发实验室感染的报道很少。因此，一般认为从事研究的实验人员应该进行预防性疫苗接种，一旦意外接触该菌，应该立即服用多西环素或者利福平等药物以预防感染。

2．脑膜炎奈瑟菌 脑膜炎奈瑟菌引发的实验室感染危害重大，往往造成人员死亡。预防脑膜炎奈瑟菌引发的实验室感染不仅需要对相关人员进行脑膜炎疫苗接种，还要求所有的实验操作必须在生物安全柜中进行，并且建立严格的验室管理制度。研究人员一旦意外暴露于该菌，应该立即服用环丙沙星或利福平作为紧急预防措施。

3．结核分枝杆菌 结核分枝杆菌存在于多种临床样品中，处置或操作临床样品时产生的气溶胶是导致实验室获得性结核分枝杆菌感染的重要危险因素。有报道称，微生物实验室人员发生肺结核感染的概率较一般人群高 3 ～ 9 倍。因此，与该菌相关的所有可能产生气溶胶的实验操作应该在二级生物安全实验室中进行。实验室必须配备生物安全柜，实验人员应该佩戴 N95 呼吸器。相关实验室人员每年应该进行一次结核菌素试验检测，结果呈阳性者应入院接受进一步诊断和治疗。因意外原因暴露于结核分枝杆菌的人员，应预防性服用抗结核药物，并在此后的 3 ～ 6 个月接受结核菌素试验。

4．肝炎病毒 乙型肝炎病毒和丙型肝炎病毒是引发实验室感染的最常见的两种病毒。近年来随着实验室生物安全设备的推广、实验条件的改善和乙型肝炎疫苗的普及，实验室相关的乙型肝炎感染已经大幅减少。丙型肝炎目前尚无疫苗可用，但是已有特异性治疗药物。

5．真菌 真菌是实验室感染常见微生物之一，以皮肤感染最多。正常人免疫功能正常时，很难发生深部真菌感染。真菌感染的途径以割伤后接触真菌样品或培养物为主。若实验操作不规范，真菌也可在实验室形成气溶胶，导致吸入性真菌性肺炎。在实验室中发生的真菌性肺炎，多以球孢子菌属（*Coccidioides*）感染为主。肺炎等深部真菌感染虽然发生率低，但是容易误诊，相关实验室工作人员应当特别注意。

（三）实验室感染的高风险因素

1．由移液管引起 在移液管口加棉塞不能防止吸入感染性颗粒，如用嘴吸移液管可能吸入感染性液体或者气溶胶而引起口腔感染。现在，实验室一般已不用口吸移液管。

2．由接种器材引起 细菌接种时接种环的材质、质量大小、是否为闭环和手持接种环的方式及火焰烧灼的方式等都与细菌的洒落和气溶胶形成有关。接种环应完全封闭，防止环上菌膜破裂而洒落细菌，或抖动面洒落细菌。烧灼接种环时应使环面垂直，以防止骤热产生的水分溅到操作者身上，操作完成后应消毒操作台。类似的操作还有过氧化氢试验，产生的气泡常导致气溶胶扩散。因此，以上操作应该在生物安全柜内完成。

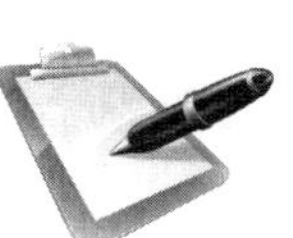

3．离心管　由离心引起的感染事故较少见，多通过离心物质的泄漏和倾倒上清液产生气溶胶引起感染和污染。

4．搅拌、混匀和震荡　微生物悬液和培养物常需要搅拌、混匀和震荡，以使微生物均匀分布，而这些操作引起的气溶胶和飞沫扩散是实验室获得性感染的原因之一。

5．开启安瓿　开启安瓿时，如果培养物是液体，表面会有一层液膜。这层膜若由于过猛的开启而破碎，就会产生气溶胶。干燥的物质如真菌孢子、干燥的细菌被搅动或振动就可以扩散至空气中。

6．感染性物质倾注　细菌培养物、含病毒组织或细胞的培养液、消化的痰液的倾注和临床标本离心后的倾注，也可能产生微生物气溶胶，倾倒时容器外壁被玷污也是污染途径之一。

7．来自实验操作者的污染　实验人员若患有传染性疾病，在从事实验操作时，其携带的病原微生物将扩散到实验室环境内。此外，研究人员如果在实验过程中被注射针头、解剖刀、玻璃器皿碎片等刺破或划伤，也可能被感染。

五、病原微生物分类与生物安全实验室分级

（一）病原微生物分类

病原微生物是指能够使人或者动物致病的微生物。WHO 根据病原微生物的毒力、传染性、传播能力、感染后对个体或者群体的危害程度，将病原微生物分为 4 个等级，相应风险等级为Ⅰ级～Ⅳ级（表 6-2），其中危险度Ⅲ级和Ⅳ级的微生物被称为高致病性病原微生物。

我国《病原微生物实验室生物安全管理条例》（2004 年）中也将病原微生物根据其危险性程度分为 4 类（表 6-2）。其危害顺序与 WHO 分级顺序相反，第一类、第二类病原微生物统称为高致病性病原微生物。

表6-2　生物因子危害程度分级

WHO分级	我国《病原微生物实验室生物安全管理条例》分级	特点
危险度Ⅰ级	第四类病原微生物	通常情况下，不会导致健康工作者和动物致病的细菌、真菌、病毒和寄生虫等生物因子
危险度Ⅱ级	第三类病原微生物	能引起人或动物发病，但一般情况下不会对健康工作者群体、家畜或环境引起严重危害的病原体。实验室感染不导致严重疾病，具备有效防治措施，传播风险有限
危险度Ⅲ级	第二类病原微生物	能引起人或动物的严重疾病，或造成严重经济损失，但通常不能因偶然接触而在个体间传播，或能用抗生素治疗的病原体
危险度Ⅳ级	第一类病原微生物	能引起人或动物非常严重的疾病，一般不能治愈，容易因直接、间接或偶然接触在人与人、动物与人、人与动物或动物与动物之间传播的病原体

（二）生物安全实验室分级

根据实验室对所操作生物因子危害等级和采取的防护措施，将生物安全实验室划分为不同的生物安全等级（biosafety level，BSL），包括一级、二级、三级和四级，其相应生物安全水平等级分别以 BSL-1、BSL-2、BSL-3、BSL-4 表示。生物安全等级与生物因子的危险度等级相对应，一级最低，四级最高。从事体外操作的实验室、涉及实验动物操作的实验室，即动物生物安全实验室（animal biosafety laboratory），其相应的生物安全防护水平级别用 ABSL-1、

ABSL-2、ABSL-3、ABSL-4 表示。

（三）各级生物安全实验室标准

根据我国现行的《微生物和生物医学实验室生物安全通用准则》《病原微生物实验室生物安全条例》《生物安全实验室建筑技术规范》和《实验室生物安全通用要求》等国家标准及法律法规的要求，各级别的生物安全实验室都有相应的建筑设计施工规范，并需配备符合标准的防护设施。

1．建筑设施 根据我国现行法律法规，各级实验室等建筑设施需符合以下要求和规范：

（1）BSL-1 实验室：BSL-1 实验室即一级生物安全防护实验室。普通建筑物即可；实验室门有可视窗，实验室内有洗手池、挂衣装置、实验台柜等；地面平整、易清洁；可自然通风；有防蚊纱窗；设应急照明装置；有适当的消毒设备、消防器材、事故处理器材和急救器材等，不需要安装生物安全柜等专用防护设备。

（2）BSL-2 实验室：BSL-2 实验室即二级生物安全防护实验室。满足 BSL-1 实验室要求；实验室门可自动关闭，有进入控制措施，有观察窗，入口处明确标示生物安全防护级别、操作的生物因子，负责人紧急联系方式，出口处有可在黑暗中辨识的标志；配备不低于Ⅱ级的生物安全柜、压力蒸汽灭菌器和洗眼设施等。

（3）BSL-3 实验室：BSL-3 实验室即三级生物安全防护实验室。满足 BSL-2 实验室要求；在建筑物中自成隔离区或为独立建筑物，分辅助工作区和防护区，有出入控制；安装独立的送排风系统，实验室空气经过高效空气过滤器（HEPA）过滤后经专用排风管道排出；实验室核心工作区、邻近区域以及室外之间形成负压差；配备Ⅱ级以上生物安全柜；有特定的供水和供气系统；设置非手动洗手设施；安装专用双扉压力灭菌器及其他消毒设施；有专用污物处理系统；有不少于 30 分钟的应急照明；有自控和报警系统等。

（4）BSL-4 实验室：BSL-4 实验室即四级生物安全防护实验室。满足 BSL-3 实验室要求；建造在独立建筑物内或建筑物中独立的完全隔离区域内，有严格出入控制；辅助区有监控和清洁衣物更换间；防护区包括防护走廊、内外防护服更换间、淋浴间、化学淋浴间、核心工作间；有生命支持系统；核心区、邻近区域以及室外之间形成负压差；实验室排风经过两级 HEPA 过滤后排出；配备Ⅲ级生物安全柜或Ⅱ级生物安全柜并穿着正压服；安装专用双扉压力灭菌器及其他消毒设施等。

2．实验室生物安全设备

（1）生物安全柜：生物安全柜（biological safety cabinet，BSC）是预防气溶胶的最关键设备，可分为 3 个等级：即Ⅰ级、Ⅱ级（A1、A2、B1、B2 型）和Ⅲ级。Ⅰ级的气流单向由外至内，经过排风 HEPA 过滤后排出，仅可保护操作者和环境；Ⅱ级的外部气流经过供风 HEPA 过滤后进入安全柜，可保护实验样品不受外部空气污染；Ⅲ级是全封闭的手套箱型，采用直排式通风系统，可更加严格地保护操作者环境和实验样品，用于操作具有高度危险性的生物样品。生物安全柜是最重要的安全设备，形成最主要的防护屏障。

生物安全柜和超净工作台，虽然两者外形相似，但是其内部结构和工作原理是不同的；生物安全柜是带有负压的安全装置，放置在生物安全柜内的微生物样品不会通过前窗扩散到外部环境；而超净工作台是以处于保护实验样品不受外界环境污染的目的而设计的，其原理是用流经工作区域的垂直或水平层流空气形成的风幕，防止样品遭到工作区域外粉尘或微生物污染。如果将感染性样品放置于超净工作台的工作区域，层流空气将有可能把带有感染性气溶胶的空气吹向前台工作人员或外部环境，从而导致感染。

（2）传递窗（transfer port)：传递窗是生物安全实验室的辅助设备，安装在房间隔墙上，用于相邻两个不同空气质量区域间小件物品的传递。传递窗两侧门上均安装互锁装置，使两侧

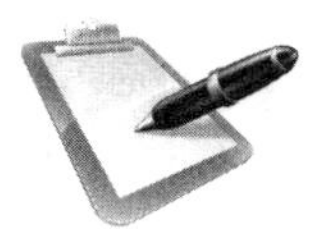

门不能同时打开，以防止两侧气流在传递物品时直接相通。箱体内四壁安装物理或化学杀菌装置，用于对通道内空气、壁面或待传递物品表面进行消毒处理，以保证物品传递过程不对环境或人造成危害。传递窗的使用可减少受控环境负压设施门的开启次数，最大限度降低窗体两侧气体交换，避免两区域间空气的交叉污染。

（3）动物负压隔离器：动物负压隔离器是全封闭式动物隔离饲养箱，通过物理密封将实验动物与操作者、实验室环境有效隔离，避免动物源性气溶胶污染实验室内环境，从而保证ABSL实验室中人员及外环境的安全性。

（4）洗眼器和冲淋设备：紧急洗眼器和冲淋设备是在实验室发生意外事故时使用的应急救援设施。当腐蚀性液体或生物危害液体喷溅至操作者眼睛或皮肤时，可通过紧急的眼睛冲洗或身体冲淋避免有害物质对人体造成进一步伤害。洗眼器和冲淋设备应安装在室内明显和易取的地方，张贴醒目标志，并保持管道通畅。

（5）高压蒸汽灭菌器：高压蒸汽灭菌器主要用于对实验室内具有感染性的固体废弃物和液体废弃物进行原地彻底灭菌。BSL-2实验室应选择不排气，即产生的蒸汽被回收的灭菌器，以避免随蒸汽排出的微生物对环境造成污染。BSL-3及以上的实验室需选择双扉灭菌器，安装在防护区和辅助工作区之间墙体中，并与墙体有效密封。双扉灭菌器利用通道式双扉结构，前后门联锁，可保证有菌区和无菌区的有效隔离。根据生物安全实验室的级别，选择具有相应功能的灭菌器。

3．生物安全实验室个人防护装备　个人防护装备（personal protective equipment，PPE）是指用于防止实验室工作人员受到生物、物理、化学等危险因子伤害的器材和用品。在生物安全实验室中，这些装备用于防止实验人员以任何方式暴露于感染性材料，从而避免实验室感染。常用的个人防护装备包括眼镜（安全眼镜、护目镜等）、口罩、手套、面罩、帽子、耳塞、防护服、鞋套和防毒面具等。实验室工作人员应根据所操作生物因子的危险性，选择相应的个人防护装备，所有防护装备应为实验工作专用，仅限于实验室内穿戴。

（1）实验室防护服：实验室防护服包括普通实验服、正压防护服、隔离衣（外科式、连体式）、围裙等。普通实验服前面应当能完全扣住，一般在BSL-1实验室中使用。隔离衣适用于接触大量血液或其他潜在感染性材料时穿着，一般在BSL-2和BSL-3实验室中使用。另外，当有潜在感染性物质极有可能溅到工作人员时，应当在实验服或隔离衣外穿着塑料围裙或防液体的长罩服。正压防护服内气压相对周围环境为持续正压，并具有生命支持系统，可最大限度保证操作者的安全，适用于涉及致死生物危害物质或危险度Ⅳ级的生物因子的操作，一般在BSL-4实验室中使用。

（2）防护帽：在生物安全实验室中佩戴简易防护帽可以保护工作人员避免化学和生物危害物质飞溅至头部（头发）所造成的污染。在高等级的生物安全实验室中，应该为工作人员配备一体式的防护服。

（3）安全眼镜和护目镜：在生物安全实验室中从事可能导致潜在眼睛损伤（物理、化学和生物因素）的操作时，必须佩戴眼部防护设备。

（4）手套：一般而言，手套应该满足佩戴舒适、动作灵活、有利于抓握，且耐磨、耐扎、耐撕等要求，并能够对所涉及的危险操作提供足够的防护。生物安全实验室对于手套使用的要求至少应该达到：①所戴手套无漏损；②戴好手套后可完全遮住手及腕部，必要时需可覆盖实验室防护服或外衣的袖子；③撕破、损坏或怀疑内部受污染时更换手套。

（5）口罩、防护面罩和呼吸防护设备：当所操作生物因子存在空气传播风险时，需要进行呼吸防护。传统的外科口罩仅可以保护部分面部免受生物危害物质（如血液、体液、分泌液以及排泄物等喷溅物）的污染，不能提供呼吸保护。从事危险性实验操作时，应佩戴防护面罩，以保护佩戴者免受气体、蒸汽、颗粒和微生物的影响，最常用的防护面罩为随弃式

KN95面罩，适用于过滤非油性颗粒，过滤效率为95%，一般不能清洗再用。此外，常见的呼吸防护装备包括防毒面具、呼吸器和正压防护服等。

(6) 鞋、鞋套和靴套：工作用鞋要防水、防滑、耐扎和舒适。推荐使用皮制或合成材料制成的防渗的鞋类。在从事可能出现感染性液体漏出的工作时，应穿一次性防水鞋套。在实验室的特殊区域（如需要防静电的区城）或BSL-3、BSL-4实验室工作时，一般要穿专用鞋（例如一次性或橡胶靴子）。

如因实验需要，还可穿戴其他类型的个人防护装备，如耳塞或听力保护器等。生物安全实验室中这些设备的使用和维护指导书应包括在实验室的安全操作手册中，并按指导书对相关工作人员进行培训，确保这些装备的规范使用。

（四）动物实验室的生物安全分级

生物安全实验室所从事的微生物学实验研究除了细胞和器官水平的离体研究之外，还可能包括在实验动物上进行的在体实验。动物实验室的生物安全防护设施除应参照BSL-1至BSL-4实验室的相应要求之外，还应考虑动物呼吸、排泄、毛发、抓咬、挣扎、逃逸，进行动物实验（如染毒、医学检查、取样、解剖、检验等）、动物饲养、动物尸体及排泄物的处置等过程产生的潜在生物危害的防护。其中应特别注意对动物源性气溶胶的防护，例如对感染动物的剖检应在负压剖检台上进行。

1．ABSL-1实验室　需满足BSL-1实验室的全部要求以外，还需满足：①动物饲养间应与开放的人员活动区分开；②饲养间的门应有可视窗，向里开，应安装自动闭门器，当有实验动物时应保持锁闭状态；③如果有地漏，应始终用水或消毒剂液封，应具备洗涤和消毒动物笼具的条件。

2．ABSL-2实验室　除满足ABSL-1和BSL2实验室的要求外，还应满足以下要求：①出入口设置缓冲间；②根据操作生物因子的要求，配备生物安全柜或带有HEPA过滤系统的隔离箱；③需配备用于处理固体废弃物的高压灭菌器、焚烧炉、消烟设备；④污水、污物必须经消毒处理后排放。

3．ABSL-3实验室　除满足ABSL-2和BSL-3实验室的要求外还应满足以下要求：①实验室应设置淋浴间、防护服更换间、缓冲间和核心工作间，动物隔离设备和负压解剖台等；②缓冲间应具备对防护服或传递物品表面消毒灭菌的条件；③在核心工作网配备便携式局部消毒设备，安装监视和通讯设备。

4．ABSL-4实验室　除满足ABSL-3和BSL-4实验室的要求外，还应满足以下要求：①设置严格限制进出的门禁措施；②配备具有Ⅲ级生物安全柜性能的动物负压隔离器，用于感染动物饲养；③配备双扉高压灭菌器，动物尸体、排泄物、垫料和废弃物等必须经过高压灭菌处理后排放。

第二节　药品的微生物污染及检测

药品（drug）是指用于预防、治疗和诊断疾病，有目的地调节机体生理功能，并规定有适应证或功能主治、用法和用量的物质，包括中药材、中药饮片、中成药、化学原料药及其制剂、抗生素、生化药品、放射性药品、血清、疫苗、血液制品和诊断药品等。药品与药物两者之间有明显的区别，药品是药物经生产加工后形成的。任何一种药物都必须通过一定的生产工序，制备成既适合人体应用，又能保证药物有效性和安全性的药品，才可用于临床。

生物制品（biological products）属于一类特殊的药品，是指以微生物、寄生虫、动物毒素、生物组织作为起始材料，采用生物学工艺或分离纯化技术制备，并以生物学技术和分析技

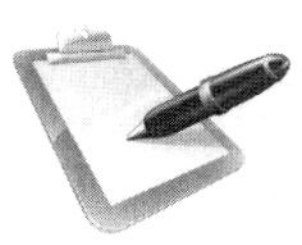

术控制中间产物和成品质量，所制成的生物活性制剂，包括菌苗、疫苗、毒素、类毒素、免疫血清、血液制品、免疫球蛋白、抗原、变态反应原、细胞因子、激素、酶、发酵产品、单克隆抗体、DNA 重组产品和体外免疫诊断制品等。

药品和生物制品在生产、贮存及使用过程中均可能受到微生物污染，从而影响其质量和使用者安全。本章节将在阐明药品和生物制品等生境特征（biotope detail），了解药品和生物制品微生物污染来源、种类、分布及其对人类健康影响的基础上，重点介绍药品微生物研究和检验的具体内容和方法以及防控措施。通过学习这些相关理论、检验方法和预防措施，最终达到控制药品微生物污染，维护药品疗效以及保障用药安全的目的。

一、药品生境特征

任何药物在供给临床使用前，均必须制成适合于医疗和预防应用的形式，这种形式称为药物的剂型，简称药剂。按作用时间分，药物的剂型可分为速释制剂、普通制剂和缓控释制剂；按制法分，分为浸出制剂、无菌制剂；按形态学分，分为液体、气体、固体、半固体；按分散体系分，分为溶液型、胶体溶液型、乳剂型、混悬型、气体分散型、微粒分散型、固体分散型；按给药途径分，则分为口服给药剂型、注射给药剂型、皮肤给药剂型和其他腔道或黏膜给药剂型（如眼部给药剂型、鼻黏膜给药剂型和阴道给药剂型等）。从微生物学角度看，不同剂型和功能主治的药品，其生境特征可分成以下两大类型：①具备微生物所需的营养物质和生长条件，如各种注射剂等；一旦被污染，微生物可在其中大量繁殖；②虽然含有一定的营养物质，但也同时含有各种抑菌剂或防腐剂，对微生物具有一定的杀灭或抑制作用，如各种洗剂、口服液体制剂等。

不同剂型药品中所固有的各种原料药成分、酸碱度、渗透压和含水量等生境特征均有利于微生物的生长繁殖。虽然药品剂型复杂，但与微生物生长繁殖相关的生境特征可归纳为以下六大类型：

1．营养　药品中含有各种利于微生物生长繁殖所需的营养成分，如药品原辅料中的淀粉、糖类和蛋白质，或者各种液体制剂中所含的葡聚糖、氨基酸、酶类，中药蜜丸、糖浆、人参，以及葡萄糖注射液和血浆等。因此，它们极易受到各种微生物的污染。

2．防腐剂和抑制剂　为了防止微生物污染而造或药物的变质，可在药品生产过程中加入一定剂量的防腐剂。当有少量微生物污染时，加入适量防腐剂足以抑制微生物的生长繁殖，从而达到有效防腐的目的。

3．含水量　口服液之类的溶液型药品由于含水量高、营养丰富，极易受微生物污染。固体型药品由于含水量低，极少受到微生物污染；但是当固体型药品的含水量超过 10%，微生物就可在其中大量繁殖。中药材虽然含水量较低，但若贮存不当，易受霉菌污染。

4．酸碱度　药品 pH 必须适应人体对酸碱度的要求。例如正常人眼可耐受的 pH 范围是 4 ～ 9，而人眼最适 pH 为 7.4，过高或过低都会对眼睛产生刺激作用。因此，眼用制剂需通过 pH 调节剂以确保其酸碱度稳定在一定范围内。这样范围的酸碱度也同样适宜绝大多数细菌（pH7.2 ～ 7.6）和真菌（pH4 ～ 6）的生长繁殖。当药品生境 pH 大于 12 或小于 1.5 时，微生物生长受到抑制。

5．渗透压　液体型药品的渗透压必须适合人体对渗透压的要求，否则会对组织产生不良刺激或影响，因此，服用制剂常常需要用渗透压调节剂来调整适宜的渗透压范围。同样，这样的渗透压范围也最适宜细菌生长繁殖。细菌在高渗透压（高渗）环境中不生长，如 50% 硫酸镁溶液、口服糖浆和含糖饮剂等，但是，一些耐高渗透压的霉菌和酵母菌等仍可在其中生长繁殖。

6．离子强度　一些阳离子物质（如 Mg^{2+}、K^{+}、Na^{+}、Ca^{2+} 等）可促进微生物的生长繁殖，而有些重金属和过渡金属离子（如 Fe^{3+}、Co^{2+}、Pb^{2+}、Al^{3+}、Hg^{2+} 和 Ag^{+} 等）对微生物具有毒

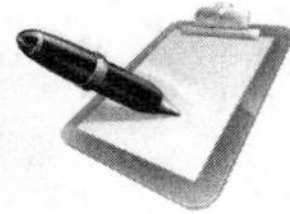

性作用，可抑制其生长繁殖。Zn^{2+}、Cu^{2+} 及 Fe^{2+} 等过渡金属离子则是微生物所需的微量元素，当其少量存在时可促进微生物生长繁殖，但大量存在时则对微生物生长具有抑制作用。

二、药品微生物污染的来源与种类

微生物可能以原始寄居的方法存在于药物原辅料中，或者通过各种渠道污染原料药、辅料及其终末产品。药品微生物污染的主要来源为原料药及其辅料，其次是生产用水、生产环境或者操作人员自身。此外，药品在运输和使用过程中，也可因贮存成使用不当而污染微生物（表 6-3）。

（一）药品微生物污染的来源

1．来源于生产用水　药品生产过程需要用水，水源水、制水系统、储水装置和管道系统等都可能成为污染源。常见种类有假单胞菌属、黄杆菌属、无色杆菌属和产碱杆菌属等（表 6-3）。去离子水生产过程中用到的离子交换树脂的微生物污染，以及纯净水生产过程中的反渗透膜微生物污染以及储水装置用的橡胶塞或塑料连接管都是药品微生物污染的常见来源。

2．来源于空气　空气中最常见的是一些抵抗力强、耐干燥的细菌芽孢、真菌孢子和酵母菌等（表 6-3），这些细菌黏附于 10 ～ 20 μm 的粒子上。在通风不良、尘埃较多的药品生产环境，带菌微粒可随人员的活动及生产操作而污染原辅物料和药品制剂。

3．来源于原料药或辅料　天然原料药或辅料本身就常常带有各种微生物，所携带的微生物种类和数量因原料药或辅料来源的不同而异。以微生物的代谢产物为原料或以其有效作用参与制作的药品，如抗生素制剂、葡聚糖、氨基酸、酶类制剂和中药制剂等，如果后续生产工艺处理不当，则可能存在残存微生物的污染；植物性药材常常带有土壤中的微生物，尤其是有芽孢的厌氧性细菌；果实类药材因含糖丰富，表面带有酵母菌和霉菌；人或动物来源的原料药，易受人源性或动物源性微生物的污染。原料药和辅料中的微生物种类与数量也与处理方法的不同有关。

4．来源于厂房设备和包装容器　生产厂房或车间卫生不良可滋生霉菌，制药机械设备未定期维修、保养和清洗消毒就会滞留和滋生微生物，由此造成药品成品及其原辅料的微生物污染。此外，包装是药品出厂的最后道工序，各种包装容器（如玻璃、塑料、纸制品等），在使用前消毒不彻底，消毒后存放条件不符合卫生标准，或者放置时间过长等都极易被微生物污染。

5．来源于生产工序操作人员　药物生产工序操作人员的衣物、体表以及与外界相通的腔道（如呼吸道、肠道等）都携带有各种微生物，当他们未按要求适当防护或规范操作时，均可使其皮肤、呼吸道或肠道内的微生物污染药品制剂。例如，操作人员的鼻、咽、喉部可能带有葡萄球菌或链球菌等，这些细菌均可通过大声说话、咳嗽、打喷嚏或者不规范操作污染药品或其原辅料。

药品微生物污染的来源与主要种类见表 6-3。

表6-3　药品微生物污染的来源与主要种类

微生物污染的来源	主要种类
原料药或辅料	沙门菌属（*Salmonella*）、肠杆菌属（*Enterobacter*）等，以及厌氧芽孢梭菌的芽孢
生产用水	对营养要求不高的革兰氏阴性杆菌，如假单孢菌属（*Pseudomonas*）、黄杆菌属（*Flavobacterium*）、无色杆菌属（*Achromobacter*）和产碱杆菌属（*Alcaligenes*）等
空气	真菌孢子，如青霉菌（*Penicillium*）、毛霉菌（*Mucor*）、曲霉（*Aspergillus*）等的孢子；酵母菌（*Yeasts*）、微球菌（*Micrococci*）以及芽孢杆菌属的芽孢等
操作人员	肠杆菌属、葡萄球菌属（*Staphylococci*）、链球菌属（*Streptococci*）以及棒状杆菌属（*Corynebacteria*）等

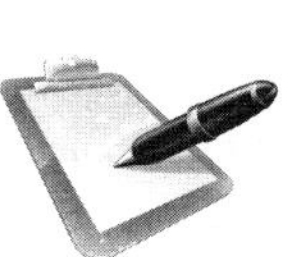

（二）导致不同种类药品污染的常见微生物

污染药品的微生物种类繁多，主要有细菌、酵母菌、霉菌和放线菌等。不同制剂、不同剂型的药品微生物污染的种类和严重程度又有所不同。

1. 眼用制剂　滴眼剂和眼膏剂的 pH 值与渗透压接近于泪液，因此非常适合细菌生长。眼用制剂常见的污染菌有铜绿假单胞菌、葡萄球菌、类白喉杆菌和枯草杆菌等。污染微生物的滴眼剂和眼膏剂如果继续使用，会造成结膜炎、角膜炎，甚至失明等严重后果。

2. 注射剂和输液剂　此类制剂不仅含有大量水分和微生物生长繁殖所需的营养物质，而且由于其合适的离子浓度、渗透压、酸碱度，以及基本上没有抑制剂或防腐剂等的生境特征，因此极易污染微生物。污染的细菌以革兰氏阴性菌多见，如大肠埃希菌、产气杆菌、变形杆菌和铜绿假单胞菌等，也可见到革兰氏阳性菌、真菌和放线菌等的污染。

注射剂和输液剂污染微生物的原因主要有生产环节不健全、生产流程不规范、生产环境严重污染、灭菌不彻底、瓶塞不严或者漏气，或者保存或使用不当等。注射剂或输液剂一旦污染，即使重新灭菌，细菌死亡所释放出的大量致热原也会引起发热等不良反应。因此，如果注射剂和输液剂出现浑浊、沉淀、云雾状改变或产气等现象，应禁止使用，否则会造成严重后果。

3. 口服制剂　主要有溶液制剂和固体制剂。溶液制剂为药物溶解于溶剂中所形成的液体制剂，大多数以水为溶剂，水溶性的溶液制剂易污染，也有用乙醇或油为溶剂，有些还加有助溶剂、抗氧化剂、矫味剂或着色剂等。高浓度蔗糖的糖浆剂，渗透压高，微生物生长受到抑制；但是，低蔗糖浓度的糖浆剂则非常适合细菌，尤其是耐糖菌的生长繁殖，因此，一般都添加有防腐剂。固体制剂含水量较低，一般情况下微生物较难在其中生长繁殖，但是当环境相对湿度较高时，由水溶性药物粉末制成的固体制剂由于其吸湿性，将有利于污染微生物的生长繁殖。

以动植物为原料药的制剂，如含生药的片剂、散剂和丸剂等，最易受到来自动物或土壤中微生物污染，糖浆剂则易受到真菌，如酵母菌、青霉菌、黑曲霉菌、毛霉菌以及其他杂菌的污染。

4. 中药制剂和中药材　中药制剂的多样性和复杂性，以及药材产地、采收季节和储存条件等的差异，容易受到外源性有毒、有害物质的污染，尤其是真菌及毒素的污染。中药材最常被真菌和螨虫污染，例如已知具有强烈致癌作用的黄曲霉毒素，其产毒菌种黄曲霉曾在中成药中检出。近年来的调查还发现螨虫污染与药品发霉密切相关，在蜜丸和糖浆类制剂、含脂肪和淀粉较多的中药材及其相关制品中，这种相关现象更为普遍。一般认为，中成药中的这些螨类常常以霉菌孢子和药品中的糖分等原料为食，其排泄物又促进了霉菌孢子的扩散。

5. 消毒剂与洗涤剂　消毒剂与洗涤剂在使用过程中常常检出革兰氏阴性杆菌，如铜绿假单胞菌、克雷伯菌和大肠埃希菌。有资料报道在消毒防腐剂内出现大量假单胞菌，并造成人体感染的例子。

6. 局部外用制剂　专供无破损皮肤表面使用的液体制剂，如搽剂和洗剂等，一般都含有消毒成分，滋生细菌的机会较小。供非无菌局部（如皮肤、鼻腔、阴道或直肠等）应用的半固体剂型，如软膏剂、乳膏剂和糊剂等，由于含水量较高或者含淀粉量较多，在贮存和反复使用过程中易受细菌或霉菌的污染。这些制剂常见的污染菌有葡萄球菌、变形杆菌、大肠埃希菌、厌氧芽孢梭菌、酵母菌和霉菌等。我国曾发生过宫颈糜烂患者使用某种粉剂治疗后发生破伤风的案例。

7. 生物制品　生物制品的生产和研发过程涉及许多动物源性原辅料，如生产用细胞、细胞培养用的牛血清等，这些原辅料的使用容易引入外源性微生物，特别是病毒。例如，1985—1988 年期间，浙江省 4 名血友病患者因使用进口血制品而感染 HIV，成为我国最早的 AIDS

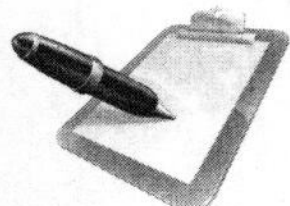

患者。所有生物制品都有发生病毒污染的潜在风险，由于生物制品通常是直接注射给药，产品若存在病毒污染，对患者健康可能造成损害，因此生物制品的病毒清除至关重要。

生物制品病毒污染的主要来源，一般来说来源主要有以下两种：①器官、组织细胞等原材料本身固有的病毒，例如动物组织细胞携带的病毒（绿猴肾细胞中的猿猴空洞病毒）、鸡胚中的禽白血病病毒等；②生产过程中被意外引入的污染病毒，例如细胞基质、重组真核细胞在操作过程中被意外带入的污染病毒，生产过程中加入的动物血清等培养基成分带入的病毒，以及其他动物来源的辅料、赋形剂及生产人员等携带的病毒等。

由于细胞培养系统自身适宜并支持病毒的生长和繁殖，上述生物制品基本都是从活的组织细胞或体液或发酵液 / 发酵物等制备，因此污染病毒的风险很大。进行病毒灭活、去除验证是保障上述制品安全性的最基本要求。

三、药品微生物污染的卫生学意义

《中华人民共和国药典（2015 年版）》（简称《中国药典》）规定药品可分为规定灭菌制剂（无菌制剂）和非无菌制剂两大类型。规定灭菌制剂（sterilized preparation）指采用灭菌法杀灭或去除包括芽孢在内的所有活微生物的一类药物制剂，如注射剂、眼用制剂和植入型制剂等。无菌制剂（sterile preparation）指在无菌环境下采用无菌技术制备的不含活微生物的一类药物制剂，如蛋白质、核酸和多肽类等生物大分子药物制剂。非无菌制剂主要指各种口服制剂和一般外用制剂。不同给药途径、不同剂型的药品给使用者造成的危害可能不尽相同，一般来说，规定灭菌制剂（无菌制剂）受微生物污染后所造成的后果要比非无菌制剂严重。

（一）微生物引起药品变质的判断依据

1．口服及外用药品中检出的微生物总数超过限度标准。
2．从药品中分离到病原微生物。
3．药品虽未检出微生物，但存在微生物毒性代谢产物，如致热原、真菌毒素等。
4．药品出现肉眼可见的感观性状改变和（或）理化性状改变。
5．从无菌制剂中检出微生物。

（二）药品变质的后果

1．危害用药者健康　染菌药品被误用后，可能导致药源性感染（drug-borne infection）、中毒或超敏等不良反应。如注射剂或输液剂一旦染菌或病毒，当其静脉给药时极易造成全身性感染，后果严重。

2．出现有害的微生物代谢产物　革兰氏阴性菌污染注射剂或输液剂后，可产生内毒素或致热原。真菌污染药品后可产生真菌毒素，有些真菌还可转化药品中所含的对细菌有利的物质，促进细菌生长。

3．失去药用价值　微生物污染药品后，可降解药品中的活性物质，导致药品失效，如阿司匹林降解后可形成具有刺激性的水杨酸，青霉素类、头孢类或氨基糖苷类等抗生素降解后则失去抗菌活性。此外，有些细菌和真菌对有机防腐剂或消毒剂也具有降解作用，如在滴眼剂、各种软膏剂和液体制剂中作为防腐剂的对羟基苯甲酸酯能被铜绿假单胞菌降解从而失去防腐作用。

四、药品微生物检测及卫生标准

药品微生物检查的内容主要包括无菌检查、微生物限度检查、致热原检查和细菌内毒素检查。

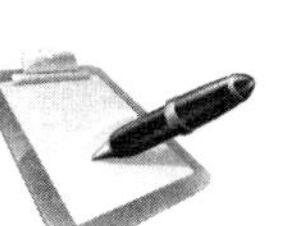

（一）无菌检查

无菌检查（sterility tests）系指用于检查《中国药典》要求无菌的药品、生物制品、原料、辅料及其他品种是否无菌的一种方法。收载于《中国药典》中的无菌检查法，是我国判断产品是否无菌的唯一方法。

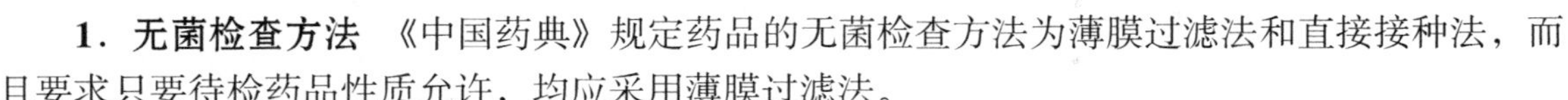

1．无菌检查方法　《中国药典》规定药品的无菌检查方法为薄膜过滤法和直接接种法，而且要求只要待检药品性质允许，均应采用薄膜过滤法。

（1）无菌检查的抽样：从每批产品中随机抽取一定数量的单位产品作为检样，以样本检验结果来判断整批次产品的质量。主要有百分数抽样法、固定抽样法以及综合抽样法。

百分数抽样法即按照一定的百分比确定每批产品的随机抽样量；固定抽样法则是不管每批样品的数量，每批产品都抽取固定数量的样品；综合抽样法则是百分数抽样法和固定抽样法的综合运用。

无菌检查时，应该注意“批”的范畴：灭菌制剂应以同一灭菌器的产品为一批；无菌制剂则以相同的无菌灌装容器为一批；连续不间断生产或分别连续灭菌，则以不超过24小时的总产量为一批，不同机器、不同班组均应分批。

《中国药典》对批出厂产品和上市抽检样品的最小检验数量有明确的规定，如2 ml装量的无菌注射剂出厂检查时，当批产量小于或等于100瓶（或支）时，最小检验数量为10%或4瓶（取较多者），而其上市抽检的最小检验数量为10瓶（或支）。

（2）无菌检查培养基的要求：培养基是做微生物培养检验的必备材料，《中国药典》中对其质量、形态、培养程序及方法等都有明确的要求。例如，硫乙醇酸盐流体培养基主要用于厌氧菌培养，也可用于需氧菌培养，培养温度为30～35℃；胰酪大豆胨液体培养基主要用于真菌培养，培养温度为20～25℃。

（3）无菌检查方法的适用性试验：在进行药品无菌检查时，要对所用检查方法进行验证，即“方法的适用性试验”，以确认所建方法适合于该产品的无菌检查。

2015年版的《中国药典》规定，用于方法适用性试验的标准菌种有：大肠埃希菌［CMCC（B）44102］、金黄色葡萄球菌［CMCC（B）26003］、枯草芽孢杆菌［CMCC（B）63501］、生孢梭菌［CMCC（B）64941］、白念珠菌［CMCC（F）98001］和黑曲霉［CMCC（B）98003］。

（4）无菌检查法：药品无菌检查所采用的检查方法和试验条件应与方法适用性试验确认的方法相同。无菌检查试验中，如果需要使用表面活性剂、灭活剂和中和剂等，也应首先证明其不仅具有有效性，而且对微生物无毒性。

（5）阳性和阴性对照试验：药品无菌检查必须同时设置阳性和阴性对照试验，以保证试验结果的真实可靠。

（6）无菌检查试验的培养及观察

1）培养条件与要求：接种检样的硫乙醇酸盐流体培养基应分成两等份，一份置于30～35℃培养，另一份置于20～25℃培养；接种检样的胰酪大豆胨液体培养基置于20～25℃培养，按照规定的温度培养14天，培养期间逐日视察并记录是否有菌生长。

2）结果判断：在培养期结束后，阳性对照管浑浊并确有细菌生长，阴性对照管澄清时，才可依据所观察到的现象判断无菌检查的结果；否则，试验无效。

结果判断依据为：①所有培养管澄清，或虽不澄清但可证明并非微生物生长所致，判为无菌检查合格；②任何一管培养基浑浊，并证实有细菌生长，判为无菌检查不合格。

出现下列任何种情况时，可判断试验结果无效：①无菌检查试验所用设备和环境的微生物监控结果不符合无菌检查法要求；②回顾无菌试验过程，发现存在可能引起微生物污染的因素；

③检样培养管中生长的微生物经鉴定，确证是因无菌试验中所使用的物品和（或）无菌操作技术不当所致。

无菌检查试验如果确认无效时应重试。重试时，应重新取样，依照方法检查。试验结果如果无菌生长，判定供试品符合规定；若有菌生长，则判定供试品不符合规定。

2．无菌检查的环境要求 《中国药典》规定无菌检查全过程均应严格遵守无菌操作，防止微生物污染；同时，防止污染的措施不得影响供试品中微生物的检出。无菌检查的工作环境应定期按照医药工业洁净室（区）悬浮粒子、浮游菌和沉降菌测试方法的现行国家标准进行洁净度确认。

3．无菌检查的局限性与规定灭菌药品的无菌保证 实际工作中要达到绝对的无菌程度是不可能做到的。因此，批灭菌产品的无菌性在概率意义上定义为污染单位低至可接受的程度，一般以灭菌保证水平（sterility assurance level，SAL）表示，最终灭菌产品的SAL为10^{-6}。此外由于无菌检查对样品是破坏性的，不可能对每一最小包装产品都进行检测，而是对批灭菌产品采用随机抽样的方法进行抽检。因此，产品的污染率越低，误判合格的概率就越高。

由于无菌检查有局限性，规定灭菌药品在SAL概率意义上的无菌保证不能依赖于最终产品的无菌检查，而应取决于生产过程中采用验证合格的灭菌工艺、严格按照《药品生产管理规范》管理和具有良好的质量保证体系。因此，与批次无菌检查结果相比较，药品批量生产过程中的微生物监控更能反映产品的无菌水平。

（二）非无菌药品的微生物限度检查

由于中西药制剂中有许多剂型是非密封药品，不可能绝对无菌。因此，《中国药典》规定这类药品允许存在一定限量的微生物，但不得含有可疑致病菌。这就需要进行微生物限度检查。微生物限度检查是指检查非无菌药品及其原料药、辅料或敷料受到微生物污染的程度。非无菌药品的微生物限度检查方法包括控制菌检查法和微生物计数法。

1．控制菌检查法 非无菌药品中允许一定限量的微生物存在，但不得存在可疑致病的微生物。药品中不得检出的细菌就称为控制菌。

《中国药典》规定的控制菌检查项目有耐胆盐革兰氏阳性菌、大肠埃希菌、沙门菌、铜绿假单胞菌、金黄色葡萄球菌、梭菌属和白念珠菌。其中，耐胆盐革兰氏阴性菌是指能在胆汁酸中存活并繁殖的革兰氏阴性菌（2015年版的《中国药典》用此取代之前版本的大肠菌群检查），梭菌属包括能产生强力外毒素的产气荚膜梭菌、破伤风梭菌、肉毒梭菌和艰难梭菌。

在控制菌检查时，同样要求设立阳性和阴性对照试验。阳性对照试验应检测出相应的控制菌；用稀释液代替检样来设立阴性对照试验，在阴性对照中应无菌生长。

2．微生物计数法 主要用于能在有氧条件下生长的嗜温性细菌和真菌（霉菌和酵母菌）的计数。计数方法有平板计数法（分为倾注培养法和表面涂布法）、薄膜过滤法和最大概率法（most probable number method，MPNM）。MPNM用于微生物计数时精确度较差，但对于某些微生物污染量很小的药品或缺少选择性培养基的微生物，则是一种比较适合的方法。

以上试验都必须用稀释液或玻璃器皿的冲洗液作为阴性对照，以判断试验全过程均处于无污染状态，同时也必须设立阳性对照试验。

之后进行结果判断。需氧菌总数是指在胰酪大豆胨琼脂培养基上生长的菌落总数（包括真菌菌落数），霉菌和酵母菌总数是指沙氏葡萄糖琼脂培养基上生长的菌落总数（包括细菌菌落数）。如果沙氏葡萄糖琼脂培养基上生长的细菌使霉菌和酵母菌计数不符合微生物限度要求，可使用含抗生素（如氯霉素、庆大霉素）的沙氏葡萄糖琼脂培养基重新进行霉菌和酵母菌总数测定。如果采用MPNM，测定结果为需氧菌总数。

3．微生物限度检查的总体判断 依据检样的细菌总数、霉菌和酵母菌菌落总数和控制菌

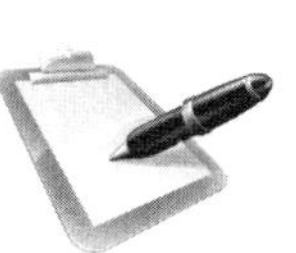

的检查结果，对该检样的微生物限度检查的结果判断如下：

1）细菌、霉菌和酵母菌菌落总数、控制菌三项检测结果均符合该品种的规定，则判定为该检样的微生物限度符合规定；如果其中任何一项不符合该品种的规定，则判定为不符合规定。

2）眼用制剂检出霉菌和酵母菌菌落总数时，须2次复试结果均不长菌，方可判定检样的霉菌和酵母菌菌落总数符合该品种项下的规定。

3）检样未检出控制菌或其他致病菌，但该检样的细菌、霉菌和酵母菌菌落总数中任何一项不符合该品种项下的规定时，应从同批样品中随机抽样，独立复试2次，以3次结果的平均值报告菌落总数。如果符合该品种的规定，判定该检样符合微生物限度检查规定，否则判定不符合规定。

4）检样检出控制菌或其他致病菌时，按一次检出结果为准，不再复试，判定该检样不符合微生物限度检查规定。

（三）细菌内毒素检查法

细菌内毒素（endotoxin）是革兰氏阴性菌细胞壁的组分，是在细菌死亡破裂后释放出的脂多糖（lipopolysaccharide，LPS）。细菌内毒素检查法（bacterial endotoxin test）是利用鲎试剂来检测或量化革兰氏阴性菌所产生的细菌内毒素，以判断检样中细菌内毒素的限量是否符合规定的一种方法，又称为鲎试验（limulus test）。

内毒素与鲎试剂反应原理是鲎血中的变形细胞含有两种物质，一种是高分子量凝固酶原，另一种是凝固蛋白原。前者经内毒素激活转化为具有活性的凝固酶，通过凝固酶的酶解作用将凝固蛋白原转化为凝固蛋白，凝固蛋白又通过交联酶的作用相互聚合，形成牢固的凝胶。内毒素检查有凝胶法和光度测定法，当出现差异时，除另有规定，均以凝胶法结果为准。内毒素检查的具体操作于结果判断请参见《中国药典》。

（四）致热原检查法

致热原（pyrogen）泛指那些能引起机体发热的物质。致热原普遍存在于自然水、自来水、尘埃中，细菌内毒素也是致热原的来源之一。

致热原检查法（pyrogen test），即将一定剂量的检样静脉注入家兔体内，在规定时间内观察家兔体温升高的情况。用于致热原检查试验用的器皿应无菌、无致热原。去除致热原可采用干热灭菌法（250℃，30分钟以上），也可用其他适宜方法。具体试验方法与判断标准请参见《中国药典》。

五、药品微生物限度标准

（一）非无菌药品的微生物限度标准

《中国药典》按照给药途径制定微生物限度标准（表6-4）。

表6-4 非无菌化学药品制剂、生物制品制剂、不含药材原粉的中药制剂的微生物限度标准

给药途径和药品类型	需氧菌总数（CFU/g、CFU/ml、CFU/10 cm^2）	霉菌和酵母菌总数（CFU/g、CFU/ml、CFU/10 cm^2）	控制菌
口服给药制剂			不得检出大肠埃希菌（1 g或1 ml），含脏器提取物的制剂不得检出沙门菌（10 g或10 ml）
固体制剂	10^3	10^2	
液体制剂	10^3	10^1	

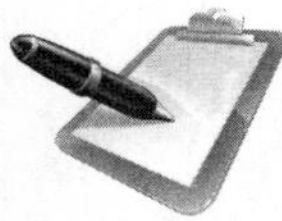

续表

给药途径和药品类型	需氧菌总数（CFU/g、CFU/ml、CFU/10 cm^2）	霉菌和酵母菌总数（CFU/g、CFU/ml、CFU/10 cm^2）	控制菌
口腔黏膜给药制剂			不得检出大肠埃希菌、金黄色葡萄球菌、铜绿假单胞菌（1g、1ml 或 10cm^2）
齿龈给药制剂	10^2	10^1	
鼻用制剂	10^2	10^1	不得检出大肠埃希菌、金黄色葡萄球菌、铜绿假单胞菌（1g、1ml 或 10cm^2）
耳用制剂	10^2	10^1	不得检出大肠埃希菌、金黄色葡萄球菌、铜绿假单胞菌（1 g、1 ml 或 10 cm^2）
皮肤给药制剂	10^2	10^1	不得检出大肠埃希菌、金黄色葡萄球菌、铜绿假单胞菌（1 g、1 ml 或 10 cm^2）
呼吸道吸入给药制剂	10^2	10^1	不得检出大肠埃希菌、金黄色葡萄球菌、铜绿假单胞菌、耐胆盐革兰氏阴性菌（1 g 或 1 ml），中药制剂还不得检出梭菌（1 g、1 ml 或 10 cm^2）
阴道、尿路给药制剂	10^2	10^1	不得检出金黄色葡萄球菌、铜绿假单胞菌、白念珠菌（1 g、1 ml 或 10 cm^2）
直肠给药制剂			不得检出金黄色葡萄球菌、铜绿假单胞菌（1 g 或 1 ml）
固体制剂	10^3	10^2	
液体制剂	10^2	10^2	
其他局部给药制剂	10^2	10^2	不得检出金黄色葡萄球菌、铜绿假单胞菌（1 g、1 ml 或 10 cm^2）

注：化学药品制剂和生物制品制剂若含有未经提取的动植物来源的成分及矿物质，也不得检出沙门菌（10 g 或 10 ml）

（二）无菌药品的微生物学标准

《中国药典》要求，无菌的制剂及标示无菌的制剂和原辅料，应符合无菌检查法规定，用于手术、严重烧伤或严重创伤的局部给药制剂，应符合无菌检查法规定。

如果药品中检出本限度标准所列控制菌之外的其他可能具有潜在危害性的微生物，应从以下几方面对检样的安全性进行评估：①药品的使用方法；②用药人群，如新生儿、婴幼儿或体弱者，不同人群风险可能不同；③患者使用免疫抑制剂和类固醇激素等药品的情况；④存在的疾病、伤残或器官损伤等。

六、药品微生物污染的预防和控制

为了有效防止微生物对药品的污染，保证使用者的安全性，自 20 世纪中期开始，在全球制药行业中开始推行《药品生产质量管理规范》(Good Manufacturing Practices for Drugs, GMP)。GMP 已成为国内外公认的确保药品安全性、有效性的根本制度，是世界各国对药品生产全过程监督管理而普遍采用的法定技术规范。GMP 对药品质量的管理理念在于：①药品质量是生产出来的，不是检验出来的；②强调全面的规范化的质量管理，不但注重管理结果，更注重管理过程。

（一）预防与控制药品微生物污染的措施

在 GMP 的药品质量管理理念的指导下，药品的生产和使用过程必须遵循微生物污染的预防与控制原则，并实行相应的措施（图 6-1）。

1．加强药品的生产管理　为了在药品生产的全过程将各种微生物污染的可能性降至最低

程度，必须对药品的生产和质量实行法制化、科学化和规范化管理，即必须实施药品生产质量管理规范（GMP），从药品微生物污染的源头开始全面监控。

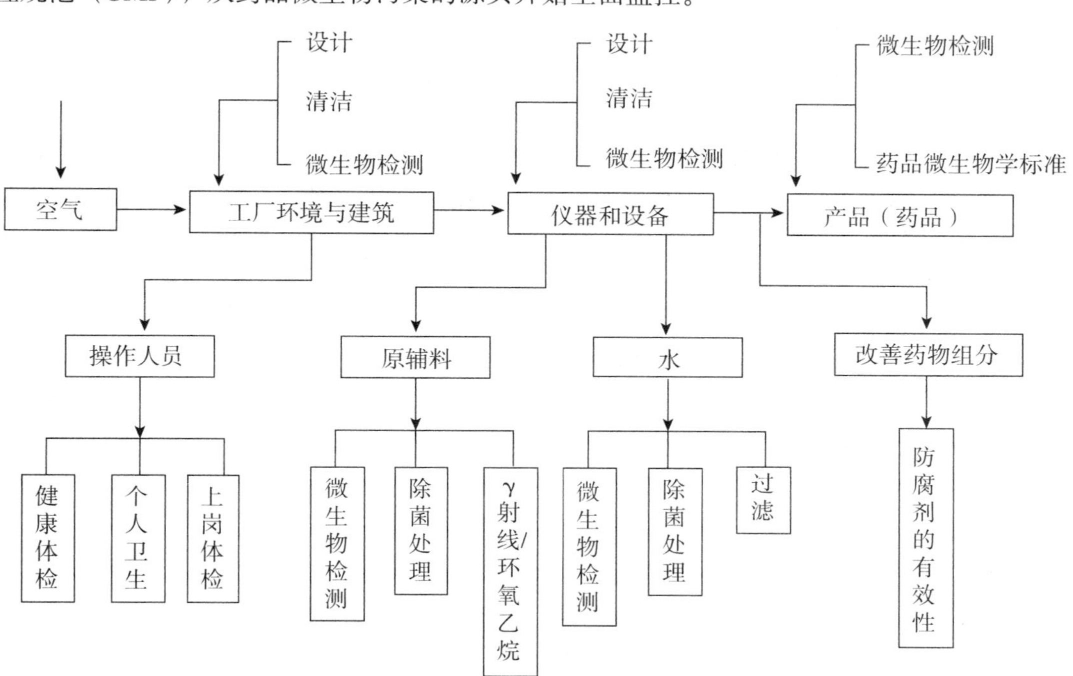

图 6-1　药品微生物污染的关键环节和预防措施示意图

2．药品制剂的优化设计　药品制剂的优化设计是指通过改变药品的渗透压、pH 或添加防腐剂等方法，从药品生境的合理改造入手，有效地控制污染微生物在药物成品中的生长繁殖。

在药品中可能含有少量污染微生物时，一般通过添加适量防腐剂的方法来抑制其生长繁殖。在药品中，优质的防腐剂需满足：①在抑菌浓度范围内，对人体无毒、无刺激，内服时无特殊臭味；②在水中有较大溶解度；③不影响制剂的理化性质和药理作用；④对大多数微生物有较强的抑制作用；⑤防腐剂本身的理化性质和抗微生物性质稳定，不易受热、pH、制剂中药物和附加剂的影响；⑥在贮存、使用期间稳定，不与包装材料发生反应。

目前，药品生产工艺中常用的防腐剂有：①苯甲酸及其盐；②对羟基苯甲酸酯类（商品名为尼泊金类），如对羟基苯甲酸酯、乙酯、丙酯；③醋酸氯乙定（又称为醋酸洗必泰）；④苯扎溴铵（又称为新洁尔灭）；⑤山梨酸及其盐等。

3．合理贮存药品　即使出厂时为合格的药品，当其贮存欠妥当时，同样可能受到来自各方面微生物的污染。药品的合理贮存方法应依据药品性质而定，常用的方法有干燥、冷藏、防潮和避光等。

4．从产品检验方面预防和控制最终成品的微生物污染　对药品生产的最终产品进行微生物学检验，即在药品出厂、贮存运输和使用中均必须按《中国药典》规定对药品进行各项微生物学检验，包括无菌检查、微生物限度检查和细菌内毒素检查和致热原检查等，来检定或评估药品受微生物污染的状况。

（二）药品生产质量管理

我国自 1995 年起，在国内的药品生产企业中推行 GMP 规范。GMP 通过对药品生产过程的各个环节，如生产环境、仪器设备、原辅料、生产人员、生产方法，以及文件管理和监督制度等均提出规范化管理标准，以确保药品生产质量。在药品生产环境方面，GMP 通过工程验证，从厂址选择、厂区布局、工艺流程和车间布局方面和空气净化系统及工艺用水系统方面提

出规范化建设和管理标准和要求。在药品生产过程方面，GMP通过生产工艺验证，从设备确认、物料确认、处方和操作规程审阅，工艺条件验证、生产工艺复验证、生产工艺变更验证和生产工艺控制系统验证方面提出规范化管理标准和措施。此外，GMP还对生产人员文件管理和监督制度等方面提出相应的规范化培训和管理标准和要求。GMP强调全面的规范化质量管理，不但注重管理结果，更注重管理过程。

1．工程验证与药品生产环境的管理 我国《GMP实施指南》对工程验证（engineering validation）的定义为用以证明在药品生产检验中所用的厂房、设施和设备、原辅材料、生产工艺和质量控制方法等是否确实达到预期目的的一系列活动。验证是GMP的基础，因此GMP明确规定药品生产过程的验证内容应包括空气净化系统验证、工艺用水系统验证和灭菌验证等。

（1）工程设计审查：工程设计包括项目规模、厂址选择、厂区与车间布局、设施、设备和工艺流程等。设计是工程的基础，在GMP指导下的工程设计是GMP对药品生产规范化管理的起点。例如，北京某药厂曾投资700万元建成下层为胶囊车间，上层为青霉素分装车间的厂房，违反了GMP规定的“生产青霉素类等高致敏性药品必须使用独立厂房与设施”的要求而未能通过验收。

（2）空气净化系统验证：制剂生产环境中的生物性或非生物性粒子会在不同程度上对产品造成污染或交叉污染，因此，必须对药品生产环境进行空气净化处理。

1）洁净区的分级：根据GMP规定，我国对药品生产洁净室（区）的空气洁净度分为4个级别，分别为A、B、C和D级。A级是指高风险操作区，如罐装区；B级是指无菌配制和灌装等高风险操作的A级洁净区所处的环境区域；C和D级是指无菌药品生产过程中执行重要程度较低的操作步骤的区域。相应的洁净度标准、微生物监测的动态标准见表6-5、表6-6。

表6-5 药品生产洁净区的空气洁净度标准表

洁净度级别	悬浮粒子最大允许数/m³			
	静态		动态	
	≥0.5 μm	≥5 μm	≥0.5 μm	≥5 μm
A级	3 500	1	3 500	1
B级	3 500	1	350 000	2 000
C级	350 000	2 000	350 000	20 000
D级	3 500 000	20 000	不做规定	不做规定

表6-6 药品生产洁净区微生物监测的动态标准

洁净度级别	浮游菌CFU/m³	沉降菌（ϕ90 mm）CFU/4小时	表面微生物	
			接触（ϕ55 mm）CFU/碟	5指手套CFU/手套
A级	＜1	＜1	＜1	＜1
B级	5	5	5	5
C级	100	50	25	—
D级	200	100	50	—

2）规定灭菌药品（无菌药品）生产环境空气洁净度的要求：不同用药途径及不同剂型的药品，对生产环境空气洁净度的要求不同。规定灭菌药品（无菌药品），经灭菌或除菌过滤后应立即灌封，此过程对环境的要求极高。对于非最终灭菌药品，要求B级环境下的局部A级空气洁净度；对于最终灭菌药品，要求C级环境下的局部A级空气洁净度。

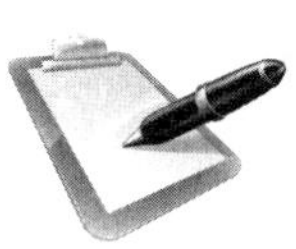

(3) 生产工艺验证：通过反复试验，收集、汇编研究拟定的生产工艺可行的依据。生产工艺验证可以确保该工艺通过适当控制，能始终如一地生产出完全符合既定产品属性和质量标准的产品。

(4) 工艺用水系统验证：工艺用水系统是药品生产过程的重要环节，验证工艺用水系统验证就是为了确保该系统能始终如一地向药品生产工艺提供规定数量和质量的合格用水。工艺用水系统验证从设计审查开始，通过安装验证和运行测试，最终保障药品生产工艺用水的安全。

工艺用水的质量标准包括水处理各阶段的化学、微生物和致热原指标等都必须首先符合国家药典规定的要求，然后再根据企业具体情况制定高于《中国药典》要求的内控标准和报警限度。我国《GMP 实施指南》规定，一般饮用水每月检查部分项目一次，纯水每两小时在制水工序抽样检查部分项目一次，注射用水至少每周全面检查一次。

(5) 灭菌验证：灭菌方法的验证包括用于证明该方法的可靠性和可预见性的一系列研究，如对灭菌器的审查、建造安装及其确认，以及对热压灭菌器的热电偶校正、热分布测试、热穿透性试验和灭菌周期研究等。

在药品生产过程中，需要灭菌的除了制剂成品外，还有原辅料、包装材料、工作服、洁具、盛器和仪器等。每种灭菌方法均使用一种特定微生物作为生物指示剂。过滤除菌方法用革兰氏阴性小棒状杆菌，其他灭菌方法用革兰氏阳性菌的芽孢。对于生物指示剂的要求是这些指示微生物应具有比实际灭菌工艺中必须杀灭的微生物更高的耐受性。

生产工艺验证包括审阅处方和操作规程，确认设备、物料和工艺条件以及工艺条件的复验证、变更验证等。例知，生产操作验证工作（manufacturing direction）验证工作包括试剂名称和特点确认，生产条件和操作方法核实，重点操作复核、异常情况处理，设备维护、使用和清洗，仪器（表）检查和校正，工艺卫生和环境卫生保证，劳动保护和安全防火施行，以及技术经济指标计算和消耗定额等。原辅料、包装材料和过程物料的确认也属于生产工艺验证范畴，从选择供应商开始，到物料检查、模拟生产操作和生产评价，这些内容均对药品生产质量的规范化管理起着至关重要的作用。

2．人员管理 人员是药品生产和推行 GMP 的首要条件。GMP 不仅要求配备一定数量，与药品生产相适应，具有专业知识、生产经验及组织能力的管理人员和技术人员，而且要求各级机构和人员职责明确。

(1) 人员的培训要求：对药品生产企业所有员工进行培训，是全面质量管理的要素之一。培训的基本内容包括《中华人民共和国药品管理法》和《GMP 实施指南》的内容、质量及质量体系的概念、质量职能及各部门职责、工艺规程、岗位操作法、标准操作规程（SOP）、药品流通管理办法等。培训要建立培训制度和计划，并有培训记录。培训结束时应对参与人员进行考核，建立员工培训档案。

(2) 人员资质要求：企业主管药品生产管理和质量管理的负责人应具有医药或相关专业大专以上学历，有药品生产和质量管理经验，对 GMP 的实施和产品质量负责。生物制品生产企业生产和质量管理负责人应具有相应的专业知识（细菌学、病毒学、生物学、分子生物学、生物化学、免疫学、医学或药学等）。中药制剂药品生产和质量管理的企业负责人必须具有中药专业知识。从事生产操作的技术工种人员、质量检验人员、计量检修人员和实验动物饲养人员等均要具备相关的专业知识并持证上岗。

3．质量控制 质量控制在保证检验的准确性上具有重要意义，一定要予以重视。

(1) 定期自检：为了评估生产线正常运转时可能出现的微生物污染状况，采用培养基灌封实验进行模拟生产操作，即用培养基代替产品检测在产品运转过程中的微生物污染状况。此实验通常需要 3 次运转合格，才能说明该洁净室或控制环境中的生产线微生物状况合格。

1987 年美国 FDA 在 *1987 Indastry Guideline on Sterile Drug Products Produced by Aseptic Processing*

(*Aseptic Processing Guideline*)(《无菌操作生产无菌药品指南》)中指出，培养基灌封实验不宜在生产开始时进行，而应在无菌生产批结束时进行。如果是 24 小时连续生产，没有生产线清洁或环境消毒的间隙，培养基灌封实验应在生产周期结束后立即进行，以证明批生产中无菌保证条件的状况。

(2) 超标调查：对实验室出现的超标（允其是无菌检查出现阳性时）情况应进行深入调查和分析，对可能受影响的产品或批次进行评估，并针对超标发生的根本原因制定有效的纠正和预防措施。

(3) 变更控制：应根据变更的实际情况评估对产品质量的影响，根据评估结果，确认是否进行相应的研究或验证。

(4) 偏差处理：对于生产和检验过程、环境监控等过程中出现的偏差，应进行深入调查和分析，评估其对产品质量的影响，并制定有效的纠正和预防措施。

(5) 验证及再验证：应对产品的生产工艺、分析方法、关键设备、设施等进行验证。当工艺、质量控制方法、主要原辅物料、主要生产设备等发生改变时，以及生产周期确定后，应进行再验证。

第三节 细菌的耐药性

感染性疾病的控制方法主要是治疗和预防。抗微生物药物（antimicrobial agent）是治疗的物质基础，它通过选择毒性（selective toxicity）发挥作用。选择毒性是指药物只对微生物有毒性，但是对人体是无毒的。选择毒性并不绝对，它是指在人体能耐受的浓度下可以杀死或抑制微生物。选择毒性起效的基础是微生物和人类的差异，它针对微生物结构和生物合成过程中的独特环节起作用。理想的抗微生物药物应具有良好的选择毒性。

随着抗微生物药物的广泛使用，微生物耐药问题已经成为一个重大的公共卫生问题。耐药性（drug resistance）又称抗药性，指微生物、寄生虫或肿瘤细胞对于化疗药物作用的耐受性，耐药性一旦产生，药物的化疗作用就明显下降。在“耐药”的情况下，病原微生物的状态已经不受正常情况下所使用的药物影响。由于耐药性的存在，当人们受微生物感染时，所能选择的药物越来越少。微生物仅仅需要在几个小时甚至几十分钟里发生单个碱基的变化就可对一种新药产生耐药性；而人类开发一种新药往往要投资数亿美元，从研发到临床应用要耗时 10 ~ 15 年时间。尽管人类投入巨大，但是在过去 30 年里，人类并没有开发出能有效抗天然耐药结核杆菌的新型抗结核药，而耐药结枝杆菌感染的患者却逐渐增加，耐药问题的严重程度由此可见一斑。

耐药性不仅仅只有细菌产生，病毒、支原体、衣原体、真菌、原虫、甚至肿瘤细胞都存在耐药性。如病毒对抗病毒药物也可产生耐药性，临床上，通常采用高效抗逆转录病毒治疗（鸡尾酒疗法，HAART）HIV 患者，即联合使用逆转录酶抑制剂、蛋白酶抑制剂治疗，其原因在于单独使用逆转录酶抑制剂或蛋白酶抑制剂治疗 HIV，很容易导致 HIV 产生耐药性。

我们通常所说的耐药性指细菌对抗生素的耐药。本章重点介绍细菌的耐药性，细菌耐药性研究的基本内容包括以下几方面：①耐药性的机制研究；②耐药性的流行病学研究；③耐药性的检测方法研究；④耐药性的对策研究。

一、抗菌药物的种类与作用机制

抗菌药物（antibacterial agent）是指具有杀菌或抑菌活性、能全身应用的抗生素或化学合成药物。其中，抗生素（antibiotics）最初专指微生物来源的抗菌药物，但现在将人工化学修饰或半合成的衍生物也统称为抗生素。

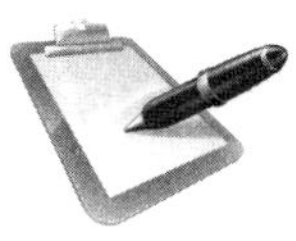

1．抗菌药物的种类 抗菌药物包括杀菌药、抑菌药。杀菌药（bactericidal drug）是指能杀死细菌的药物，如青霉素类、氨基糖苷类药物。抑菌药（bacteriostatic drug）是指只能抑制细菌增殖的药物，停药后细菌可继续生长，如四环素、磺胺类药物等。抑菌药的抗菌效应有赖于机体吞噬细胞（如巨噬细胞和NK细胞）的参与。

抗菌药物有广谱（broad spectrum）和窄谱（narrow spectrum）之分，如四环素可以作用于多种微生物，是广谱抗生素，而窄谱抗生素仅针对少数种类的细菌。学者们习惯将抗菌药物按化学结构和性质分类（表6-7）。

表6-7 抗菌药物及其分类

分类	代表药物
β-内酰胺类	青霉素类、头孢霉素类、头霉素、单环β-内酰胺类、碳青霉烯类、β-内酰胺酶抑制剂
大环内酯类	红霉素、螺旋霉素、交沙霉素、罗红霉素、阿奇霉素等
氨基糖苷类	链霉素、庆大霉素、卡那霉素、妥布霉素、阿米卡星等
四环素类	四环素、多西环素（也称强力霉素）、米诺环素等
化学合成药	喹诺酮类（诺氟沙星、环丙沙星、氧氟沙星、依诺沙星、培氟沙星，洛美沙星）、磺胺类、甲氧苄啶等
抗结核药	利福平、异烟肼、乙胺丁醇、吡嗪酰胺等
多肽类	多黏菌素类、万古霉素、杆菌肽、林可霉素、克林霉素等
氯霉素类	氯霉素、甲砜霉素等

2．抗菌药物的作用机制细菌 细菌与人类细胞在结构和生物合成等许多方面存在差异，抗菌药物就是针对这些差异破坏细菌结构或抑制细菌细胞代谢，而不影响人体的正常代谢，从而达到抗菌的目的。抗菌药物的作用机制有：①抑制细菌细胞壁合成；②抑制细菌细胞膜功能；③抑制细菌蛋白质合成；④抑制细菌核酸合成（图6-2、表6-8）。

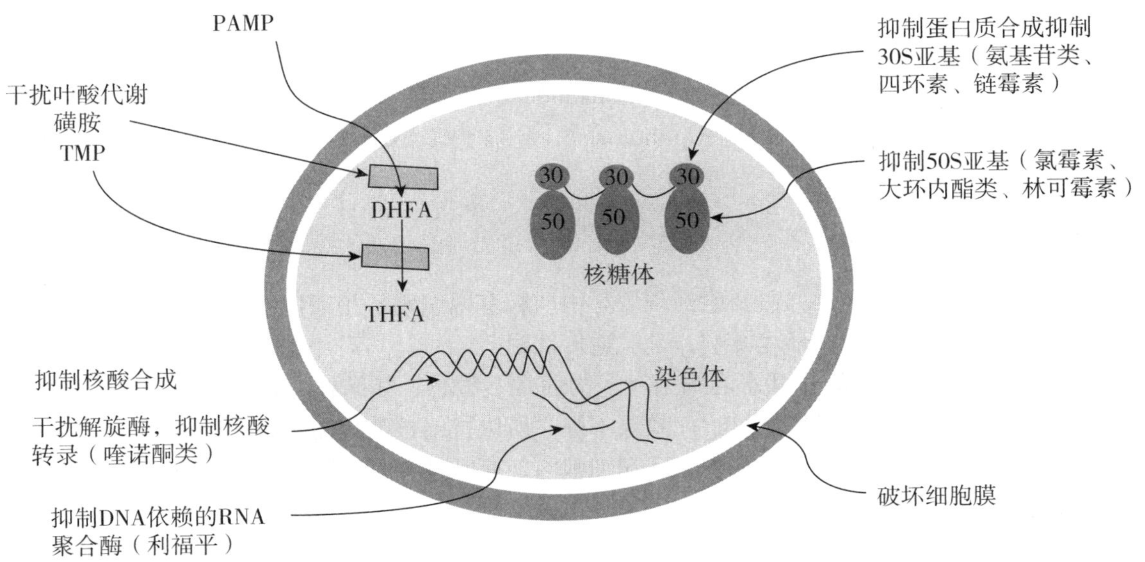

图6-2 抗菌药物的作用机制

注：PAMP，病原体相关分子模式；PABA，对氨基苯甲酸（para-aminobenzoic acid）；DHFA，二氢叶酸（dihydrofolic acid）；THFA，四氢叶酸（terahydrofolic acid）；TMP，甲氧苄啶（甲氧苄氨嘧啶）

表6-8 不同抗菌药物的作用机制

抗菌机制	代表药物	作用机制
抑制细胞壁合成	青霉素类、头孢霉素类、万古霉素等	抑制转肽酶活性，阻断肽聚糖交联
	杆菌肽、环丝氨酸等	抑制肽聚糖合成的其他环节
抑制蛋白质合成	氯霉素、红霉素、多西环素等	作用于核糖体 50S 亚基
	四环素、氨基糖苷类、克林霉素等	作用于核糖体 30S 亚基
抑制核酸合成	磺胺类	抑制核苷合成
	喹诺酮类	抑制 DNA 合成
	利福平	抑制 mRNA 合成
改变细胞功能	多黏菌素类等	
其他机制	异烟肼、甲硝唑、吡嗪酰胺、乙胺丁醇	

（1）抑制细胞壁的合成：细胞壁是细菌保持形态、保护自身的重要结构。细胞壁缺陷的细菌在低渗环境中会因大量吸收水分，导致细胞膜肿胀、破裂。青霉素（penicillin）、头孢霉素（cephalosporin）等β-内酰胺类药物（β-lactam）的杀菌机制主要是抑制细菌细胞壁合成。但是哺乳动物的细胞无细胞壁，因此对人来说β-内酰胺类药物是没有危害的。

β-内酰胺类药物结构含β-内酰胺环。耐药细菌染色体或质粒编码β-内酰胺酶（β-lactamase），可水解β-内酰胺环，导致β-内酰胺类药物分解，使细菌耐药，常见于葡萄球菌和链球菌。

（2）抑制细菌细胞膜功能：多黏菌素（polymyxin）分子有两极性：亲水端与细菌细胞膜的蛋白质结合；亲脂端与细胞膜内双层磷脂结合，使细胞膜裂开，对革兰氏阴性菌有杀菌作用。

（3）抑制细菌蛋白质合成：细菌核糖体由50S和30S亚基构成，氨基糖苷类（aminoglycoside）、氯霉素（chloramphenicol）、四环素（tetracyclin）、大环内酯类（macrolide）、林可霉素（lincomycin）等药物的作用靶点就是细菌的核糖体亚基。其中氨基糖苷类抗生素（如链霉素，卡那霉素，庆大霉素）、四环素等抑制30S亚基，氯霉素、大环内酯类（如红霉素，阿奇霉素）等作用于50S亚基。哺乳动物核糖体由60S和40S亚基构成，因此这些药物对人没有作用。

（4）抑制细菌核酸合成：磺胺类（sulfonamide）、甲氧苄啶（TMP）通过干扰细菌叶酸代谢，抑制细胞核酸代谢。喹诺酮类（quinolone）、利福平（rifampicin）等也是通过抑制细菌核酸合成而发挥抗菌作用。

二、细菌的耐药性

细菌的耐药性分为两类：一类耐药现象是由质粒基因编码，是遗传性耐药；另一类耐药现象细菌受暂时的生理状态和环境影响，是非遗传性耐药。

1．非遗传性耐药 静止状态的细菌对药物通常不敏感，如结核分枝杆菌在结核病灶中可以存活数年但不繁殖，此时抗结核治疗效果不好，所以抗结核治疗需要长时间用药。伤寒沙门菌、嗜肺军团菌等胞内寄生菌可寄生于巨噬细胞内，氨基糖苷类药物不能进入巨噬细胞，故对此类细菌无效。

2．遗传性耐药 大多数耐药是因为细菌增殖时遗传物质发生改变并受到药物的连续筛选导致。

细菌有多种遗传性耐药机制（表6-9）。一些药物的化学成分及作用机制基本相同，如果细菌对其中一种产生耐药性，那么细菌对这类药物也都耐药，称为交叉耐药性（交互耐药性，cross resistance）。

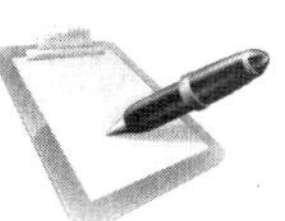

表6-9　细菌的遗传性耐药机制举例及影响的药物

耐药机制	典型举例	影响的药物
灭活药物	β- 内酰胺酶破坏 β- 内酰胺环	青霉素、头孢霉素等
修饰细菌的药物靶点	青霉素结合蛋白基因突变 核糖体 30S 亚基基因突变 肽聚糖的乳酸被丙氨酸取代 DNA 解旋酶基因突变 RNA 聚合酶基因突变 过氧化物酶基因突变	青霉素 氨基糖苷类（链霉素） 万古霉素 喹诺酮类 利福平 异烟肼
同工酶有替代作用	二氢叶酸还原酶的同工酶	甲氧苄啶（TMP）
建立旁路代谢	直接利用叶酸	TMP 或磺胺类
增强药物外排	多重耐药泵（MDR pump）	四环素、磺胺类
降低细胞通透性	孔蛋白突变	青霉素、氨基糖苷类

（1）产生钝化酶，灭活药物：β- 内酰胺酶可水解 β- 内酰胺环，使青霉素，头孢霉素等 β- 内酰胺药物失效，常见于葡萄球菌、革兰氏阴性杆菌。棒酸（clavulanic acid）虽然不水解 β- 内酰胺酶，但能与 β- 内酰胺酶不可逆性结合，抑制 β- 内酰胺酶活性，从而保护 β- 内酰胺类药物。通过化学修饰 β- 内酰胺环，可避免其被 β- 内酰胺酶水解，如头孢噻肟霉素（cefotaxime）。但近来在肺炎克雷伯菌、大肠埃希菌等革兰氏阴性菌中，发现存在破坏这些化学修饰的 β- 内酰胺环的水解酶，称为超广谱 β- 内酰胺酶（extended-spectrum β- lactamase，ESBL）。

革兰氏阴性菌通过腺苷化酶、磷酸化酶或乙酰化酶，修饰氨基糖苷类药物。革兰氏阴性菌还编码氯霉素乙酰转移酶，来破坏氯霉素。

（2）细胞通透性的改变或主动外排机制：细胞通透性的改变包括细菌生物被膜的形成和通道蛋白丢失。四环素必须富集到细胞内发挥作用。耐四环素菌株不主动摄取四环素，或者通过耐药泵增强外排作用造成细胞内四环素浓度过低，从而耐药。

（3）靶点结构的改变：染色体突变可致核糖体 30S 亚基蛋白质变化，造成氨基糖苷类药物无法与 30S 亚基结合。23S rRNA 的甲基化可阻碍红霉素与核糖体 50S 亚基结合，导致红霉素耐药。

（4）代谢旁路的建立：部分细菌可以直接吸收并利用生存环境内的叶酸，从而对磺胺和 TMP 耐药。

（5）同工酶的替代作用：部分细菌可以表达同工酶基因，能够对药物产生耐药，如 TMP 耐药菌株有二氢叶酸还原酶的同工酶，不被 TMP 抑制。

3．细菌耐药性的遗传物质　染色体、质粒和转座子均可携带耐药基因（表 6-10）。

（1）染色体上携带耐药基因：由于染色体突变的频率很低（10^{-12} ~ 10^{-7}），因此临床上因染色体突变而产生的耐药发生概率很低。但利福平耐药频率（染色体编码）非常高（10^{-7} ~ 10^{-5}），所以临床单用利福平往往会因耐药而导致治疗失败。

（2）质粒上携带耐药基因：携带耐药基因的质粒称为耐药质粒（resistance plasmid，R 质粒）。通常是编码水解或修饰药物分子的酶，包括 β- 内酰胺酶、乙酰化酶、氯霉素乙酰转移酶、磷酸化酶、腺苷化酶等。一些细菌的染色体也能编码这些酶。

表6-10　编码细菌耐药机制的遗传物质

药物	主要耐药机制	编码基因位置
β- 内酰胺类	β- 内酰胺酶破坏 β- 内酰胺环	质粒、染色体
氨基糖苷类	对药物分子进行乙酰化、腺苷化、磷酸化修饰	质粒、染色体
氯霉素	对药物分子进行乙酰化修饰	质粒
大环内酯类	将药物的受体 rRNA 甲基化处理	质粒、染色体
四环素	降低细胞对药物的摄取量，或增加排出量	质粒
磺胺类	促进细胞排出药物，降低酶对药物的亲合力	质粒

质粒编码的耐药性对临床药物治疗尤其重要：①多种细菌含有耐药质粒，尤其是革兰氏阴性杆菌；②质粒编码的耐药性大多为多重耐药（multiple drug resistance，MDR）；③质粒能够在菌株间高频传递。

（3）转座子（transposon，Tn）：Tn 是可在染色体内、质粒内或者染色体与质粒间转移的小 DNA 片段。Tn 结构简单，两端是反向重复序列（inverted repeat，IR），使得转座子可以在染色体或质粒 DNA 分子里转移。典型的耐药转座子含 3 个部分：①转座酶（transposase）基因，编码的转座酶负责转座子 DNA 与染色体或质粒 DNA 分子的切割和连接；②抑制转座酶的基因，编码产物抑制转座酶基因的表达，保证转座子位置的相对稳定；③耐药基因，编码破坏药物分子的酶类。

4．细菌耐药的控制　控制耐药是临床抗菌药物治疗的关键问题。通过以下途径可最大限度防止耐药发生：①合理用药；②同时使用两种不会产生交叉耐药问题的药物，避免产生耐药菌株。

（李冬青　朱　帆 编写，范雄林　石春薇 审校）

思考题

1．简述实验室生物安全防护的原则。

2．简述病原微生物根据危害不同能分为几类，分类的主要依据是什么。

3．简述感染性材料洒溢处理的一般原则。

4．简述细菌耐药性产生的遗传机制。

5．简述耐药性防控的原则。

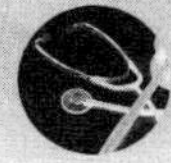

中英文专业词汇索引

H

J

K

L

M

N

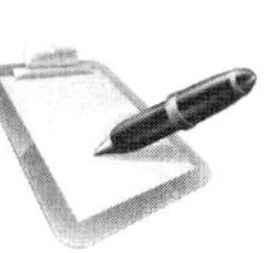

P

Q

R

S

T

W

X

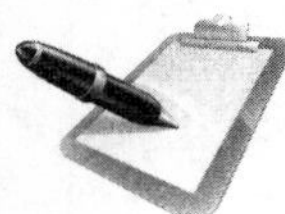

Y

Z

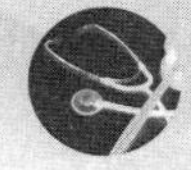

参考文献

[1] Goering RV，Dockrell HM，Zuckerman M，et al. Mims' Medical Microbiology. 5th ed. Singapore：Elsevier，2013.

[2] Ryan KJ，Ray CG. Sherris Medical Microbiology. 6th ed. New York：McGraw-Hill Education，2014.

[3] Ford M. Medical Microbiology. 2nd ed. Oxford：Oxford Press，2014.

[4] 李立明，曹务春. 流行病学. 3 版. 北京：人民卫生出版社，2015.

[5] 徐顺清，刘衡川. 免疫学检验. 2 版. 北京：人民卫生出版社，2015.

[6] 裴晓方，于学杰. 病毒学检验. 2 版. 北京：人民卫生出版社，2015.

[7] 汪川. 分子生物学检验技术. 成都：四川大学出版社，2016.

[8] Carroll KC，Morse SA，Mietzner T，et al. Jawetz Melnick & Adelberg's Medical Microbiology. 27th ed. New York：McGraw-Hill Education，2016.

[9] 袁正宏. 医学微生物学. 上海：复旦大学出版社，2016.

[10] 王金桃，白华民. 卫生微生物学. 2 版. 北京：科学出版社，2017.

[11] 曲章义. 卫生微生物学. 北京：人民卫生出版社，2017.

[12] 李凡，徐志凯. 医学微生物学. 9 版. 北京：人民卫生出版社，2018.